全国中医药行业高等教育"十三五"规划教材

全国高等中医药院校规划教材（第十版）

创伤急救学

（供中医学、中西医临床医学等专业用）

主　编

童培建（浙江中医药大学）

副主编（以姓氏笔画为序）

万贵良（辽宁中医药大学）　　王红梅（天津中医药大学）

邬学群（上海中医药大学）　　郑晓辉（广州中医药大学）

袁普卫（陕西中医药大学）　　魏宪纯（黑龙江中医药大学）

编　委（以姓氏笔画为序）

邢进峰（浙江中医药大学）　　刘又文（河南省洛阳正骨医院）

李跃飞（长春中医药大学）　　陈德强（山东中医药大学）

周临东（南京中医药大学）　　赵　文（江西中医药大学）

樊效鸿（成都中医药大学）

学术秘书

田　琨（浙江中医药大学）

中国中医药出版社
·北　京·

图书在版编目（CIP）数据

创伤急救学/童培建主编 . —北京：中国中医药出版社，2016. 9（2020.8重印）

全国中医药行业高等教育"十三五"规划教材

ISBN 978 - 7 - 5132 - 3170 - 1

Ⅰ . ①创… Ⅱ . ①童… Ⅲ . ①创伤 - 急救 - 中医药院校 - 教材

Ⅳ . ①R641. 059. 7

中国版本图书馆 CIP 数据核字（2016）第 017335 号

中国中医药出版社出版

北京经济技术开发区科创十三街31号院二区8号楼
邮政编码　100176
传真　010 64405750
保定市西城胶印有限公司印刷
各地新华书店经销

开本 850×1168　1/16　印张 13.5　字数 326 千字
2016 年 9 月第 1 版　2020 年 8 月第 3 次印刷
书　号　ISBN 978 - 7 - 5132 - 3170 - 1

定价　35.00 元
网址　www. cptcm. com

如有印装质量问题请与本社出版部调换（010 64405510）
版权专有　侵权必究

社长热线　010 64405720
购书热线　010 64065415　010 64065413
微信服务号　zgzyycbs

书店网址　csln. net/qksd/
官方微博　http://e. weibo. com/cptcm

淘宝天猫网址　http://zgzyycbs. tmall. com

全国中医药行业高等教育"十三五"规划教材

全国高等中医药院校规划教材（第十版）

全国中医药行业高等教育"十三五"规划教材

编审专家组

组 长

王国强（国家卫生计生委副主任 国家中医药管理局局长）

副组长

张伯礼（中国工程院院士 天津中医药大学教授）

王志勇（国家中医药管理局副局长）

组 员

卢国慧（国家中医药管理局人事教育司司长）

严世芸（上海中医药大学教授）

吴勉华（南京中医药大学教授）

王之虹（长春中医药大学教授）

匡海学（黑龙江中医药大学教授）

刘红宁（江西中医药大学教授）

翟双庆（北京中医药大学教授）

胡鸿毅（上海中医药大学教授）

余曙光（成都中医药大学教授）

周桂桐（天津中医药大学教授）

石　岩（辽宁中医药大学教授）

黄必胜（湖北中医药大学教授）

前　言

为落实《国家中长期教育改革和发展规划纲要（2010–2020 年）》《关于医教协同深化临床医学人才培养改革的意见》，适应新形势下我国中医药行业高等教育教学改革和中医药人才培养的需要，国家中医药管理局教材建设工作委员会办公室（以下简称"教材办"）、中国中医药出版社在国家中医药管理局领导下，在全国中医药行业高等教育规划教材专家指导委员会指导下，总结全国中医药行业历版教材特别是新世纪以来全国高等中医药院校规划教材建设的经验，制定了"'十三五'中医药教材改革工作方案"和"'十三五'中医药行业本科规划教材建设工作总体方案"，全面组织和规划了全国中医药行业高等教育"十三五"规划教材。鉴于由全国中医药行业主管部门主持编写的全国高等中医药院校规划教材目前已出版九版，为体现其系统性和传承性，本套教材在中国中医药教育史上称为第十版。

本套教材规划过程中，教材办认真听取了教育部中医学、中药学等专业教学指导委员会相关专家的意见，结合中医药教育教学一线教师的反馈意见，加强顶层设计和组织管理，在新世纪以来三版优秀教材的基础上，进一步明确了"正本清源，突出中医药特色，弘扬中医药优势，优化知识结构，做好基础课程和专业核心课程衔接"的建设目标，旨在适应新时期中医药教育事业发展和教学手段变革的需要，彰显现代中医药教育理念，在继承中创新，在发展中提高，打造符合中医药教育教学规律的经典教材。

本套教材建设过程中，教材办还聘请中医学、中药学、针灸推拿学三个专业德高望重的专家组成编审专家组，请他们参与主编确定，列席编写会议和定稿会议，对编写过程中遇到的问题提出指导性意见，参加教材间内容统筹、审读稿件等。

本套教材具有以下特点：

1. 加强顶层设计，强化中医经典地位

针对中医药人才成长的规律，正本清源，突出中医思维方式，体现中医药学科的人文特色和"读经典，做临床"的实践特点，突出中医理论在中医药教育教学和实践工作中的核心地位，与执业中医（药）师资格考试、中医住院医师规范化培训等工作对接，更具有针对性和实践性。

2. 精选编写队伍，汇集权威专家智慧

主编遴选严格按照程序进行，经过院校推荐、国家中医药管理局教材建设专家指导委员会专家评审、编审专家组认可后确定，确保公开、公平、公正。编委优先吸纳教学名师、学科带头人和一线优秀教师，集中了全国范围内各高等中医药院校的权威专家，确保了编写队伍的水平，体现了中医药行业规划教材的整体优势。

3. 突出精品意识，完善学科知识体系

结合教学实践环节的反馈意见，精心组织编写队伍进行编写大纲和样稿的讨论，要求每门教材立足专业需求，在保持内容稳定性、先进性、适用性的基础上，根据其在整个中医知识体系中的地位、学生知识结构和课程开设时间，突出本学科的教学重点，努力处理好继承与创新、理论与实践、基础与临床的关系。

4. 尝试形式创新，注重实践技能培养

为提升对学生实践技能的培养，配合高等中医药院校数字化教学的发展，更好地服务于中医药教学改革，本套教材在传承历版教材基本知识、基本理论、基本技能主体框架的基础上，将数字化作为重点建设目标，在中医药行业教育云平台的总体构架下，借助网络信息技术，为广大师生提供了丰富的教学资源和广阔的互动空间。

本套教材的建设，得到国家中医药管理局领导的指导与大力支持，凝聚了全国中医药行业高等教育工作者的集体智慧，体现了全国中医药行业齐心协力、求真务实的工作作风，代表了全国中医药行业为"十三五"期间中医药事业发展和人才培养所做的共同努力，谨向有关单位和个人致以衷心的感谢！希望本套教材的出版，能够对全国中医药行业高等教育教学的发展和中医药人才的培养产生积极的推动作用。

需要说明的是，尽管所有组织者与编写者竭尽心智，精益求精，本套教材仍有一定的提升空间，敬请各高等中医药院校广大师生提出宝贵意见和建议，以便今后修订和提高。

国家中医药管理局教材建设工作委员会办公室
中国中医药出版社
2016 年 6 月

编写说明

　　《创伤急救学》是全国高等中医药院校中医学专业（骨伤方向）本科教材建设中的一门重要课程。中医骨伤学科是一门古老而传统的医学，在历史发展过程中为人类健康发挥着重要的作用，随着科技的进步，中医骨伤学科进入了一个崭新的发展阶段。在骨伤学科本科教育中，如何处理临床常见骨伤科的危急重症，如何熟练掌握这些急救知识，对提高创伤的诊断水平和急救能力，以及今后的骨伤科临床、教学和科研具有重大意义。

　　为适应中医骨伤学科发展的需要，依据全国中医药行业高等教育"十三五"规划教材编写的统一要求，本书编写遵守"三基""五性"的原则，系统地介绍了创伤急救的基本知识、基本技能，以及常见骨伤危急重症的诊断治疗。

　　本教材内容共两部分，包括十三个章节：第一部分，主要介绍创伤急救的概述，常用急救措施，创伤后全身并发症等内容；第二部分，分别介绍颅脑、脊髓、胸部、腹部、骨盆、会阴、手、周围血管、神经、灾难创伤的病因、病理、临床症状、诊断和急救治疗措施。

　　本教材编写分工：绪论由童培建执笔，第一章创伤急救概述由郑晓辉执笔，第二章创伤急救的基本知识与危重创伤病人的监护由万贵良执笔，第三章常用急救技术由魏宪纯执笔，第四章创伤后全身性并发症由李跃飞、邬学群执笔，第五章颅脑创伤由赵文执笔，第六章急性脊髓创伤由陈德强执笔，第七章胸部创伤由王红梅执笔，第八章腹部创伤由赵文执笔，第九章骨盆和会阴部创伤由袁普卫执笔，第十章手部创伤由邢进峰执笔，第十一章周围血管创伤由周临东执笔，第十二章周围神经损伤由樊效鸿执笔，第十三章灾难创伤急救由刘又文执笔，田琨整理统稿。

　　本教材适用于中医学专业骨伤方向的本科生学习。

　　教材编写工作中，得到中国中医药出版社及参编院校的各级领导的大力支持，在此致以深深的谢意！本教材虽经多次修改和审阅，但疏漏和不足之处在所难免，敬请读者多提宝贵意见，以便再版修订。

《创伤急救学》编委会

2015 年 5 月

目 录

绪　论

　　随着国民经济的日益发展，工农业生产水平在不断提高，各种生产劳动机械化日益普遍，城市和农村车辆快速增长，现代化战争杀伤力不断增强，虽然安全和防御措施也在不断完善，但意外伤害事故仍不时发生。一般伤情严重，尤其是复合性损伤及重要器官损伤时，可危及生命。因此在伤情严重复杂、时间紧迫的情况下，必须及时诊断危及伤员生命的重要器官损伤情况，并采取确实有效的急救措施，以挽救病人生命。对其他损伤，可待伤员情况好转后再继续处理。例如对骨关节损伤合并创伤性休克、大血管损伤、颅脑损伤、脊髓损伤、胸部重要脏器损伤、气胸、血胸、腹部重要脏器损伤等，如不及时进行急救，均可导致伤员死亡或造成终生残疾。急救措施应从现场开始，如大血管损伤在现场就应采取有效的止血措施。脊柱骨折脱位的伤员则应妥善搬运以免损伤脊髓，造成病人截瘫。出现创伤性休克应初步纠正休克后，再行运送。开放性损伤者应现场初步包扎，保护伤口，以防继续污染；骨折部位应给予简单固定，以防止周围神经血管损伤，然后再转送。总之，对各种不同原因的损伤，都应及时判断损伤的程度和部位，并针对具体情况，分别采取有效的措施进行急救处理，以保证伤员的生命安全和减轻伤员的痛苦。

　　中医学对创伤急救具有悠久的历史与丰富的经验。早在公元前战国时期的《五十二病方》，就对创伤的止血、止痛和刀刃伤等提出了医治办法。《素问·缪刺论篇》说："人有所堕坠，恶血留内，腹中满胀，不得前后，先饮利药，此上伤厥阴之脉，下伤少阴之络，刺足内踝之下，然骨之前血脉出血，刺足跗上动脉，不已，刺三毛上各一痏，见血立已。"说明对外伤的病因、病理、症状及治疗措施很早就有记载。汉代张仲景所著《金匮要略》在急救方面也有不少经验，其中对人工呼吸与胸外心脏按压方法进行了详细描述，如："一人以脚踏其两肩，手少挽其发，常弦弦勿纵之。一人以手按据胸上，数动之。一人摩捋臂胫，屈伸之。若已僵，但渐渐强屈之，并按其腹。如此一炊顷，气从口出，呼吸眼开。"这种方法与现在的人工呼吸与胸外心脏按压的方法有相似之处。华佗发明的麻沸散，是中医学麻醉术的开始，为手术的开展提供了良好的条件。唐代王焘所撰《外台秘要》一书，收集了不少唐代以前的经验，在创伤急救方面，论述甚多，如引用《肘后方》关于危重损伤的论述曰："凡金疮伤天窗眉角脑户，臂里跳脉，髀内阴股，两乳上下，鸠尾小肠及五脏六腑输，此皆是死处，不可疗也。又破脑出血而不能言语，戴眼直视，咽中沸声，口急唾出，两手妄举，亦皆死候，不可疗。若脑出而无诸候者可疗。"这说明伤及颅脑、大血管、胸腹重要脏器皆属不治之症。但对一般颅骨骨折或大脑盲区的开放性损伤，虽见脑组织但仍可治疗。可见唐代以前对重要器官及大血管损伤的诊断已有较高水平。此外，巢元方《诸病源候论》、蔺道人《仙授理伤续断秘方》均对开放性损伤和清创术作了具体的记载。随着医学的不断进步，中医学在创伤急救方面也有很大的发展。如《世医得效方》中记载了肠破裂的手术与用药方法，《证治准绳》中记载了不少有关颅脑、五官、颈部损伤的急救处理方法，《医宗金鉴·正骨心法要旨》《伤科汇纂》等更是比较系统地收集与整理了很多创伤急救的宝贵经验。

NOTE

第一章　创伤急救概述

第一节　创伤的定义及分类

创伤，广义的概念是指机体受到外界致伤因素（如物化性因素和生物性因素）的作用，造成机体组织结构的破坏或引起功能障碍。狭义的创伤即指机械性创伤，即指撞击伤、坠跌伤、挤压伤、刺伤、冲击伤、枪弹伤等。创伤一般是按致伤原因、致伤时间、是否存在伤口、受伤部位等因素进行分类。创伤分类的目的在于采用科学的方法，迅速有效地缓解大量伤员与救治力量之间的矛盾，便于及时而高效地救治，使得"重者先治"，同时也有利于日后临床资料分析与总结，进而服务于科研与临床。

一、按创伤原因分类

1. 撞击伤　是指人体在静止状态下被具有一定动能的物体撞击而造成的损伤。撞击动能不大时多造成局部的挫伤或挫裂伤；若动能很大，在打击的瞬间，动能还可由体表传导至体腔内的脏器，造成脏器的损伤。机体与粗糙不平的物体表面摩擦而引起的损伤称为擦伤。

2. 坠跌伤　是指人体从高处坠落而造成的损伤。其损伤的轻重与人体的重量、距地面的高度、着地面的软硬、有无障碍物缓冲（如树枝、电线等）有着直接的关系。它除造成直接损伤外，也可引起间接的损伤。

3. 挤压伤　是指肌肉丰厚的肢体或躯干受重物（如房屋或工事倒塌等）长时间压轧或埋压而造成的损伤。对这类患者，一定要注意警惕挤压综合征的发生。

4. 枪弹伤　是指高速投射的子弹、弹片等物体穿入人体所造成的损伤。损伤的程度不仅与致伤物的速度有关，还与所损伤的组织器官的理化性质密切相关。

5. 刃器伤　是指锐利器械切开体表皮肤或黏膜进入人体所造成人体组织器官的损伤。其特点是创缘比较整齐；损伤程度和范围与致伤物大小、形状和作用部位等有关，长而锐利的物体所致的刺伤容易伤及内脏等重要的组织器官。

6. 冲击伤　是指爆炸物（如炸弹、炮弹、地雷、气浪弹等）爆炸时形成高能、高压、高速、向周围播散的冲击波对人体所产生的损伤，亦称爆震伤。冲击伤往往是多部位、多系统的损伤。损伤内外兼有，外轻内重，伤情复杂，发展迅速，应引起高度警惕。

7. 交通事故伤　是指人体在快速运行的车辆中，因事故而突然停止所发生的惯性作用或车辆碰撞而发生的撞击、震荡或被车辆碾压、挤压等所造成的组织器官的损伤。这种损伤可使人体遭受多个方面的暴力，往往存在多部位、多脏器和多种类型的损伤，临床中对该类患者应当仔细而有序地进行体格检查与辅助检查。

8. 动物咬伤 是指人体组织被动物的牙齿等咬破、撕裂甚至撕脱等所致的损伤。由于动物口内含有各种细菌、毒物、病毒等，对人体极为有害，如未予以足够的重视，可造成严重的后果。

9. 烧伤 是指由于热力（火焰、热水、热气、热油等）或高温（高温液体、闪光、放射能、电能）作用或化学物品（如强酸、强碱等）作用于人体表面所造成的组织损伤。烧伤的深度取决于热力的高低和接触热力时间的长短。

（1）闪光烧伤 是指燃烧弹、原子弹爆炸、电弧闪光等所造成的人体表面组织损伤。

（2）放射性烧伤 是指 X 线或放射线直接作用在人体细胞上，导致血管硬化或血栓形成，间接引起组织缺血，造成皮肤发生变性坏死者。

（3）电烧伤（电击伤） 是指电流通过人体时，由电能转变来的热能而引起人体不同程度的组织损害。电击伤的严重性在于即时引起致命性心跳、呼吸停止。电流局限于一侧肢体，可造成该肢体残疾，而高压电还可引起电热灼伤。

（4）化学性烧伤 是指强酸或强碱等化学物品对人体所造成的急性损伤。

10. 冻伤 是指人体受低温侵袭所造成的全身性或局部性组织器官的损伤。环境温度低于冰点即可发生冻伤，而严重的冻伤多发生在气温低于 −10℃ 以下。

二、按创伤部位分类

1. 颅脑损伤 分为头皮挫伤、头皮下血肿、头皮裂伤、脑震荡、脑挫裂伤、颅内出血、颅内血肿等。其常具有致命性，应及时救治。

2. 颌面颈部损伤 该类损伤可造成一种或几种器官（如脑、眼、耳、鼻等）相互关联的功能障碍，组织移位或出血导致的窒息可以威胁到伤员的生命，特别是口鼻腔的损伤。有条件的应由神经外科、眼科、耳鼻喉科、口腔科和普通外科等多科室医生联合救治。

3. 胸部损伤 包括胸壁、胸腔内脏器和膈肌的直接或继发性损伤，如血气胸、纵隔气肿、心包填塞、连枷胸等。按胸腔与外界的连接性，又分为开放性胸部创伤和闭合性胸部创伤。由于胸腔内包括心肺及多条大动脉，严重胸部损伤极易导致呼吸循环衰竭，故应当引起接诊医生的足够重视。

4. 腹部损伤 包括腹壁、腹腔内脏器或腹膜后脏器的损伤，其主要危险在于内出血造成的休克和内脏破裂引发的腹膜炎，两者均可危及生命。

5. 骨盆损伤 除有大量出血外，骨盆骨折可同时伴有或继发盆腔脏器损伤。特别是部分泌尿生殖器和消化道末端同时遭受创伤时可引起严重污染。

6. 脊柱脊髓损伤 脊柱骨折多由间接暴力引起，尤以胸腰段脊柱骨折最为常见。临床上根据发病机制分为屈曲型骨折脱位、过伸型骨折脱位和直接暴力骨折脱位三类。脊髓损伤又可分为脊髓震荡、脊髓挫伤、脊髓断裂、脊髓受压和马尾神经损伤，是脊柱骨折的严重并发症。

7. 四肢损伤 常见的损伤包括骨折、脱位、软组织损伤、血管神经损伤等。

（1）上肢损伤 上肢的特点是功能灵活，损伤的机会较多，是人体生活和工作的重要运动器官，治疗重点在于恢复其功能。

（2）下肢损伤 下肢的特点是行走与负重。伤后多需卧床治疗，治疗期长而易出现并发症，治疗重点在于恢复行走和负重的功能。

三、按创伤类型分类

1. 按皮肤及黏膜的完整性，分为闭合伤和开放伤两类。

（1）闭合伤　其伤情不一定很轻，原因在于难以确定有无体内脏器和重要组织损伤。常见的闭合性损伤有扭伤、挫伤、挤压伤、震荡伤、关节脱位、闭合性骨折和闭合性内脏伤等。

（2）开放伤　其特点是有创伤伤口、有外出血，伤口内有污染或有异物残留，感染机会多，也可同时伴有内脏或深部组织损伤。常见的开放伤有擦伤、挫裂伤、刃器伤、枪弹伤等。开放性损伤中，根据伤道类型又可分为切线伤（致伤物沿体表切线方向擦过所致的沟槽状损伤）、贯通伤（既有入口又有出口）、非贯通伤（只有入口，没有出口，又称盲管伤）和反跳伤（出口和入口在同一点）四种。

2. 按体腔（颅腔、胸腔、腹腔、脊髓腔和关节腔等）伤中的硬脑膜、胸膜、腹膜、椎管内壁以及关节囊是否被穿透，分为穿透伤和非穿透伤。

第二节　临床表现与诊断

一、创伤的临床表现

（一）局部表现

1. 疼痛　创伤发生后，因组织破坏、纤维断裂、组织细胞肿胀等，可产生不同程度的疼痛。疼痛的程度与创伤的部位、程度及创伤后炎症反应强弱等因素有关。疼痛的性质一般可分为隐痛、钝痛、胀痛、烧灼痛、撕裂痛、刺痛等，活动后加重、制动后减轻是其特点。疼痛一般可持续2~3天，以后逐渐缓解；若疼痛持续或疼痛加重，则可能并发感染。疼痛的部位常常提示为受伤部位，应仔细检查，以免造成误诊或漏诊。

2. 肿胀　肿胀的产生是由于创伤后所造成的局部出血、渗出与炎性水肿。受伤部位表浅者可伴有触痛、发红、青紫或有波动感。肢体严重肿胀可造成肢体远端的血供障碍，从而出现脉搏微弱、感觉迟钝、肢端苍白、肤温降低等。

3. 功能障碍　创伤后，因组织结构破坏可直接造成功能障碍。而局部炎症也可以引起功能障碍，如腹部创伤发生肠穿孔，可因腹膜炎而出现呕吐、腹胀、腹痛及肠麻痹等。此外创伤后的局部疼痛亦可导致功能障碍，如肢体骨折后因局部剧烈疼痛继发的肌肉痉挛可进一步加重功能障碍。某些功能障碍可直接危及生命，如创伤性窒息、呼吸衰竭、心包填塞等，均应立即抢救。

4. 创口与出血　见于开放性创伤。查体时应注意观察创口的部位、形状、大小、深浅、污染程度、有无搏动性出血，并查清创口的数目。

（二）全身表现

1. 体温升高　创伤早期的体温升高，主要由创伤区域内的出血或坏死组织的分解产物吸收所引起，而创伤早期也处于分解代谢期，机体内营养物质的分解也会产生热，使体温升高。体温一般在

38℃左右。体温如过高，除由脑损伤造成外，可能合并有感染。

2. 血压、脉搏、呼吸的变化　创伤发生后，因儿茶酚胺分泌增多，可造成心率加快。同时因周围血管收缩，故舒张压升高，脉压缩小。血压、呼吸、脉搏的变化常提示创伤的严重程度，须引起足够的重视。

3. 口渴和尿量减少　创伤患者所出现该类症状多为失血及脱水的表现，但若尿量过少则要警惕休克与急性肾衰竭的发生。

4. 其他　创伤患者还可有其他表现，如乏力、消瘦、食欲不振、嗜睡、失眠、便秘及女子月经不调等。

二、创伤的诊断

创伤的诊断主要是明确创伤的部位、性质、程度、全身性变化及并发症情况等，特别是原发损伤部位或内脏是否损伤及其损伤程度。因此在接诊时要详细了解创伤史，仔细进行全身体格检查，必要时结合辅助检查等才能做出全面、正确的诊断。

（一）受伤史

详细了解受伤史对于了解损伤机制、估计预后具有重要意义。

1. 受伤经过　本项重点在于询问致伤原因、时间、地点、受伤部位，合并暴力强度、性质、作用方式、作用时间长短及现场情况等。如切割伤，其创缘虽较整齐，但可造成重要的血管神经损伤或创伤性出血；刺伤虽创口较小，但可造成深部的血管、神经、内脏等组织器官的损伤；坠落伤常可导致多发性骨折，并常常合并内脏损伤；枪弹伤虽伤口较小，但常合并深部组织器官损伤，且常合并有组织烧灼、坏死，常并发严重的感染，而受伤时的体位则对判断伤道走行具有重要的参考意义。

2. 伤前情况　主要了解伤员的既往情况（包括各种慢性病史、用药史、过敏史等），此外还应了解伤员的个人嗜好，如烟酒史等，这对判断意识情况及判断预后具有重要意义。

3. 伤后表现及演变过程　创伤的诊断可通过其临床表现来确定其创伤的部位和结构，并可通过其症状的变化来判断其损伤的程度及并发症的程度。不同部位、不同程度、不同组织的创伤，其表现不尽相同，而其伤后的演变也不相同。如神经组织创伤，应重点了解其伤后意识变化情况、肢体感觉障碍的程度和范围及瘫痪情况等；胸部创伤，应了解伤后是否有呼吸困难、咳嗽咳痰、咯血等；腹部创伤，则应了解腹痛的最先疼痛部位、程度、性质及腹痛范围的变化情况；对于开放性创伤，则应了解其伤后失血情况（即出血量、出血速度、口渴情况、尿量变化情况及血压、脉搏的变化等）。

（二）体格检查

首先要从整体上观察伤员的一般状态，判断伤员损伤的程度。对于生命体征相对平稳者，可进行全面详细的检查；对于创伤严重者应先着手于急救，在急救中再逐步进行系统的有针对性的检查。

1. 全身检查　采用临床常规的体格检查步骤，应注意呼吸、脉搏、血压、体温等生命体征以及意识状态、面容、体位姿势等，并注意患者的精神及心理状态，适当予以劝慰。

2. 局部检查　应根据受伤史及症状突出部位进行全面、详细检查。如头部创伤须检查头皮、颅骨、耳道、瞳孔、鼻腔、口腔、肌张力、神经反射等项；胸部创伤须检查胸廓外形、呼吸运动、呼吸音情况、有无触痛及叩击痛等；腹部创伤须检查压痛、反跳痛、腹肌紧张、移动性浊音、肝浊音界及肠鸣音等；四肢创伤须检查肿胀、畸形、异常活动、骨擦音、弹性固定、主动活动和被动活动情况、肢端颜色、肤温、脉搏搏动等。对于开放性损伤，须详细检查其创面和创口的形状、大小、深度、创缘情况、污染情况、异物存留情况、出血性状及外露组织等。对伤情较重者，应在手术室麻醉下进行探查。对于枪弹伤、电击伤等尤其要注意寻找出入口，并根据伤情仔细判断是否存在合并内脏损伤。

（三）辅助检查

辅助检查对某些创伤的诊断具有重要的参考价值，但要根据伤情及全身情况选择必需的检查项目，以免加重病情或造成不必要的浪费。虽然各种辅助检查的水平不断提高，但手术探查无疑仍是诊断伤情的重要方法，其不仅可明确诊断，更是抢救的重要手段与前提，但手术探查的指征应当严格掌控。

1. 实验室检查　血常规检查可判断失血或感染情况；尿常规检查可判断泌尿系创伤或感染情况；生化项目可判断水电解质平衡情况。对于有肝及肾创伤的患者，在其治疗过程中，通过肝功能检查和肾功能检查可判断其创伤修复情况。怀疑胰腺损伤时，可行血或尿淀粉酶测定。

2. 穿刺和导管检查　诊断性穿刺是一种常用、简单、安全的诊断与治疗方法。阳性时可直接明确诊断，但还应注意存在假阳性、假阴性等情况，须进一步观察或检查。如心包穿刺可证实心包积液或积血；胸腔穿刺可明确气胸与血胸的诊断；腹腔穿刺与灌洗可证实内脏损伤与出血。导管检查常用的是导尿管的应用，留置导尿管或灌洗可诊断膀胱与尿道的创伤，还可观察每小时尿量的变化，以作为补液与观察休克时的参考；测定中心静脉压可辅助判断血容量与心功能。

3. 影像学检查　X线检查可排除与诊断骨折和脱位的患者；对于有胸、腹部创伤者，也可明确是否有肺病变、气胸、血胸、腹腔积气和积液等，还可明确异物的位置、大小、形态等。CT检查可明确诊断颅脑创伤及内脏创伤，并可指导骨科手术的术前计划。超声检查可发现胸腔、腹腔的积血和积液及内脏破裂、血管损伤等。MRI能很好地分辨不同的软组织，对于软组织如膝关节交叉韧带、半月板等损伤的分辨较CT、X线更为敏感，可明确相关软组织损伤。DSA（数字减影血管造影）消除了骨骼及软组织影像，血管显影更为清晰，可以明确诊断如锁骨下动脉、股动脉等血管损伤。对于重症患者应进行床旁影像学检查。

第三节　创伤评估

创伤评估是指采用客观指标对伤情进行评价，是一种临床判断创伤程度、预后以及评价医疗质量的统一标准。根据院前和院内的急救及转运、预测伤员预后、评定救治工作质量和研究工作等多方面的需要，目前已建立了多种评分标准，但暂且还没有一种分级分类的评估方法能准确而完整地反映创伤刺激的复杂性。

一、院前创伤评分

院前创伤评分是指在灾害现场或到达医院之前，由急救人员或医生对伤员伤情的严重程度做出简单的评价和分类，用以判别伤情、指导救治，决定是否转运和转运到哪一级医院及呼叫上级医疗机构给予支援。现场急救条件有限，要求这类评分系统简便易行和实用。

1. 院前指数（prehospital index，PHI）　采用收缩期血压、脉率、呼吸状态及神志等生理指标作为评分参数，每项又分为 3 个或 4 个级别，伤员 4 个参数得分之和即为 PHI。对胸部或腹部有贯通伤者，在其 PHI 分值上加上 4 分为其最后分值。0 ~ 3 分者为轻伤；4 ~ 20 分者为重伤。PHI 判断重伤的灵敏度为 94.9%，特异度为 94.6%。院前指数见表 1 - 1：

表 1 - 1　院前指数（PHI）

参数	级别	分值	参数	级别	分值
收缩压（mmHg）	>100	0	呼吸	正常	0
	86 ~ 100	1		费力或浅呼吸	3
	75 ~ 85	2		<10 次/分	5
	0 ~ 74	5		或需插管	
脉率（次/分）	≥120	3	神志	正常	0
	51 ~ 119	0		混乱或好斗	3
	<50	5		无可理解的语言	5

引自：Koehler JJ, Baer LJ, Malafa SA, et al. Prehospital Index：a scoring system for field triage of trauma victims［J］. Annals of emergency medicine, 1986, 15（2）：178 - 182.

2. 创伤指数（trauma index，TI）　本法根据创伤类型和损伤部位，结合肉眼观察的体征评分，是一种经验型的多因素综合评分系统。共囊括 25 个参数，分别按 5 个组别以 1、3、4、6 四种分值来描述创伤程度。积分 0 ~ 7 为轻伤，不需住院，急诊室观察；8 ~ 16 为重伤，可住院，一般不致命；17 ~ 20 为严重伤，必须住院，死亡率高；21 以上为危重伤，死亡率极高。创伤指数见表 1 - 2：

表 1 - 2　创伤指数（TI）

项目	分值			
	1	3	4	6
创伤部位	四肢	躯背	胸或腹	头或颈
创伤类型	撕裂伤	挫伤	刺伤	枪弹伤
循环				
血压（mmHg）	>97	60 ~ 97	<60	测不到
脉搏（次/分）	50 ~ 100	100 ~ 140	>140	<50
呼吸	胸痛	呼吸困难	发绀	呼吸暂停
神志	嗜睡	恍惚	半昏迷	昏迷

引自：Kirkpatrick JR, Youmans RL. Trauma index：an aid in the evaluation of injury victims［J］. Trauma, 1971, 11：711.

3. 创伤记分（trauma score，TS）　TS 是一种从生理角度来评估损伤严重性的数字分级法。TS 为 A + B + C + D + E 积分的总和。总分为 16，1 为预后最坏，16 为预后最好。1 ~ 3 者，生理变化很大，死亡率高（>96%）；4 ~ 13 者，生理变化明显，救治效果显著；14 ~ 16 者，生理变化小，存活率高（96%）。TS < 12 为重伤标准；TS 的灵敏度为 63% ~ 88%，特异度为 75% ~ 99%，准确度为 98.7%。创伤记分见表 1 - 3：

表 1-3 创伤记分（TS）

A. 呼吸频率		B. 呼吸幅度		C. 收缩压（kPa）		D. 毛细血管充盈		E. GCS 总分	
次数/分	积分	程度	积分	程度	积分	程度	积分	程度	积分
10~24	4	正常	1	>12	4	正常	2	14~15	5
25~35	3	减弱或困难	0	9.3~11.8	3	缓慢	1	11~13	4
>35	2			6.6~9.1	2	无	0	8~10	3
<10	1			<6.6	1			5~7	2
0	0			0	0			3~4	1

引自：Champion HR, Sacco WJ, Carnazzo AJ, et al. Trauma score [J]. Critical care medicine, 1981, 9（9）：672-676.

注：GCS 评分（glasgow coma scale，格拉斯哥昏迷评分）

睁眼：自动睁眼 4 分，呼唤睁眼 3 分，刺痛睁眼 2 分，不睁眼 1 分。

语言反应：回答切题 5 分，不切题 4 分，答非所问 3 分，只能发音 2 分，不能言语 1 分。

运动反应：能按吩咐动作做 6 分，刺痛能定位 5 分，刺痛能躲避 4 分，刺痛后肢体能屈曲 3 分，刺痛后肢体能过度伸展 2 分，不能活动 1 分。

4. CRAMS 评分   通过对伤员的循环（circulation）、呼吸（respiration）、腹部（abdomen）、运动（motor）和语言（speech）5 个参数的英文字头组建 CRAMS 评分法，CRAMS 评分是一种以生理指标和创伤部位进行人为参数评分的方法。该评分系统按轻、中、重度分别赋值为 2、1、0 分：积分≤6 分为重伤，死亡率为 62%，需送创伤中心积极抢救；积分≥7 分为轻伤，死亡率为 0.15%，可在急诊室妥善处理或观察。本评分系统是国内院前创伤评分体系中应用最多的方法。CRAMS 评分见表 1-4：

表 1-4 CRAMS 评分

项目	程度	评分
循环	毛细血管充盈正常或收缩压 >100mmHg	2
	毛细血管充盈延迟或收缩压 85~99 mmHg	1
	毛细血管充盈消失或收缩压 <85 mmHg	0
呼吸	正常	2
	异常（费力、浅或 >35 次/分）	1
	无	0
腹部	腹或胸部无压痛	2
	腹或胸部有压痛	1
	腹肌紧张，连枷胸或胸腹部穿透伤	0
运动	正常或服从命令	2
	仅对疼痛有反应	1
	固定体位或无反应	0
语言	正常、自动讲话	2
	胡言乱语或不恰当语言	1
	无或不可理解	0

引自：Gormican SP. CRAMS scale: field triage of trauma victims [J]. Annals of emergency medicine, 1982, 11（3）：132-135.

二、院内创伤评分

伤员到达医院确立诊断后，根据其损伤诊断（即解剖指标）评价伤情、判断预后的评分系统统称为院内评分。

1. 简明损伤定级标准（abbreviated injury scale，AIS） AIS 是一套以解剖学为基础、全球通用的损伤严重程度评分系统。它按照身体区域将每一损伤以 6 个等级来划分严重程度。AIS 是国际上使用最广泛的院内评分——ISS 评分系统的基础，也是其他多个创伤或损伤严重度评价方法的基础。

目前 AIS 编码手册共分九章：①头部；②面部，包括眼和耳；③颈部；④胸部；⑤腹部及盆腔脏器；⑥脊柱；⑦上肢；⑧下肢、骨盆和臀部；⑨体表（皮肤）和热损伤，以及其他损伤。其对每一损伤条目给予一个特定的编码（6 位），称为点前编码，其代表了身体区域、解剖类别、损伤性质、损伤程度等方面的信息；再加上一个严重度评分（1 位），这与点前编码之间以小数点相隔开，称为点后编码；其后再接上损伤定位编码（4 位）和损伤原因编码（4 位），由使用者根据需要采用，属可选编码。其中严重度评分按伤情对生命威胁的大小，将每个器官的每一处评为 1~6 分，此即 AIS 评分。因此，如果某一损伤既包括损伤定位和损伤原因编码的话，其完整编码应该是 15 位。其编码格式可以标记为"XXXXXX. x xxxx xxxx"，也可简单标记为"AISx"（x 为 1~6）。

AIS 系统的优点在于伤员的每一处损伤均有一个 AIS 分值，且每一种损伤的 AIS 分值是专一的，与时限无关的；每一个严重度分值只能反映已发生的一种损伤；只评定损伤本身，而非损伤造成的长期后果；其以解剖学概念为基础，而非生理学概念；其适用于多种原因的损伤，不仅仅是用来评价死亡率或致命性的一种方法。

2. 创伤严重程度评分（injury severity score，ISS） 当创伤涉及多个部位和器官时，伤者的 AIS 分值总和与各个系统器官的 AIS 分值之间并不存在线性相关，AIS 评分系统无法评估多发伤伤员的病情。目前，评价多发伤伤情的国际标准多以 ISS 系统为准。ISS 评分系统将全身分为六个区域：①头颈部，②面部，③胸部，④腹部或盆腔脏器，⑤四肢或骨盆，⑥体表。ISS 系统选取了身体三处最严重损伤区域的 AIS 分值的平方和来评估伤者总伤情。用公式表示为：

$$ISS = max\ AIS^2 + 2nd\ AIS^2 + 3rd\ AIS^2$$

通常把 ISS < 16 分定义为轻伤，16~25 分定义为重伤，ISS > 25 分定义为严重伤。应当注意的是，ISS 身体区域的划分与 AIS 身体区域不全相同，如在 AIS 中，颈部是独立于头部的一个区域，而在 ISS 中，头、颈部共同组成一个区域；而在 ISS 中颈椎归属于颈部区域，胸椎归于胸部区域，腰椎归于腹部或盆腔脏器区域，而在 AIS 中，颈、胸、腰椎等全部脊柱则都归于脊柱区域。

除了用于预测伤者死亡率以外，ISS 还被用来评估伤者治疗效果、预测康复时间、估计治疗费用和住院时间等多个方面。但 ISS 系统忽视了年龄差异及原有身体状况对预后的影响，不能反映出分值相同、伤情不同的实际差异，死亡率的高低在一定程度上决定于组合中的最高 AIS 分值，其颅脑伤的评分不能准确反映脑外伤的严重程度，不能反映 4 个以上部位的伤情。以上均是 ISS 评分系统的不足之处。因此，对创伤严重性的估价需从多方面考虑。创伤评分的研究工作尚需不断地深化与系统化。

NOTE

三、现场伤情评估

（一）现场评估要点

现场急救人员应快速了解伤者的生命状况及发现有生命危险的伤员或伤情，并在进行严重程度评估后准确地分拣出重伤员和轻伤员。

1. 意识状况　通过呼唤患者、观察瞳孔变化、眼球运动、昏迷评分（GCS）及神经系统的反射情况迅速评估伤者意识障碍程度，或有无神经系统功能损害。意识障碍一般分为嗜睡、昏睡、意识模糊、昏迷，其中昏迷又分为轻、中、重三度。

2. 呼吸状况　应进行两肺，尤其是肺底部的听诊。重点了解伤者有无气道阻塞，其特征是吸气性呼吸困难，气道不完全阻塞时可发出"喉鸣声"，而重伤病员出现喉鸣音时则常常被认为是严重威胁生命的标志；此外还应评估呼吸的频率、节律，有无异常呼吸音，呼吸交换量是否足够。注意发绀是缺氧的典型表现。

3. 循环状况　评估伤者脉率、节律、血压及毛细血管再充盈时间。尤其应迅速判断有无心搏骤停。

4. 院前评分　包括 PHI、CRAMS 评分法和创伤记分法等，参见本书第一章第三节。

（二）病史采集

尽早确诊伤情是救治严重多发伤、提高抢救成活率的关键。为此，简明扼要地询问病史是必要的。向患者或知情人员收集全面的病史，包括患者的一般情况及主诉，如起病时间、症状持续时间等，对伤者的病史采集应着重评估其出血量。

（三）查体要点

可采用"CRASH PLAN"检查法。即根据 9 个字母代表的器官或部位顺序查体。

1. C（cardiac）心脏及循环系统　包括血压、脉搏、心率，注意有无心脏压塞的 beck 三联征，即颈静脉怒张、心音遥远、血压下降，评价循环状况，注意有无休克及组织低灌注。

2. R（respiration）胸部及呼吸系统　注意有无呼吸困难；气管有无偏移；胸部有无伤口、畸形、反常呼吸、皮下气肿及压痛；叩诊音是否异常；呼吸音是否减弱。常规的体格检查、X 线、CT 扫描及心脏彩超、胸腔穿刺等可确诊绝大部分心胸部创伤。

3. A（abdomen）腹部脏器　腹壁有无伤痕、瘀斑；腹部是否膨隆及是否存在腹膜刺激征；肝浊音区是否缩小；肝、脾、肾区有无叩击痛；肠鸣音情况。超声检查及 CT 平扫常可明确及排除诊断，而腹部 X 线检查并非急需。

4. S（spine）脊柱和脊髓　脊柱有无畸形、压痛及叩击痛；运动有无障碍；四肢感觉、运动有无异常。必要时结合辅助检查如 X 线、CT、MRI 等检查。

5. H（head）颅脑　意识状况、有无伤口及血肿、凹陷；12 对颅神经检查有无异常；肢体肌力、肌张力是否正常；生理反射和病理反射的情况。头颅 CT 诊断意义最大，但阴性结果的伤者仍需动态观察及适时复查。

6. P（pelvis）骨盆　骨盆挤压、分离试验和 X 线片常可明确诊断，CT 三维重建可最大限度地指导手术方案的确定。

7. L（limbs）四肢　通过视、触、动、量及 X 线片检查多能明确诊断。

8. A（arteries）动脉　明确各部位动脉有无损伤，必要时做超声多普勒检查以明确诊断。

9. N（nerves）神经　根据伤者的运动与感觉体格检查，可明确各重要部位神经有无损伤及定位体征。

（四）检伤分类

灾难事故现场可用简明验伤分类流程以进行快速现场伤情评估与分类，使救护者根据卡片颜色即知救治顺序，危重伤员能优先被辨别与处理。伤员的分类以醒目的伤员标识卡表示：红、黄、绿、黑等四色系统。红色表示立即优先，伤员有生命危险而需紧急处理；黄色表示紧急优先，伤情严重但相对稳定；绿色表示延期优先，伤情较轻可延期处理；黑色表示救治无望或死亡者。该识别卡应系在伤员身体的醒目部位（如胸前、手臂上等），直至抵达最后的医疗机构后方可解除。具体流程图如下：

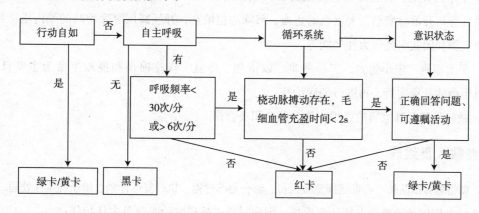

第四节　急救工作的组织

一、创伤急救的组织原则

创伤病员的死亡一般呈三个峰值分布。第一个峰值称为即刻死亡（immediate deaths），一般出现在伤后数秒至数分钟内，约占创伤总死亡率的50%。死因多为严重的颅脑损伤、高位脊髓损伤、心脏或大血管破裂、呼吸道阻塞等，这类病人基本都死于事故现场，其中只有极少数病人能被救活。第二个峰值称为早期死亡（early deaths），一般出现在伤后2~3h内，约占创伤总死亡率的30%。死亡原因多为脑、胸腔或腹腔内血管或实质性脏器破裂、严重多发伤、严重骨折等引起的大量失血。这类创伤病人是救治的重点对象，因而这段时间又在临床上被称为"黄金时刻"。第三个峰值称为后期死亡（late deaths），一般出现在伤后数周之内，约占创伤总死亡率的20%。死因多为严重感染、毒血症和多器官功能不全综合征（MODS）。而每当重大意外事故发生后，如地震、战伤等，会出现大批伤员，此时现场杂乱，加上现场各方面条件及环境较差，会给现场急救工作带来忙、难、乱的局面。

因此，通过建立完善的创伤救治系统、争取在伤后早期按创伤救治顺序、对伤员实施确定性的抢救措施是现代创伤救治的基本原则。一方面要稳定伤员情绪，积极组织群众参与自救与互救；另一方面，快速组建急救小组及医疗队，有计划、按步骤地进行现场急救、运送和治疗，从而达到有效去除现场致命因素、降低伤后致残率、为院内救治奠定良好基础的目的。因此，急救组织工作应遵循以下几方面原则：

NOTE

1. 要由高年资医师带领各级医护人员组成急救小组或医疗队,其必须具有全面的创伤急救知识和技能。

2. 快速到达现场,"快"而"准"地进行伤员脱险及检伤分类,先急后缓、先重后轻地进行急救和转运。

3. 根据伤员的伤情及人数,转运前提前通知收治医院,以做好收治准备工作。

4. 到达医院后立刻进行全面评估与诊断,对有多部位、多脏器损伤的伤员,要组织多科室进行综合诊治。

5. 复苏、伤情诊断和紧急处理三者同时进行。

6. 手术的先后:首先处理直接威胁伤员生命的损伤,将抢救生命放在第一位。如行气管插管或气管切开解除窒息,大出血的止血,解除心包填塞,开颅减压解除增高的颅内压,封闭开放性气胸和闭式引流张力性气胸等。

7. 手术原则:宁小勿大,宁易勿难,以清创、止血、修补损伤和挽救生命为主要目的,待伤员生命体征稳定后,再进行彻底治疗。

8. 做好伤员及其家属的思想工作,医患积极合作。

二、急救人员组成

1. 创伤急救队队长 负责指挥急救人员、整合复苏过程、执行复苏计划、给予确定性处理。

(1)由创伤救治经验丰富的急诊科、创伤科或普外科主治医师及主任担任;

(2)初始评价和检查、协调所有队伍的活动和协助告知操作;

(3)指挥和控制复苏,做出所有决定,并对所有命令负责;

(4)进行或指导初次和再次全面评估;

(5)合理分配工作,包括反复检查生命体征、医嘱或补液、必要的操作;

(6)应尽量保持能观察到全部复苏区域的状态。

2. 主要复苏者 由外科医师或急诊医师负责最初的评估,并进行必要的外科诊疗操作。

3. 气道处理者 由麻醉师或具备相应资质的急诊医师或外科医师担任,负责评价和处理气道、进行气管内插管、安置鼻胃管及口胃管、协助颈椎固定,以及处理截瘫、镇静和麻醉相关的插管等特定情况下的医学处理。

4. 助手 可由医师或护士担任,主要负责协助创伤患者的暴露,安置心电电极、血氧监测仪,协助急救操作医生工作,协助患者转运及其他必要的操作等。

5. 急救医生或主要复苏者 由外科医师或急诊医师负责最初的评估,并进行专业的复苏操作。

6. 护士 为即将到达的患者准备创伤复苏区。在复苏阶段,作为护士,主要负责测量生命体征、建立静脉通道、静脉切开和导尿等;并协助患者转运,陪同患者到复苏区外,并向接收单位报告。

7. 记录者 由具备创伤复苏经验丰富的护士担任。其负责在流程单上记录复苏过程中的事件,帮助联系(如血库、手术室、会诊医师等)和移动辅助设备,并参与协调复苏过程。

8. 医技人员 进行必要的超声学、放射学、介入学检查,协助患者移至需要的位置和姿势,对伤员进行检查,并将结果送回复苏区。

9. 实验室人员 负责抽血标本并送至实验室。应在患者未到达前将血送到复苏区,必要时运送其他血标本和血液制品。

三、急救人员职责

1. 医师职责

（1）创伤外科医师　由经过创伤救治训练、有一定急救经验的外科医师组成。

（2）住院医师或实习医师　主要负责执行或协助完成上级医师的所有指示。

（3）急诊医师　必须具备对创伤患者进行评价和复苏、高级创伤生命支持（advanced traumatic life support，ATLS）的能力。

（4）麻醉医师　主要负责气管插管等气道控制处理，安置监护仪、呼吸机，镇静、镇痛等。

（5）会诊医师　应争取在重症伤员到达前提前通知会诊医师。①放射科医师进行放射学检查或介入检查治疗；②神经外科医师处理颅脑或脊髓损伤；③创伤外科医师处理骨折和相关软组织损伤；④心胸外科医师处理心肺和大血管损伤；⑤显微外科医师处理颈、腹、四肢血管损伤或截肢；⑥内科或儿科医师针对内科疾病或儿童创伤患者进行治疗。

2. 护士职责　由经创伤救治专门训练的急诊护士组成，其主要职责为发出警报、区域准备、监测体征、建立静脉通道和抽血、搬运仪器以及协助操作等。其中包括：启动仪器、脱去伤员的衣服、建立外周静脉通道、给予药物、监测生命体征、抽取标本、安置鼻胃管和导尿管、小伤口的清洁和换药、记录救治过程、协助医师完成工作、护送伤员转科或送检、从血库取血、电话联系各科医师会诊等。

3. 辅助人员职责　协助护士工作、转运患者、将标本送到实验室并取回结果、限制无关人员进入急救区、控制拥挤或冲动的人员。

四、院内急救设备

（一）急救室

医院的创伤急救室应设在一楼，紧邻急诊重症监护室（EICU）。急救车可直接开到急诊室门口，在门口、抢救室、EICU三者之间24小时预备绿色快速通道以便于抢救与转运。

1. 人员　抢救室人员可以专职，亦可兼职，人数主要视工作需要而定。

2. 必需的急救设备

（1）急救床　一般的检查床、治疗床即可，配以床单、胶单、枕头和被盖。

（2）手术器械台。

（3）手术照明灯。

（4）血压计、止血带。

（5）长桌、椅子（急救记录用）。

（6）麻醉小桌和麻醉用品（包括麻醉药物等）。

（7）吸引器（电动或脚踏式均可）。

（8）污物桶及盆。

（9）橱柜（柜内放置）：

搪瓷有盖方盘：浸泡消毒刀、剪、针、钳等；

搪瓷盒或饭盒：放消毒注射器、针头和不同型号的丝线；

容量 500～1000mL 的大口瓶：放消毒持物钳；

消毒有盖搪瓷盅：分别放红汞、酒精、碘酊棉球和酒精浸泡的各号羊肠线等；

消毒手套、一次性口罩、帽子；

消毒输液器具及成套消毒输血用具和各种消毒引流管；

消毒敷料；

气管切开包、静脉切开包、导尿包、胸穿包和腰穿包等；

备皮用具；

输液架；

氧气；

各种常用急救的药物：①常规储备的标准药品：硝酸甘油、盐酸利多卡因、速尿、氨茶碱、去乙酰毛花苷注射液、毒毛花苷 K、止血芳酸、尼可刹米、阿托品、盐酸消旋山莨菪碱、洛贝林、氢化可的松、肾上腺素、去甲肾上腺素、异丙肾上腺素、重酒石酸间羟胺、多巴胺和 5% 碳酸氢钠等；②立即获得的药品：快速诱导插管所使用的药品（如琥珀酰胆碱、硫喷妥钠、依托咪酯、咪达唑仑等）。这些药物应储存于有标记的注射器中以便患者到达时能立即使用；③其他：如镇静、镇痛和抗生素等应立即可以获取，如氯羟安定（劳拉西泮）、硫酸吗啡、芬太尼、纳洛酮、破伤风抗毒素、头孢唑林等。其他药品包括 50% 右旋糖酐、甲泼尼龙（用于钝性脊髓损伤）、甘露醇、维生素 B_1、镁和钙等。

心电图机，有条件时还可配备脑电图机；

呼吸机；

担架、车辆（四轮推车）；

时钟。

（二）化验室

化验室是院内急救必不可少的科室，24 小时配备人员值守，急诊化验常包括血液分析、生化项目、传染病相关指标及大小便常规等，及时而准确的结果是临床诊治的重要依据。

（三）放射科

其对诊断与鉴别诊断创伤伤员尤为重要。

（四）急诊重症监护室

一般设在一楼，并配备相关专职人员值守。

（五）高压氧舱

有条件的医院应设置高压氧舱。

第五节　院前急救原则

院前急救的目的在于抢救生命、避免继发性损伤、减少痛苦并创造运送条件，尽快将伤员搬运到邻近的医疗机构，以便能使伤员获得及时而妥善的治疗。

一、现场急救

现场急救第一步应当做到有效去除正在威胁伤员生命安全的关键因素，包括把伤员解救至安全地带、保持气道通畅、保护头颅及脊柱、即时临时止血等四个基本步骤。其后创伤救治人员可按步骤依次迅速全面评估伤员的伤情，具体评估要点见本书第一章第三节。现场急救具体要点如下述：

（一）通畅气道

及时清除伤员口、鼻、咽喉部的异物、血块、分泌物、呕吐物等，解除呼吸道阻塞。尤其是进食后的伤员常常有误吸的危险。颌面部有移位的组织可能阻塞气道时，应立即进行复位包扎。如发现舌后坠造成气阻塞时，应立即用口咽管通气或用手或舌钳固定，有条件时可作气管插管或环甲膜造口术。环甲膜造口术常常应用于通过插入口咽通气管或气管插管后仍不能有效通气者、怀疑颈椎损伤而又需插管进行气道管理者、外伤性心跳呼吸骤停者以及进行性缺氧者。当完全喉部阻塞、喉骨折、异物梗阻、急性喉水肿时，可立即用一粗针头行环甲膜穿刺气管通气。具体操作见本书第三章。

（二）止血

其重要性仅次于保持气道通畅，对于周围血管损伤最有效的紧急手法是局部加压并抬高患肢。而在急救过程中还应当时刻注意伤员存在内伤出血的可能。

（三）抗休克

重症创伤伤员常需要立即进行血型鉴定及交叉配血，迅速建立有效通道，维持血容量，密切监测血压脉搏及尿量。同时可采用针刺或指压人中、十宣、涌泉等穴位的方法，以提高循环及呼吸的兴奋和人体的应急能力。

（四）包扎与固定

对伤口表面明显的、松动的异物可适当现场清除，拭擦异物的方向应由创面向外周移动；而伤口深部的异物或突出体表不明显的异物可等送院后再进一步处理；对附着的血凝块和大血管附近的骨折断端不要轻易移动，以免再次出血或加重出血。覆盖或包扎大面积烧伤创面时，不可刺破创面的水疱。对外露的骨折端、脱出的内脏等组织不应现场还纳，以免将污染物带入深层；同时为了防止外露或脱出组织污染、干燥或受压，应进行保护性包扎。如颅脑开放伤，创口局部显露脑组织并向外膨出时，先用大块消毒纱布将脑组织盖好，再用纱布卷成大于伤口的保护圈套在膨出的脑组织周围，最后进行包扎；开放性气胸者应立即脱去或剪去其外衣，用大块敷料在呼气末封闭伤口，紧密包扎，阻断气体进出胸膜腔；腹部开放性创伤遇有肠管脱出时，现场可用大块消毒纱布或用凡士林纱布盖好，再用饭碗或钢盔等凹形物扣上，然后用三角巾或绷带包扎。对骨与关节损伤、肢体挤压伤、大块软组织伤等伤员进行现场临时固定是损伤控制的主要手段，是预防与控制休克的重要措施。固定原则如下：

1. 固定损伤肢体之前，应首先完成基础生命支持措施。

2. 对外露的骨折端不应送回伤口，对畸形的伤肢也不必复位。

3. 固定范围应超过骨折上下相邻的两个关节。

4. 固定时应动作轻巧、固定牢靠、松紧度适宜，皮肤与夹板之间尤其骨突出处和空隙部位要垫适量的棉垫或衣服、毛巾等，以免局部受压引起坏死。

NOTE

5. 外露指（趾）端，以便观察血液循环。

6. 外固定部位应便于随时拆开，以便迅速解除血液循环障碍。

7. 凡疑有脊柱、脊髓损伤者，必须固定后才能搬运。

另外，固定器材最好为特制的夹板、支具，否则应就地取材，如硬纸板、树枝、木棍、书本等均可使用。如现场无物可取，可将伤员受伤的上肢固定于胸壁，下肢固定于对侧健肢。

二、转送伤员

经现场初步处理后，应根据伤势轻重有序而迅速地运送伤员至附近有条件的医疗机构。视情况可给予止痛或预防感染的药物。必须注意的是，对于颅脑伤和未确诊的胸、腹部损伤患者均慎用止痛药。

（一）体位与交通工具

上肢损伤者应鼓励其自己行动，下肢损伤者应固定后再搬运。重伤员均应使用担架仰卧位运送，放在救护车或直升机上，四肢不应靠在担架边缘，以免中途撞击。抬担架时应边走边观察伤员的生命体征，如有病情变化，应立即停下抢救，先放脚，后放头。昏迷伤员为了保持呼吸道通畅，避免分泌物和舌根后壁堵住呼吸道，可采用半卧位或俯卧位。疑有腹部创伤需手术的患者，应用卧位运送。运送胸部伤者时均应使用担架或救护车并取半坐位；如空运时，飞行高度不宜过高。其余伤员一般可采取仰卧位，但为了减轻颠簸，如全身情况允许时可采用坐位或半坐位。用汽车运送重症伤员，特别是骨折伤员时，应将伤员置于底层，并将担架固定牢靠，以减少颠簸和担架前后摆动的影响，预防发生机械性外伤。用普通车运送时，车厢上可加些沙土，以增加重量，担架上再放些稻草、树枝、树叶或其他铺垫物，以缓冲颠簸的影响。

（二）固定与搬运方式

骨折伤员未做临时固定者禁止运送。运送时要力求平稳、舒适、迅速、不倾斜、少震动、搬动轻柔。

1. 颈椎损伤伤员的搬运　应由专人负责牵引头部，以保持头颈部与躯干长轴的一致，搬运时同他人协同动作，整体搬运。伤员的头颈部两侧应用砂袋或卷叠的衣服等物垫好固定，颈下须垫一小软垫，使头部与身体成一水平位置，防止在搬运中发生头颈部左右旋转或弯曲活动。见图 1-1、图 1-2。

2. 胸、腰椎损伤伤员的搬运　在搬运时尽可能不变动原来的位置及减少不必要的活动，以免引发或加重脊髓损伤，并绝对禁止一人托肩一人抬腿搬动病人或一人背送病人的错误做法。正确的搬运应由 3 人（一人托下肢、一人托腰臀部、一人托肩颈部）将伤员平托放于预先准备好的硬板担架或木板上，如人员不够，取出伤员衣袋内硬物后，可由两人将伤员轻轻滚翻到木板上，如采用软担架则宜取俯卧位，以保持脊柱的平直，禁止弯腰。

3. 骨盆骨折伤员的搬运　除应用多头带或绷带包扎骨盆部外，臀部两侧亦应用软垫或衣服等物垫好，并用布带将身体捆在担架上，以避免震动和减少疼痛。

4. 开放性气胸伤员的搬运　首先用敷料严密堵塞伤口，搬运时应采取半卧位并斜向伤侧。

5. 颌面伤伤员的搬运　伤员应采取健侧卧位或俯卧位，便于口内血液及分泌物外流，保持气道通畅。

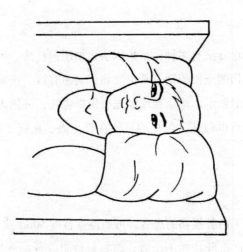

图1-1 搬运中头颈固定法

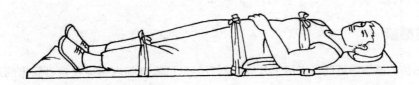

图1-2 搬运中身体固定法

(三) 止血与止血带

详见第十一章第二节周围血管创伤的急诊处理所述。

总之，在现场急救及伤员运送的过程中，随行医生应掌握基本原则，根据伤员的具体情况，因地制宜地采取有效措施，以免发生不必要的错误。

第六节 开放性创伤的处理原则

凡是皮肤、黏膜的完整性受到破坏，深部组织与外界相沟通的损伤均称为开放性创伤，其特点是有疼痛、创口、外失血、污染或异物存留等，应妥善处理。

一、抢救休克

导致创伤性失血性休克的原因除大量失血、失液外，还有疼痛的刺激、组织坏死毒素的吸收、严重感染以及组织器官的功能障碍等。抢救原则是"先抢救、后诊断""边抢救、边诊断"。导致创伤性失血性休克伤员死亡的因素，依次为呼吸障碍、快速大失血、循环衰竭等。针对以上三种致死因素，临床应以抢救生命为目标。创伤性失血性休克的急救程序包括：控制活动性出血、补充血容量、维持电解质和酸碱平衡、维持血压、镇静止痛、吸氧、抗感染、脏器功能维护、其他治疗等。

二、止血与包扎

对于开放性创伤的止血方法有多种，如指压法、加压包扎法、填塞止血法、止血带法、钳夹止血法等等。开放性创伤的止血原则：部位准确、快速有效、松紧适宜、内外兼顾。对于开放性创伤，若没有条件行清创术，均应在现场先行伤口包扎，可用无菌敷料或清洁的日常织物覆盖创面，外用绷带或三角巾包扎。包扎的目的在于止血、止痛、固定患肢、隔离密封创口，其操作原则与止血相同。

三、镇痛与固定

对于仅有四肢损伤而无内脏损伤的患者，可肌注哌替啶50mg或皮下注射吗啡10mg。对于婴儿、孕产妇、哺乳妇、严重肝功能不全者，患有慢性阻塞性肺气肿、支气管哮喘、肺心病、颅内高压、颅脑损伤患者应禁止使用吗啡、哌替啶。另外，还应当妥善固定伤肢以减少疼痛和避免继发性损伤。

四、预防感染

创伤伤员的感染渠道既可来源于开放的创口，也可来自院内感染及自身肠道的细菌移位。预防感染的关键在于早期彻底的清创及无菌操作，其次才是依赖于抗生素的使用。抗生素的使用原则是早期、足量及联合使用。为保证有效药物浓度，对于手术时长较长者，术前、术中均应使用。

五、伤口处理原则

1. 清创时机　伤后6~8小时以内的伤口经彻底清创后均可一期缝合，但头面的战伤及火器伤可以缝合，其他部位的战伤及火器伤除外。伤后6~12小时的伤口多应予以延期缝合。伤后超过17小时，不应进行彻底清创，只将血块及异物除去，轻轻冲洗伤口并建立充分引流，气性坏疽及某些颅骨开放性骨折例外。

2. 清创方法　进行清创时一般不宜采用止血带，以免健康组织缺血，增加辨别上的困难。清创术中应切除一切失活的组织，对于重要的、有活力的组织结构，如骨骼、大血管、主要神经等必须妥为保存，并注意予以修复。

3. 常见开放伤的处理原则　对切割伤、擦伤、裂伤的早期，伤口宜彻底清创后一期缝合；对刺伤者应挑出断留的异物，挤血以带出污染物，然后消毒包扎；对于撕脱伤者应将撕脱组织及创面彻底清创，完全切除撕脱组织的真皮以下组织，然后原位缝合真皮，覆盖创面，注意清除坏死组织及异物，消灭无效腔，加压包扎、固定，以利皮瓣的存活。

4. 开放性骨折的处理　开放性骨折的清创应及时而彻底，视情况选择一期固定方式；对于污染严重、清创不彻底的伤口，均不允许一期缝合；有肌腱损伤者不应作广泛切除，若不能修复，应妥善覆盖。

第二章　创伤急救的基本知识与危重创伤病人的监护

第一节　水、电解质代谢和酸碱平衡失常

创伤后，由于组织损伤、脏器和胃肠功能、肾功能的损害以及医源性因素，可造成各种类型的水、电解质及酸碱平衡紊乱，是严重创伤患者较为常见的并发症，常可危及伤员生命。

正常人体体液及其组分的波动范围很小，以保持体液容量、电解质、渗透压和酸碱度的相对恒定。正常成年男性体液量占体重的60%，成年女性约占50%，新生儿可达80%，体液量占体重的百分比随年龄增长而下降。体液分为细胞内液和细胞外液两部分，细胞内液量在男性约占体重的40%，细胞外液量约占体重的20%，细胞外液又可分为血浆和组织间液两部分，血浆约占体重的5%，组织间液量约占体重的15%。组织间液除不含红细胞和仅含少量的蛋白质外，基本与血浆相同。

正常人每日水的排出和摄入是平衡的。成人每日需水量约 1500 ~ 2500mL，或每日 30 ~ 40mL/kg 体重，或按每日摄入的热量估算（约 1mL/kcal）。

体液中的溶质分为电解质和非电解质两类。细胞外液的主要电解质有 Na^+、Cl^-、HCO_3^-；细胞内液的主要电解质是 K^+ 和 HPO_4^{2-}。临床上常用 mosm/L 或 mosm/（kg·H_2O）表示体液的渗透压。血浆渗透压可用冰点渗透压计测定，或用下列公式计算：血浆渗透压（mosm/L）= 2（Na^+ + K^+）+ 葡萄糖 + 尿素氮（单位均为 mmol/L）。血浆渗透压正常范围为 280 ~ 310mosm/L。

体液平衡和渗透压的调节一般先通过下丘脑 - 腺垂体 - 抗利尿激素系统来恢复和维持体液的正常渗透压，血容量的恢复和维持是通过肾素 - 醛固酮系统，但是当血容量锐减时，机体将以牺牲渗透压的维持为代价，优先保持和恢复血容量，使重要生命器官的灌注得以保证，以维护生命安全。

一、水、钠代谢失常

水、钠代谢失常是相伴发生的，单纯性水（或钠）增多或减少极为少见。临床上多分为缺水、水中毒、低钠血症和高钠血症等。

缺水是指体液丢失所造成的体液容量不足。根据水和电解质（主要是 Na^+）丢失的比例和性质不同，临床上常将缺水分为高渗性缺水、等渗性缺水和低渗性缺水三种。

NOTE

（一）高渗性缺水（hypertonic dehydration）

又称原发性缺水，水和钠虽然同时缺失，但缺水多于缺钠，故血清钠高于正常范围（>150mmol/L），细胞外液呈高渗状态。

1. 病因 水摄入不足和水丢失过多，如大面积创面大量渗液，创伤后高热，大量消化液丢失，烧伤暴露疗法，创伤后过度使用渗透性利尿剂。

2. 临床表现 早期出现口渴，尿少，后期可出现幻视、狂躁、谵妄。按临床症状轻重，可分为三度：

（1）轻度缺水 当缺水量相当于体重的2%~4%时，因渴感中枢兴奋而口渴，刺激抗利尿激素释放，水重吸收增加，尿量减少，尿比重增高。

（2）中度缺水 当缺水量达体重的4%~6%时，醛固酮分泌增加和血浆渗透压升高，此时口渴严重，咽下困难，声音嘶哑；有效循环容量不足，心率加快；皮肤干燥、弹性下降；进而因细胞内缺水，出现乏力、头晕、烦躁。

（3）重度缺水 当缺水量达6%以上时，脑细胞缺水严重，出现神经系统异常症状，如狂躁、谵妄、定向力失常、幻觉、晕厥、脱水热等，甚至会出现高渗性昏迷、尿闭及急性肾衰竭。

3. 诊断 根据病史和临床表现，可做出高渗性缺水的诊断，实验室检查发现：尿量减少（尿比重高），平均血细胞比容轻度升高，血钠（>150mmol/L）和血浆渗透压（>310mosm/L）均升高。严重者出现酮症、代谢性酸中毒和氮质血症。依据体重的变化和其他临床表现，可判断缺水的程度。

4. 治疗 尽早去除病因，减少失液量，为机体发挥自身调节功能创造条件。早期应补足水分，以纠正高渗状态，然后再酌情补充电解质。尽量口服或鼻饲，不足部分或中、重度缺水者需经静脉输液。治疗过程中，不能补液过快，以免高渗状态降低过快，引起等张性脑水肿、惊厥及神经损害。

（二）等渗性缺水（isotonic dehydration）

又称急性缺水或混合性缺水，是指水和钠成比例丧失，血清钠和血浆渗透压均在正常范围。

1. 病因 消化液的急性丢失，如弥漫性腹膜炎、大量呕吐、大面积创伤或烧伤等。

2. 临床表现 等渗性缺水时，有效循环血容量和肾血流量减少而出现少尿、乏力、恶心、厌食等，严重者血压下降，但渗透压基本正常。伴有眼窝凹陷，皮肤干燥等。短期内体液的丧失达到体重的5%，即丧失细胞外液的25%以上时，出现脉搏细数，肢端发冷，血压下降等血容量不足的表现，体液继续丧失达体重的6%~7%时（相当于丧失细胞外液的30%~35%），休克的表现更加严重。常伴发代谢性酸中毒。如患者丧失的体液主要是胃液，则可伴发代谢性碱中毒。

3. 诊断 主要依靠病史和临床表现。失液量越大，症状就越明显。实验室检查可发现红细胞计数、血红蛋白量、血细胞比容均明显增高，表示有血液浓缩。血钠、血浆渗透压正常；尿量少，尿钠少或正常。

4. 治疗 首先治疗原发病消除引起等渗性缺水的原因，减少水和钠的丢失。对细胞外液量的减少，用平衡盐溶液或等渗盐水以尽快补充血容量。当患者出现脉搏细速或血压下降等现象时，表明细胞外液的丢失已达5%以上，应从静脉快速滴注衡盐溶液或等渗盐水3000mL以恢复血容量。同时测量心功能，预防心衰。

（三）低渗性缺水 (hypotonic dehydration)

又称继发性缺水或慢性缺水。水和钠同时丢失，但缺水少于缺钠，故血清钠低于正常范围（<130mmol/L），细胞外液呈低渗状态。

1. 病因 低渗性缺水常与治疗措施不当有关；胃肠道消化液持续丢失；大面积创面慢性渗液；肾排出水和钠过多，如应用排钠利尿剂、急性肾衰竭多尿期、肾小管性酸中毒、糖尿病酮症酸中毒等；补充水分过多，如高渗性或等渗性缺水时，补充水分过多。

2. 临床表现 低渗性缺水的早期即发生有效循环血容量不足和尿量减少，但无口渴；严重者导致细胞内低渗而发生细胞水肿。常见症状有头晕、视觉模糊、软弱无力、脉搏细数、站起时容易晕倒等。当循环血量明显下降时，肾的滤过量明显减少，以致体内代谢产物潴留，可出现神志不清，肌肉痉挛性疼痛、肌腱反射消失、昏迷等。临床上，依据缺钠的程度大致分轻、中、重三度。当血浆钠浓度在135mmol/L以下时，血压可在100mmHg以上，为轻度缺水，患者有疲乏、无力、尿少、口渴、头晕等，尿钠极低或测不出；当每公斤体重丢失血浆钠在130mmol/L以下时，血压降至100mmHg以下，为中度缺水；当血浆钠浓度在120mmol/L以下时，血压降至80mmHg以下，为重度缺水，表现四肢发凉、体温低、脉细弱而快等休克表现，并伴木僵等神经症状，严重者昏迷。

3. 诊断 根据患者有失钠病史和临床表现（血容量不足或水肿），可做出低渗性缺水的初步诊断。下列检查有助于确诊：①尿比重低，尿钠降低；②血钠（<130mmol/L）和血浆渗透压（<280mosm/L）降低，根据测定结果可判断缺钠程度；③血中非蛋白氮，尿素氮增高；④红细胞计数、血红蛋白和血细胞比容均增高。

4. 治疗 除治疗原发疾病外，主要目的为提高血钠浓度。但过快纠正低钠血症可能导致中心性桥脑髓鞘破坏，出现截瘫、四肢瘫痪、失语等严重并发症。

（四）水中毒 (water intoxication)

水中毒是水在体内过多潴留的一种病理状态。若过多的水进入细胞内，导致细胞内水过多则称为水中毒。水中毒是稀释性低钠血症的病理表现。

1. 病因 多因水调节机制障碍，而又未限制饮水或不恰当补液引起。

（1）水摄入过多 创伤、休克等原因刺激口渴中枢导致过量饮水。

（2）抗利尿激素分泌增多 由颅脑外伤、创伤、大手术、感染、休克、疼痛等刺激引起。

（3）肾功能不全，排尿能力下降。

2. 临床表现 可分为急性水中毒和慢性水中毒两类。

（1）急性水中毒 起病急，精神神经表现突出，如头痛、精神失常、定向力障碍、共济失调、癫痫样发作、嗜睡与躁动交替出现以至昏迷。

（2）慢性水中毒 轻度水中毒仅有体重增加；疲倦、表情淡漠、恶心、食欲减退等表现和皮下组织肿胀，常常被原发病的症状所掩盖；重症者出现头痛、嗜睡、神志错乱、谵妄等精神神经症状，甚至抽搐或昏迷。

3. 诊断 依据病史，结合临床表现。实验室检查发现血浆渗透压与血钠明显降低；尿钠正常或下降；血清钾、氯及血浆蛋白、红细胞计数、血红蛋白、血细胞比容等均降低；红细胞

NOTE

平均体积增大。

4. 治疗 积极治疗原发病，记录 24 小时出入水量，控制水的摄入量和避免补液过多可预防水中毒的发生。适当使用依他尼酸（利尿酸）或呋塞米等髓袢利尿剂。对于严重低渗血症者（特别是已出现精神神经症状者），应迅速纠正细胞内低渗状态，除限水、利尿外，应使用 3% ~5% 氯化钠液，一般剂量为 5 ~ 10mL/kg。

二、钾代谢失常

钾的主要生理作用是维持细胞的正常代谢与酸碱平衡、细胞膜的应激性和心肌的正常功能。体内98%的钾分布在细胞内，2%在细胞外，血钾仅占总量的0.3%。正常血钾浓度为 3.5 ~ 5.5mmol/L；细胞间液为 3.0 ~ 5.0mmol/L。

（一）低钾血症 (hypokalemia)

低钾血症是指血清钾 <3.5mmol/L 的一种病理生理状态。造成低钾血症的主要原因是体内总钾量丢失，称为钾缺乏症。临床上，体内总钾量不缺乏，也可因稀释或转移到细胞内而导致血清钾降低；反之，虽然钾缺乏，但如血液浓缩，或钾从细胞内转移至细胞外，血钾浓度又可正常甚至增高。

1. 病因 ①摄入钾不足，长期禁食、少食；②排出钾过多，主要经胃肠或肾丢失过多；③大面积烧伤、放腹水、腹腔引流、腹膜透析、不适当的血液透析等；④剧烈运动时大量出汗；⑤钾分布异常，如酸中毒、葡萄糖胰岛素治疗、周期性瘫痪等。

2. 临床表现 取决于低钾血症发生的速度、程度和细胞内外钾浓度异常的轻重。慢性轻型低钾血症的症状轻或无症状，而迅速发生的重型低钾血症往往症状很重，甚至致命。

（1）骨骼肌表现 疲乏、软弱、乏力；全身性肌无力，肢体软瘫，腱反射减弱或消失，甚而呼吸肌麻痹，吞咽困难，严重者可窒息。

（2）消化系统表现 恶心、呕吐、厌食、腹胀、便秘、肠蠕动减弱或消失、肠麻痹等。

（3）中枢神经系统表现 萎靡不振、反应迟钝、定向力障碍、嗜睡或昏迷。

（4）循环系统表现 早期使心肌应激性增强，心动过速，可有房性、室性期前收缩；严重者呈低钾性心肌病，心肌坏死、纤维化。典型的心电图改变为 T 波宽而低，Q - T间期延长，出现 U 波；严重者可因心室颤动、心脏骤停或休克而猝死。

（5）泌尿系统表现 长期或严重失钾可导致肾小管上皮细胞变性坏死，尿浓缩功能下降而出现口渴多饮和夜尿多；进而发生失钾性肾病，出现蛋白尿和管型尿等。

（6）酸碱平衡紊乱 钾缺乏时细胞内缺钾，细胞外 Na^+ 和 H^+ 进入细胞内，肾远端小管 K^+ 与 Na^+ 交换减少而 H^+ 与 Na^+ 交换增多，故导致碱中毒、细胞内酸中毒、反常性酸性尿。

3. 诊断 一般根据病史、临床表现、结合血清钾测定以及心电图表现可做出诊断。

4. 治疗 积极治疗原发病，纠正酸中毒、休克等。补钾治疗：轻症者以口服补钾为方便、安全，以10%氯化钾为首选，如有胃肠道刺激可使用枸橼酸钾。严重者需静脉滴注补钾，静脉补钾的速度以每小时 20 ~ 40mmol 为宜，不能超过 50 ~ 60mmol/h。静注液体以氯化钾 1.5 ~ 3.0g/L 为宜。

5. 注意事项

（1）补钾时必须检查肾功能和尿量 每日尿量 >700mL，每小时 >30mL，则补钾安全。

（2）低钾血症时将氯化钾加入生理盐水中静脉滴注　如血钾已基本正常，将氯化钾加入葡萄糖液中补充，有助于预防高钾血症和纠正钾缺乏症，如停止静脉补钾 24 小时后的血钾正常，可改为口服补钾。

（3）对每小时输注较高浓度钾溶液的处理　应该进行持续心脏监护和每小时测定血钾。

（4）钾进入细胞内较为缓慢，细胞内外的钾平衡时间约需 15 小时或更久，故应特别注意输注中和输注后的严密观察，防止发生高钾血症。

（5）难治性低钾血症需注意纠正碱中毒和低镁血症。

（6）补钾后可加重原有的低钙血症而出现手足搐搦，应及时补给钙剂。

（二）高钾血症 (hyperkalemia)

高钾血症是指血清钾浓度 >5.5mmol/L 的一种病理生理状态，此时的体内钾总量可增多（钾过多）、正常或缺乏。

1. 病因　①肾排钾减少；②摄入钾过多，如静脉补钾过多过快或输入较大量库存血等；③细胞内钾释放或转移到细胞外，如组织破坏、酸中毒、高钾性周期性瘫痪。

2. 临床表现　常被原发病掩盖。主要表现为：①心肌收缩功能降低，心音低钝，可使心脏停搏于舒张期；出现心率减慢、室性期前收缩、房室传导阻滞、心室颤动及心脏停搏；②血压早期升高，晚期降低，出现血管收缩等类缺血症：如皮肤苍白、湿冷、麻木、酸痛等；③因影响神经肌肉复极过程，患者出现疲乏无力，四肢松弛性瘫痪，腱反射消失；④中枢神经症状如动作迟钝、嗜睡等。

3. 诊断　有导致血钾增高和（或）肾排钾减少的基础疾病，血清钾浓度 >5.5mmol/L 即可确诊。

4. 治疗　早期识别和积极治疗原发病，控制钾摄入；避免应用库存血；控制感染，减少细胞分解。高钾血症对机体的主要威胁是心脏抑制，治疗原则是迅速降低血钾水平，保护心脏。

（1）促使 K^+ 向细胞内转移，常用药物：①葡萄糖和胰岛素，一般用 25%～50% 葡萄糖液，按每 4g 葡萄糖给予 1 IU 普通胰岛素持续静脉滴注；②碳酸氢钠液，造成药物性碱血症，促使钾进入细胞内；钠拮抗钾的心脏抑制作用；③选择性 β2 受体激动剂，如沙丁胺醇等。

（2）对抗钾的心肌毒性，常用 10% 葡萄糖酸钙 10～20mL 加等量 25% 葡萄糖液，缓慢静脉注射，一般数分钟起作用，但需多次应用。

（3）促进排钾：①呋塞米、依他尼酸、氢氯噻嗪等排钾性利尿药；②阳离子交换树脂与钾交换，可清除体内钾；③透析疗法，适用于肾衰竭伴急重症高钾血症者，以血液透析为最佳。

三、酸碱平衡失常

人体主要通过体液缓冲系统调节、肺调节、肾调节和离子交换调节等四种机制来维持及调节酸碱平衡。其中体液缓冲系统最敏感，它包括碳酸氢盐系统、磷酸盐系统、血红蛋白及血浆蛋白系统，尤以碳酸氢盐系统最重要；肺调节一般在 10～30 分钟发挥作用，离子交换一般在 2～4 小时之后发挥作用。肾调节最慢，多在数小时之后发生，但其作用强而持久，而且是非挥发性酸和碱性物质排出的唯一途径（每日可排出非挥发性酸约 60mmol）。体液缓冲系统和离

NOTE

子交换是暂时的，过多的酸或碱性物质最终需依赖肺和肾的清除。

（一）酸碱平衡指标

临床上主要测定 pH 值、呼吸性和代谢性因素三方面的指标。

1. pH 值　为 H^+ 浓度的负对数值。正常动脉血 pH 值为 7.35～7.45，平均 7.40，比静脉血 pH 值约高 0.03，受呼吸和代谢双重因素的影响。pH 值 >7.45 表示碱中毒；pH 值 <7.35 表示酸中毒；人体的 pH 值可耐受范围为 6.8～7.8。

2. 二氧化碳分压（$PaCO_2$）　为溶解的 CO_2 所产生的张力。正常动脉血 $PaCO_2$ 为 35～45mmHg，反映了肺泡中的 CO_2 浓度，为呼吸性酸碱平衡的重要指标：增高表示通气不足，为呼吸性酸中毒；降低表示换气过度，为呼吸性碱中毒。代谢性因素也可使 $PaCO_2$ 呈代偿性升高或降低，代谢性酸中毒时 $PaCO_2$ 降低，代谢性碱中毒时升高。

3. 标准碳酸氢盐（SB）　指在标准条件下所测得的 HCO_3^- 含量。标准条件是指在 37℃ 条件下，全血标本与 $PaCO_2$ 为 40mmHg 的气体平衡后，使血红蛋白完全氧合所测得的 HCO_3^- 含量。正常值为 22～26mmol/L（平均值为 24 mmol/L）。SB 不受呼吸因素的影响，是代谢性酸碱平衡的重要指标。

4. 实际碳酸氢盐（AB）　指在实际条件下所测得的 HCO_3^- 含量。AB 反映机体实际的 HCO_3^- 含量，故受呼吸因素的影响。

5. 缓冲碱（BB）　是指碳酸氢盐、血红蛋白、血浆蛋白、磷酸盐等起到缓冲作用的全部碱量的总和。BB 只受血红蛋白浓度的影响，是反映代谢性酸碱平衡的又一重要指标，BB 减少表示酸中毒，增加表示碱中毒。

6. 碱剩余（BE）或碱缺乏（BD）　指在标准条件下，将血液标本用酸或碱滴定至 pH 值 7.4 所消耗的酸量（BE）或碱量（BD），正常值为 0±2.3。BE 说明 BB 增加，用正值表示；BD 说明 BB 减少，用负值表示。BE 表示代谢性碱中毒，BD 表示代谢性酸中毒；BE 和 BD 不受呼吸因素的影响。

7. 阴离子隙（AG）　临床上常用可测定的阳离子减去可测定的阴离子之差表示，阴离子隙(mmol/L) $= (Na^+ + K^+) - (HCO_3^- + Cl^-)$，或 $= Na \pm (HCO_3^- + Cl^-)$。AG 正常值为 8～16mmol/L（平均值为 12 mmol/L），AG >16mmol/L 常表示有机酸增多的代谢性酸中毒，AG <8mmol/L 可能是低蛋白血症所致。

（二）酸碱平衡失常

体内产生或摄入的酸性或碱性物质超越了其缓冲、中和与排除的速度和能力，在体内蓄积，即发生酸碱平衡失常。

1. 代谢性酸中毒（metabolic acidosis）　是指动脉血浆 H^+ 浓度增高（pH 值 <7.35）和血浆 HCO_3^- 浓度降低（<22mmol/L），即失代偿性代谢性酸中毒。如仅有动脉血浆 HCO_3^- 浓度轻度降低，而血浆 pH 值仍保持在正常范围（7.35～7.45），则称为"代偿性"代谢性酸中毒。代谢性酸中毒主要包括三种类型：①正常阴离子间隙的代谢性酸中毒，一般均伴有高氯血症，如肾小管性酸中毒（RTA），及肠道丢失 HCO_3^- 过多引起的酸中毒；②阴离子间隙增高的代谢性酸中毒，一般也伴有高氯血症，主要有尿毒症性酸中毒，以及乳酸性酸中毒、酮症酸中毒或甲醇中毒引起的代谢性酸中毒等；③混合性代谢性酸中毒，即正常阴离子间隙的代谢性酸中毒和阴离子间隙增高的代谢性酸中毒混合存在。

（1）病因 ①体内酸性物质产生过多，机体严重损伤、缺氧、胰岛素严重缺乏以及某些毒物中毒等，均可产生大量酸性物质。胰岛素严重缺乏引起酮体堆积可致酮症酸中毒，严重缺氧、肝功能损害等原因可致乳酸性酸中毒；②体内 HCO_3^- 丢失过多，肠道 HCO_3^- 的丢失，如腹泻、肠瘘或胰瘘；肾脏 HCO_3^- 的丢失，如近端 RTA；③体内酸性物质排出障碍，远端小管和集合管 H^+ 分泌受损，伴 NH_4^+ 分泌减少，如远端 RTA（伴低钾血症或高钾血症）。发生肾衰时，肾小球滤过率（GFR）$< 25mL/min$，因肾脏排泄障碍，体内代谢产物如磷酸、硫酸等酸性物质潴留，可发生尿毒症性酸中毒。

（2）临床表现 轻者常被原发病所掩盖，重症者表现为乏力、纳差、恶心和呕吐等症状；心血管受损主要表现为心律失常，血压降低，甚至休克；神经系统受损则表现为嗜睡，甚至昏迷。最突出的症状是呼吸深而快，严重者可出现呼吸节律异常或呼吸衰竭，酮症酸中毒时呼气中带有酮味，代谢性酸中毒尚可降低心肌收缩力和周围血管对儿茶酚胺的敏感性，患者容易出现心律不齐、急性肾功能不全和休克。代谢性酸中毒还可以引起蛋白分解增多和合成下降、负钙平衡、骨质病变、肌肉病变、高钾血症、贫血、蛋白营养不良、发育障碍等其他代谢紊乱和多个系统病变。

（3）诊断 主要根据病史、临床表现和血气分析的结果进行诊断。如果动脉血碳酸氢根（HCO_3^-）水平降低（$< 22mmol/L$），而二氧化碳分压（$PaCO_2$）基本正常或有所下降，则可诊断为代谢性酸中毒。如 pH 值在正常范围（7.35～7.45），则可诊断为代偿性代谢性酸中毒；如 pH 值降低（< 7.35），则诊断为失代偿性代谢性酸中毒。

（4）治疗 治疗包括病因治疗和对症治疗。病因治疗主要是指积极纠正休克、并对感染、损伤、中毒（药物或毒物）、肾脏病变等基础疾病的治疗。

对症治疗主要是纠正酸中毒和电解质紊乱。首先要补充碳酸氢钠（$NaHCO_3$），其原则是动态复查动脉血气分析，指导治疗。一般口服即可，轻者1.5～3.0g/d，重度患者10～15g/d，严重者需静脉输入。对有明显心衰的患者，要防止 $NaHCO_3$ 输入总量过多、过快。对低钾血症，应及时补充钾制剂。对伴有严重低钾血症者，应首先纠正低钾血症，再逐步纠正酸中毒，以免纠正酸中毒过程中低钾血症加重。

同时，应当重视代谢性酸中毒的各种紊乱和多个系统损伤或病变的治疗，从总体上改善患者的生活质量和预后。

2. 代谢性碱中毒（metabolic alkalosis） 各种原因引起的体液 $H+$ 丢失或肾小管 HCO_3^- 增多所致的综合征。

（1）病因 ①呕吐、幽门梗阻、胃引流等致大量 HCl 丢失，肠液中的 HCO_3^- 因未被胃酸中和而吸收过多；②低钾血症时，H^+ 转入细胞内，肾小管排出 H^+ 增加，Na^+、HCO_3^- 重吸收增多，产生缺钾性代谢性碱中毒；③长期应用利尿剂，使 K^+、Cl^- 排出过多；④慢性呼吸性酸中毒（如通气不足纠正过快，$PaCO_2$ 急剧下降）因肾重吸收 HCO_3^- 增加而致碱中毒；⑤碱性物质输入过多；⑥血容量不足，肾重吸收 Na^+ 和 HCO_3^- 增加，出现反常性酸性尿，HCO_3^- 和 pH 值升高，导致血容量不足性碱中毒。

（2）临床表现 轻者被原发病掩盖。严重者呼吸浅慢，有时出现精神症状如烦躁不安、谵妄、精神错乱等，严重者可因脑及其他器官代谢障碍而出现昏迷，由于蛋白结合钙增加、游离钙减少，碱中毒致乙酰胆碱释放增多，神经肌肉兴奋性增高，常有面部及四肢肌肉抽动、手足搐搦，口周及手足麻木。伴低钾血症时，可表现为软瘫。

（3）诊断   根据病史和症状可以做出初步诊断，积极寻找和区别导致 H^+ 丢失或碱潴留的原发病因，确诊依赖于实验室检查。如 HCO_3^-、AB、SB、BB、BE 增加；呼吸因素的影响除外，二氧化碳结合力（CO_2CP）升高有助于诊断。失代偿期 pH 值 >7.45，H^+ 浓度 <35mmol/L；缺钾性碱中毒者的血清钾降低，尿呈酸性；低氯性碱中毒者的血清氯降低，尿 Cl^- >10mmol/L。

（4）治疗   积极处理原发病，补充血容量。避免碱摄入过多，应用排钾性利尿药或罹患盐皮质激素增多性疾病时注意补钾。

轻、中度者以治疗原发病为主，如循环血容量不足时用生理盐水扩容，低钾血症者补钾，低氯血症者给以生理盐水等，一般不需要特殊处理。严重者应尽快排除过多的 HCO_3^-，可用盐酸稀释液或盐酸精氨酸溶液。纠正碱中毒不宜过快，也不要求完全纠正，在治疗过程中应密切监测血气分析及电解质。

3. 呼吸性酸中毒（respiratory acidosis）   是指肺泡通气减少，不能充分排出体内生成的 CO_2，以致血 $PaCO_2$ 增高（ >45mmHg），pH 值下降（ <7.35），而引起高碳酸血症。

（1）病因   ①呼吸中枢抑制，如颅脑损伤、脑血管意外；②呼吸肌病变，如重症肌无力、胸廓畸形等；③胸廓、气道及肺部疾病，如慢性阻塞性肺病（COPD）急性加重、呼吸道阻塞、呼吸道吸入性损伤等；④机械通气参数设置不当；⑤全麻过深；⑥严重的创伤与休克等。

（2）临床表现   早期主要是呼吸困难，全身乏力；可伴有发绀、头痛，早期出现血压增高，中枢神经系统受累，如躁动、嗜睡、精神错乱、扑翼样震颤等。严重者出现心律失常、血压下降、昏迷。由于脑缺氧可引起脑水肿、脑疝，甚至呼吸骤停。由于 pH 值取决于 HCO_3^- 与 H_2CO_3 的比值，前者靠肾脏调节（需 1~3 天），而 H_2CO_3 的调节靠呼吸（仅需数小时），因此急性呼吸衰竭时 CO_2 潴留可使 pH 值迅速下降。慢性呼吸衰竭时因 CO_2 潴留发展缓慢，肾减少 HCO_3^- 排出以维持 pH 值的恒定。即 CO_2 长期增高，HCO_3^- 也持续维持在较高水平，导致代偿性呼吸性酸中毒。

（3）诊断   有呼吸障碍史，伴有呼吸性酸中毒的症状，可初步诊断。确诊依赖于血气分析检查：急性呼吸性酸中毒，血 $PaCO_2$ 增高，pH 值明显下降，血 HCO_3^- 可正常。慢性呼吸性酸中毒，血 pH 值下降不明显，血 $PaCO_2$ 增高，血 HCO_3^- 增高。

（4）治疗   ①应尽快治疗病因，通畅呼吸道，纠正缺氧，排出过多的二氧化碳，必要时呼吸支持；②对呼吸抑制的患者，可给予呼吸中枢兴奋剂，必要时建立人工气道；③碱剂的应用，严重呼吸性酸中毒经治疗无效，血 pH 值 <7.2 或伴有代谢性酸中毒、高钾血症时，可酌情补碱，但不宜过多或长期应用。

4. 呼吸性碱中毒（respiratory alkalosis）   呼吸性碱中毒系指肺泡通气过度所引起 CO_2 的排出速度超过生成速度，导致 CO_2 减少，$PaCO_2$ 下降而导致低碳酸血症。

（1）病因   ①休克、高热、严重感染、脑部损伤或炎症、创伤后刺激呼吸中枢等；②心力衰竭、严重贫血等因缺氧刺激呼吸中枢而导致换气过度；③内源性毒性代谢产物：如肝性脑病、酸中毒等；④呼吸机管理不当。

（2）临床表现   主要表现为换气过度和呼吸加快。碱中毒可刺激神经肌肉兴奋性增高，急性轻症患者可有口唇、四肢发麻、刺痛，肌肉颤动；严重者有眩晕、昏厥、视力模糊、抽搐；可伴胸闷、胸痛、口干、腹胀等；在碱性环境中，氧合血红蛋白解离降低，组织缺氧，表现为脑电图和肝功能异常。

（3）诊断　依据病史和临床表现可初步诊断，确诊依赖于实验室检查：①$PaCO_2$ 降低，代谢因素影响的 CO_2 结合力降低，AB < SB；②失代偿期 pH 值升高。

（4）治疗　重点在于积极治疗原发疾病，如纠正休克及酸中毒、降温、止痛、合理给氧，加强呼吸机的管理等。无低氧血症者可用纸袋罩于口鼻外，对患者吸回呼出的 CO_2 有一定作用；或采取短暂强迫闭气法，含 5% CO_2 的氧气吸入法。

第二节　危重创伤病人的监护

通过使用先进、精密的医疗监护设备和监护器械对危重创伤病人进行连续、动态的监护，有助于深入了解伤员的病理变化，使临床医生能够及时进行有针对性地治疗。只有在合理地应用监护的同时，才能及时准确地治疗创伤急症，以达到治疗疾病，挽救生命的目的。对伤员的监测，应对全身多个重要脏器进行监测，对疾病的发展变化和诊断、治疗有着极大的帮助。临床上常用的监测有 20 多项，本节主要介绍临床上比较重要的血流动力学监测、呼吸工作监测、肾功能监测等。这些都是重症医学科医护人员必须熟练掌握的基本技能。

一、血流动力学监测

（一）心率（非损伤性）

正常成人安静时心率为 60 ~ 100 次/分，小儿心率较快，老年人心率较慢，心率的来源可通过心电图和脉搏搏动而得到，也可在监测仪屏幕上显示数字，在重症医学科，心率的获得主要是依据心电监测仪，设置心率报警的上、下限后，心率如果超过了设置的上、下限数值监测仪就能够及时自动报警。

心率和心排血量有着相当重要的关系，一般情况下，心率加快，心排血量也增加，但当心率达到 160 次/分以上时，由于心室舒张期缩短，心室充盈不足，使每搏输出量减少，而使心排血量减少。心率缓慢时（心率 < 50 次/分）虽充盈时间增加，每搏输出量增加，但由于心率过慢，同样会造成心输出量减少。

（二）血压（非损伤性）

血压是生命体征的最重要指标之一，它反映了有效循环血量及心功能情况，为早期诊断休克及早期抢救治疗提供了重要的依据。血压的变化程度直接反映休克的程度，一般收缩压在 80 ~ 90mmHg 时为轻度休克；在 60 ~ 70mmHg 时为中度休克；在 60mmHg 以下时为重度休克。

（三）中心静脉压（损伤性）

1. 中心静脉压监测的临床意义　中心静脉压是指胸腔内上、下腔静脉的压力。中心静脉压主要反映右心室前负荷和有效循环血容量。中心静脉压正常值为 8 ~ 12cmH_2O。中心静脉压小于 5cmH_2O 时则表示右心房充盈不佳或有效血容量不足；中心静脉压大于 15cmH_2O 时则提示心功能不全、肺循环阻力过高或静脉收缩过度；超过 20cmH_2O 表示充血性心力衰竭。临床上持续监测比单次监测更具有指导意义。

2. 中心静脉压监测的适应证

（1）各类大型手术，尤其是颅脑、心血管、胸部手术；

（2）各种休克患者，严重脱水、失血和血容量不足患者；

（3）心力衰竭患者；

（4）大量静脉输血、输液患者或需要静脉高能量营养治疗的患者。

3. 中心静脉压监测的注意事项　①严格执行无菌操作；②要确保监测导管准确插入上、下腔静脉和右心房无误；③要确保导管无扭曲、导管内无凝血和空气；④使用玻璃管零点应置于第4肋间和右心房水平；⑤要注意观察穿刺时有无损伤血管，造成严重出血或局部血肿；⑥要注意预防中心静脉置管后感染。

（四）肺动脉压监测

1. 肺动脉压测定（损伤性）的操作　肺动脉压测定是选用漂浮导管，通常从右侧颈内静脉进入最后将漂浮导管送入肺动脉，由此可间接监测左心功能。

2. 肺动脉压测定的适应证

（1）对危重病人出现成人呼吸窘迫综合征（ARDS）时可引发左心衰竭，最佳的诊断方法就是测定肺动脉压。

（2）低血容量休克患者应用扩容治疗时，监测肺动脉压可估计左心前负荷，指导正确合理治疗。

（3）对各类大手术病人和高危病人，或有循环功能不稳定的患者施行肺动脉压监测，可有效预防和减少循环衰竭并指导治疗。

（4）可监测、诊断、治疗急性心肌梗死。

（5）可区分心源性和非心源性肺水肿。

3. 肺动脉压测定的注意事项　肺动脉压测定操作应注意：①导管顶端应位于左心房同一水平的肺动脉第一节分支，此时才能准确反映左心房压；②呼吸对肺动脉压有影响，故无论是自主呼吸还是机械通气，均应在呼气终末测定肺动脉压；③注意预防心律失常的发生；④要注意防止血栓形成和各部位的栓塞；⑤注意导管的扭曲，气囊的破裂及感染的发生。

（五）心输出量

1. 心输出量测定（损伤性）的意义　心输出量是反映心泵功能的主要指标，通过心输出量的测定及计算心血管各项参数，并绘制心功能曲线图来判断心脏功能与前、后负荷的关系，有助于心力衰竭和低排综合征的正确诊断、治疗和预后评估。

2. 心输出量测定操作　通常采用温度稀释法测定：将2℃~10℃冷生理盐水作为指示剂从漂浮导管注入右心房，随血流进入到肺动脉，由温度探头和导管端部热敏电阻分别测出指示剂在右心房和肺动脉的温差及传导时间，经心输出量计算机描记出时间、温度曲线面积，按公式自动计算出心输出量，并显示记录的数字及波形。

3. 心输出量测定的研究进展　近年来由于多导程记录仪的发展，可同步描记阻抗波（或微分波）心尖部心音图、心电图标准Ⅱ导程以推算出心输出量。

（六）脉搏血氧饱和度监测

1. 监测意义　能连续动态地观察机体氧合情况，及时评价血氧饱和度情况，了解机体氧合功能，及时发现低氧血症，显著提高医生检测低氧血症的能力，为临床抢救提供重要依据，提高了安全性。

2. 脉搏血氧饱和度监测的注意事项

（1）心脏骤停时无法监测。

（2）寒冷刺激、交感兴奋或应用血管收缩药物而引起强烈的血管收缩时，脉搏容积波会显著降低，数值不准确或不显示。

（3）血氧饱和度仪是以动脉血流搏动的光吸收率为依据，而静脉血流的光吸收也有搏动成分，也可影响准确监测结果。

（4）贫血、血液中的色素成分、深色指甲油、低温等均可影响脉搏血氧饱和度监测的精确性。

（七）血微循环观察（无损伤性）

可通过对指甲、舌、唇、皮肤、结膜的观察，了解休克的阶段与程度，尤其是对甲床毛细血管的充盈时间及血流速度判断，血流经过一个管袢所需的时间正常为≤1秒；2~5秒者为稍慢；6秒以上者为慢，提示毛细血管区缺血或瘀血。

二、呼吸功能监测

（一）呼吸运动的观察

1. 呼吸频率的改变 成人静息状态下呼吸是16~20次/分，呼吸与脉搏的比值为1：4，儿童呼吸较成人快，随着年龄增长，呼吸的频率逐渐减慢。

（1）呼吸过快 呼吸频率超过20次/分称为呼吸过快。常见于发热、疼痛、甲亢、贫血和心力衰竭等，当体温升调时，呼吸频率就会有不同程度的增加，一般体温每升高1℃，呼吸频率大约增加4次/分。

（2）呼吸过缓 呼吸频率低于12次/分称为呼吸过缓，常见于麻醉剂或镇静剂过量和颅内压升高等。

2. 呼吸深度的改变

（1）呼吸浅快 见于呼吸肌麻痹、胸膜炎、肺炎、胸腔积液、气胸、严重腹水等。

（2）呼吸深快 见于剧烈运动、情绪激动、精神紧张等，并可出现过度通气现象，由于动脉血二氧化碳分压降低，引起呼吸性碱中毒。

（3）呼吸深慢 见于糖尿病酮症酸中毒、严重的代谢性酸中毒和尿毒症等，此种呼吸又称之为库什摩呼吸（kussmaul's breath）。

3. 呼吸节律改变 呼吸节律改变多发生于中枢神经系统疾病和某些中毒，如颅内压增高、脑炎、脑膜炎、糖尿病酮症酸中毒、巴比妥中毒等。

（1）潮式呼吸 是由呼吸浅慢逐渐变为深快，再由深快逐渐变为浅慢，随后出现一段呼吸暂停以后，又开始初始一样变化的周期性呼吸。其呼吸周期可长达2分钟，暂停期可以持续5~30秒。

（2）间停呼吸 为一种有规律的呼吸几次后突然停止一段时间，又重新开始呼吸，即出现周而复始的间停呼吸。以上两种病理性呼吸变化的机制是严重缺氧，二氧化碳潴留到一定程度时，刺激呼吸中枢，促进呼吸的恢复和加强；当潴留的二氧化碳呼出后，呼吸中枢失去刺激, 兴奋性再次减弱, 呼吸也随之减弱而至暂停。间停呼吸比潮式呼吸更加严重, 预后不良, 常发生在临终前。

（3）抑制性呼吸　为胸部剧烈疼痛引起的吸气相的突然中断, 呼吸运动整体受到抑制的一种反应, 表现为痛苦貌, 呼吸浅而快, 常见于胸部严重创伤及骨折、胸膜恶性肿瘤、急性胸膜炎等。

（4）叹气样呼吸　其表现为在一段时间内的正常呼吸节律中出现一次深大呼吸, 并伴有叹息声, 此多为功能性改变, 见于精神过于紧张、神经衰弱或抑郁症等。

（二）呼吸功能测量

1. 肺容量的监测

（1）潮气量（TV）　先测定每分通气量, 再用其除以呼气频率即得潮气量, 潮气量监测须作动态观察, 然后依据血气分析结果确定潮气量是否合适, 尤其是使用呼吸机时, 测定潮气量和呼吸频率更具有指导意义。临床上潮气量增大主要见于中枢神经性疾病或酸中毒所致的过度通气; 潮气量减少主要见于间质性肺炎、肺瘀血、肺纤维化等。

（2）肺活量（VC）　肺活量测定可分为一次和分次两种。一次肺活量即深吸气和补呼气一次性完成。而分次肺活量即深吸气和补呼气分次进行测定, 然后将两者相加后取平均值即为分次肺活量, 正常人两者应相等。肺活量可用呼吸监护仪、呼气流量表或肺活量计在床边测定, 肺活量正常为（30～70mL/kg）±20%, 肺活量小于15mL/kg者为有创机械通气或无创机械通气指征; 肺活量大于15mL/kg者为撤离呼吸机的指征之一。临床意义是: 任何引起肺实质性损害和肺扩张受限制的疾病均可造成肺活量降低。临床上目前已使用肺功能仪直接测定潮气量和肺活量, 无须通过计算。

（3）肺通气量　肺通气量中进入肺泡并进行气体交换的部分称肺泡通气量或有效通气量。肺泡通气量减少越显著, 呼吸越浅快, 极有临床价值。

（4）功能残气量（FRC）　是指平静呼气后肺内所残留的气体量。肺活量降低是术后发生肺功能障碍的最常见原因, 术后肺容量的改变主要是降低了功能残气量, 在功能残气量严重降低情况下呼吸可导致低氧血症, 如不能及时纠正, 会发生肺萎陷和肺不张。

2. 肺通气功能测定　本测定主要是肺通气量的测定, 即测定单位时间内进出肺内的气体量, 能反映肺通气功能的动态变化情况, 对临床治疗及正确使用呼吸机具有重要的指导意义。肺通气功能测定包括: ①每分通气量（VE）, 指在静息状态下, 每分钟呼出或吸入的气量; ②每分钟肺泡通气量（VA）, 指在静止状态下, 每分钟吸入的气量中能到达肺泡中并进行气体交换的有效通气量; ③最大通气量（MVV）, 指病人单位时间内尽力所能吸入或呼出的最大气量; ④用力肺活量（FVC）, 指深吸气至肺总量后以最大力量、最快速度能呼出的全部气体量; ⑤生理无效腔（VD）, 即指解剖无效腔与肺泡无效腔之和。解剖无效腔指口、鼻、气管与细支气管这一段呼吸道, 肺泡无效腔指一部分在肺泡中未能与血液发生气体交换的空间。

（三）动脉血气分析和酸碱监测

动脉血气分析能反映肺的通气与换气功能, 有助于全面而精确地分析判断呼吸状态, 评价使用呼吸机后的治疗效果。临床上测量动脉血中的动脉氧分压、动脉二氧化碳分压及pH值, 是观察肺通气功能最有意义的方法。动脉血气分析已成为危重创伤病人抢救过程中的常规监测手段。

1. 血液的酸碱度（pH 值）

（1）正常参考值：正常值为 7.35~7.45，平均 pH 值为 7.40。

（2）临床意义：①pH 值小于 7.35 可诊断为失代偿性酸中毒（或失代偿性呼吸性酸中毒）或酸血症；②pH 值大于 7.45 可诊断为失代偿性碱中毒（或失代偿性呼吸性碱中毒）或碱血症；③酸碱失衡时，如果 pH 值变化显著，则对机体代谢和内脏的功能均有明显影响。酸血症时 pH 值从 7.4 降至 7.2 时，病人会出现神志恍惚、嗜睡，心排血量可降低 30%；当 pH 值降至 7.0 时，病人会出现昏迷，心排血量下降 50%~60%。人体能耐受的最低 pH 值为 6.9，最高 pH 值为 7.7，pH 值的抢救限度为 6.8~7.8。

2. 动脉氧分压（PaO_2） 动脉氧分压是溶解于动脉血中氧产生的能力。

（1）正常参考值：80~100mmHg（10.7~13.3kPa），低于正常值为不同程度的低氧血症。

（2）临床意义：PaO_2 在 80~60mmHg（10.7~8.0kPa）时为轻度缺氧；PaO_2 在 60~40mmHg（8.0~5.3kPa）时为中度缺氧；PaO_2 低于 40mmHg（5.3kPa）时为重度缺氧，为诊断呼吸功能衰竭的重要指标之一。

3. 动脉二氧化碳分压（$PaCO_2$） 是指溶解于动脉血中二氧化碳所产生的张力。

（1）正常参考值：35~45mmHg（4.7~6.0kPa），平均值为 40mmHg（5.33kPa）。

（2）临床意义：是反映肺的通气功能和呼吸性的酸碱平衡的重要指标。如果 $PaCO_2$ 大于 45mmHg（6.0kPa）时为高碳酸血症，提示有通气不足和呼吸性酸中毒；如果 $PaCO_2$ 小于 35mmHg（4.7kPa）时为低碳酸血症，提示为呼吸性碱中毒；如果 $PaCO_2$ 大于 55mmHg（7.3kPa）则可诊断呼吸功能衰竭。

三、肾脏功能监测

肾脏在维持机体内环境稳定方面发挥着极为重要的作用，同时也是因病变而最容易造成损害而发生急性功能衰竭的器官，一旦并发肾衰竭，患者的死亡率明显增加，因此肾脏功能监测在临床工作中显得非常重要。

（一）尿量

尿量的变化是肾功能改变的最直接指标。临床上通常记录每小时及 24 小时尿量。

1. 多尿 尿量大于 2500mL/24h 者为多尿，若大于 4000mL/24h 者则为尿崩症。多尿可分为生理性多尿和病理性多尿，生理性多尿可由于大量饮水及精神因素等引起；病理性多尿的病因常有尿崩症、慢性肾炎、糖尿病、急性肾功能衰竭多尿期、服用利尿剂等引起。

2. 少尿 当尿量少于 30mL/h 者，可反应肾血流灌注不足，间接提示血容量不足；尿量少于 400mL/24h 者为少尿，提示肾功能有一定程度的损害；尿量少于 100mL/24h 者为无尿，是肾衰竭的基础诊断依据。

（二）血尿素氮（BUN）

尿素氮是体内蛋白质代谢的产物。在正常情况下，血中尿素氮主要是经肾脏滤过，随尿排出，当肾脏实质受到损害时，由于肾小球滤过功能降低，使血中尿素氮浓度升高，因此，测定血中尿素氮含量就可以判断肾小球的滤过功能。

1. 正常值 成人 3.2~7.1mmol/L，新生儿偏低，60 岁以上老人偏高，男性略高于女性。

2. 临床意义 肾功能轻度受损时尿素氮可无变化，当尿素氮高于正常值时，肾功能往往已有 60% 以上的损害。所以，尿素氮测定不是一种敏感的方法，但对尿毒症诊断具有特殊意义，其增高程度与病情的严重程度成正比。引起血尿素氮改变的因素有：

（1）肾脏本身疾病，如慢性肾小球肾炎等。

（2）肾前性或肾后性因素，如循环衰竭、脱水、尿路结石、前列腺疾病、肿瘤等。

（3）上消化道出血、大面积烧伤、某些急性传染疾病等。

（三）血肌酐（Cr）

1. 正常值　$50 \sim 110 \mu mol/L$。

2. 临床意义　血肌酐是肌肉的代谢产物，由肾小球滤过排出体外，血中肌酐浓度的升高反映了肾小球滤过功能减退。各种类型的肾功能不全，血肌酐都会明显增高；而妊娠妇女蛋白质合成增加，肌肉萎缩性病变者肌肉代谢减少，均可引起血肌酐减少。

（四）肾浓缩稀释功能

1. 正常值　昼夜尿量之比为（$3 \sim 4$）:1；夜间的 12 小时尿量应小于 750mL，最高尿比重与最低尿比重之差应大于 0.009。

2. 临床意义　夜尿量超过 750mL 者称夜尿增多，常提示肾功能不全，夜尿比重或日间最高尿比重小于 1.020 者，最高尿比重与最低尿比重之差小于 0.009 者，均提示肾浓缩功能不全；尿比重可固定在 1.010 左右者（等张尿），提示肾功能损害严重，多见于肾动脉硬化、慢性肾炎、高血压病晚期等。

（五）内生肌酐清除率（CCr）

肾脏在单位时间内把若干容积血浆中内生肌酐全部清除出去，称为内生肌酐清除率。

1. 正常参考值　$80 \sim 120mL/min$。

2. 临床意义　肾脏的内生肌酐清除率是判断肾小球滤过功能的最简便而有效的方法之一，其能够较早地反映肾小球功能，是反映肾小球损害的敏感指标。临床上常用内生肌酐清除率来代替肾小球滤过率，进而判断肾脏的损伤程度，用来指导临床用药和治疗。

第三章　常用急救技术

第一节　心脏按压术

心脏按压术，指有节律而有效地按压心脏，是用人工的方法来代替心脏的自主收缩，从而达到维持血液循环的目的。

一、胸外心脏按压术

1. 患者仰卧在硬板床上，若为弹性软床应加垫木板。

2. 术者站于患者一侧，以手掌根部放在患者胸骨中下 1/3 交界处，另一手重叠压在该手的手背部，两臂伸直，依靠术者身体的重量向脊柱方向有节律地按压。

3. 按压时用力要适度，并略带冲击性。每次下压使胸骨下陷 5cm 后再放松胸骨（儿童胸骨下陷 2~3cm，婴儿 1~2cm），便于心脏舒张，但手掌仍与患者胸壁保持接触。待胸骨恢复到原来位置后再次下压，如此反复进行（图 3-1）。

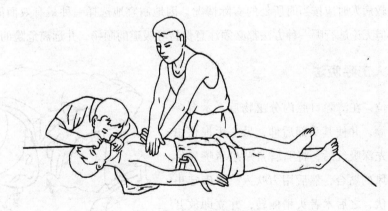

图 3-1　胸外心脏按压术

4. 按压频率为每分钟 100 次，同时应与人工呼吸配合进行。对于成人，无论单人或双人按压与通气的比例均为 30:2；对于儿童及婴儿，单人按压与通气的比例为 30:2，双人按压与通气的比例为 15:2。

二、胸内（开胸）心脏按压术

（一）适应证
1. 胸外心脏按压无效。

2. 引起心脏骤停的疾病本身需要手术，如心包填塞、心脏外伤、心房黏液瘤导致心内梗阻、心室壁瘤、大块肺动脉栓塞，以及需要迅速心脏复温（如冻伤）等。

3. 胸廓畸形，如严重脊柱弯曲、鸡胸、全肺切除术后的心脏移位等，不能行胸外心脏按压。

4. 肥胖体质，胸外除颤无效。

（二）操作方法

1. 患者仰卧位，在消毒操作（紧急时也可不消毒）及胸部切开的同时，应做气管内插管，否则仍用对口吹气法维持人工呼吸，以保证氧气的供给。

2. 沿左侧第四肋间隙，前起胸骨旁1cm，后达腋中线作一弧形切口，不需止血，经肋间进入胸腔。

3. 操作时用右手伸入胸腔，推开肺脏，显露心包后将心脏握于手中，以每分钟60～80次的速度做有节律的挤压与放松活动，亦可将右手放于左心室后方，将心脏向胸骨挤压。按压时不要使心脏扭转，不要按压心房，避免损伤冠状动脉。

4. 心跳恢复后，要完善止血，并使肺脏膨胀，然后关闭胸腔，做胸腔闭式引流。48 小时后，如肺膨胀良好，即可拔除胸腔引流管。

第二节　人工呼吸

人工呼吸是利用人工或机械的方法进行的一种被动呼吸，用于急救任何原因引起的突然呼吸停止的病人，使之获得足够的氧气，充分排出二氧化碳，直至自主呼吸恢复。人工呼吸的方法有多种，急救病人时应按当时所处的实际情况，因地制宜地选择一种最有效而简便、易行、持久的方法，但无论施行哪一种方法都必须注意保持呼吸道的顺畅，并远离危险的地方。

一、口对口人工呼吸法

患者仰卧位，在清除口腔内分泌物后，术者一手托起患者下颌，并使其头部后仰，另一手捏住患者鼻孔，术者先深吸气后，将嘴唇紧贴患者嘴唇形成一个密不透风的贴合，然后用力吹入，并确定患者的胸廓有起伏，之后术者头稍侧转，并立即放开捏鼻孔的手，让其借助胸廓及肺脏本身的弹性完成呼气，如此反复施行。成人每分钟10～12次，婴儿每分钟10～20次（图3-2）。

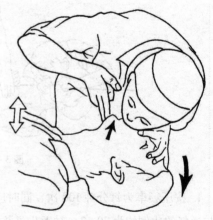

图3-2　口对口人工呼吸法

二、口对鼻人工呼吸法

其体位、方法与口对口基本相同，只是吹气时将患者口闭紧，改由对鼻孔进行吹气。适用牙关紧闭及口腔有外伤者。

三、加压人工呼吸法

1. 口罩气囊法 由口罩、呼吸气囊、呼吸活瓣、衔接管等部分组成。使用时将口罩扣于患者口鼻之上，患者头后仰，术者托起患者的下颌，保持气道通畅，然后间歇而有规律地挤压呼吸气囊，即形成被动吸气和呼气。每分钟挤压呼吸气囊 12～16 次。

2. 气管内插管法 使用时需先行气管内插管，然后连接上人工呼吸器进行人工呼吸，吸气和呼气的时间比例一般为 1:2，每分钟 12～16 次。气管导管留置时间不宜超过 48 小时，如需长期进行人工呼吸者，则以气管切开为宜。

另外还有仰卧举臂压胸人工呼吸法、仰卧压胸人工呼吸法、俯卧位压背人工呼吸法等。

第三节　紧急气管插管术

气管插管的目的在于迅速建立呼吸道的顺畅，消除其阻塞与窒息的威胁，其方法有两种。

一、经口腔插管法

患者仰卧位，先用右手推病人前额，头部尽量后仰，并使口张开，此时经口、经咽和经喉的轴线重叠，并使声带充分暴露。术者右手拇指打开患者下唇及下颌齿，左手持喉镜伸入患者口腔，将舌体向左侧推开以显露悬雍垂。然后将弯形喉镜片顺舌背弯度插入以显露会厌，用喉镜片前端轻轻向上挑起会厌，显露声门。（若为直喉镜片，其前端应挑起会厌软骨）。这时以右手将置有管芯的气管导管轻轻地插入声门，随后取出管芯，导管插入气管内的长度，成人一般以见不到套囊后再往前推进 1～2 cm 即可（长约 5 cm）；小儿插入长度以 2～3 cm 为准。观察导管是否有气体进出，若无呼吸，接简易呼吸器做人工呼吸，观察胸廓有无起伏运动，听诊双肺有无呼吸音，以确定气管导管的位置是否恰当。退出喉镜放上牙垫，再以胶布将导管、牙垫一并固定于患者口旁。然后向气管导管的气囊内注入 5～10mL 空气，以保证气管无漏气现象。

二、经鼻腔插管法

患者仰卧位，头部后仰。术者先将 1% 的麻黄素溶液滴入患者鼻孔，促使黏膜血管收缩。因气管导管斜口均面向左侧，因而选左侧鼻前孔插管比较容易接近声门，插管时先将鼻翼外翻，再将气管导管由一侧鼻孔插入，与鼻纵线垂直，沿鼻底经总鼻道出鼻后孔，当导管到达鼻咽部时，借助喉镜及插管钳，依照经口腔插管的操作程序显露声门，再将导管在直视下插入气管内，也可用插管钳夹持导管尖端送入声门，再将导管推进 3～5cm 即可。然后用胶布将导管固定于患者面部。如有鼻腔阻塞、鼻甲肥大、鼻骨折及有鼻衄倾向者，不宜使用此法。

NOTE

第四节　气管切开术

一、气管切开术指征

1. 咽部阻塞而有呼吸困难者，如咽部肿瘤及脓肿等。

2. 喉阻塞。

3. 各种原因所致的下呼吸道分泌物潴留，如尿毒症、肝昏迷、脑血管疾病等造成的昏迷，多发肋骨骨折，开放性气胸等。

4. 其他手术的前置手术，如施行下颌、口腔、咽、喉部大手术时，为防止血液、分泌物或呕吐物下流，或术后局部组织肿胀阻碍呼吸，可先行气管切开术。

5. 某些下呼吸道异物，可考虑施行气管切开术后加以取除。

二、手术步骤

1. 用1%～2%的盐酸利多卡因局部浸润麻醉。在情况极端紧急时，可以不用麻醉。

2. 患者仰卧位，头取过伸位，肩部稍垫高。

3. 常规颈部皮肤消毒、铺无菌巾。局麻后，术者站在患者右侧，并以左手拇指、中指夹持喉部甲状软骨，食指抵住甲状软骨切迹，自环状软骨下缘至胸骨上缘沿颈前做横切口（也可做纵切口），长4～5cm。

4. 沿颈前正中线分离皮下组织，暴露颈浅筋膜，纵向切开颈深筋膜后分离，并用拉钩将胸骨舌骨肌及胸骨甲状腺肌向两侧拉开，分离时严格中线内操作，随时触摸气管位置。若是甲状腺峡部不大，可将之向上牵引，露出气管环，如甲状腺峡部过宽，可用血管钳夹住峡部两侧，沿正中切开并结扎止血，这时气管就可以清楚地显露出来了。

5. 分离第3～4气管环前筋膜，但不要分离过宽，以免引起纵隔气肿，先用注射器刺入气管环间隙，注入1%地卡因数滴于气管内，以免气管切开后发生剧烈咳嗽。然后用镰状刀由下向上挑开软骨环，用弯血管钳将气管切口撑开，吸出血液及分泌物后，放入大小适当的气管套管，将管芯立即拔出。听诊两肺呼吸音，观察有无气流从气管套管中排出，确定套管在气管内。如全麻气管插管患者，气管切开置管成功后，拔出经口、鼻插管，放入大小适当的气管套管，将管芯立即拔出。向气管套管套囊充气，密封气道（图3－3）。

6. 伤口止血，缝合皮肤切口。如皮肤切口较长，可将切口上方缝合1～2针，套管下方切口不予缝合，以免发生皮下气肿，并便于伤口引流。放置开口纱布块，垫于套管周围，覆盖伤口。将气管套管系带缚于颈部固定。气管套管口以1～2层无菌湿纱布覆盖，或接呼吸机。

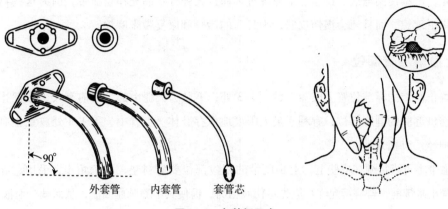

外套管　　内套管　　套管芯

图 3 – 3　气管切开术

第五节　止血带的应用

止血带为有效的四肢止血工具，使用恰当可挽救一些大出血病人的生命，使用不恰当则可带来严重并发症，以致引起肢体坏死、肾衰竭，甚至死亡。

一、适应证

股动脉、腘动脉和肱动脉等损伤引起的大出血，不能用加压包扎止血时，应立即使用止血带。

二、止血带的选择

充气止血带压力均匀，压力大小可以调节，是理想的止血带，但因不便携带，多在医院使用。在现场急救中主要使用橡皮止血带和布性止血带。

橡皮止血带是一种特制的橡皮管，在现场可使用橡皮条、自行车内胎等替代。布性止血带是用绷带或布条制成的止血带。

现场急救时可用毛巾、衣物撕成布条代替绷带，应先将其叠成长条状，宽约5cm，以便受力均匀。将布带缠绕肢体1~2圈后打结，圈内插入一小木棍（或随身携带的较结实的笔杆）绞紧，边绞边看出血情况，动脉出血刚刚止住即为松紧适度。然后将小木棍用布条固定（图3–4）。

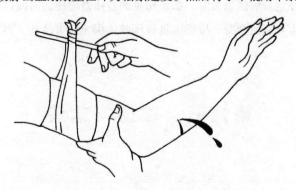

图 3 – 4　现场急救应用布性止血带

但是，严禁使用电线、铁丝、细绳等过细而且无弹性物品充作止血带，因为这些物品不仅止血效果不理想，而且还会损伤皮肤，为日后的治疗和康复带来麻烦。

三、止血带放置部位

放置止血带的标准位置上肢为上臂上1/3处，下肢为大腿中部。目前有人主张把止血带扎在紧靠伤口近侧的健康部位，有利于最大限度地保存肢体。上臂中、下1/3处放置止血带容易损伤桡神经，应视为禁区。

止血带不可直接缠在皮肤上，上止血带的相应部位要有衬垫，如三角巾、毛巾、衣服等均可。放置止血带前，若病情允许，应先将伤肢抬高，促使其中静脉血回流，从而减少血液丢失。

四、止血带的松紧

止血带的松紧应该以出血停止、远端以不能摸到动脉脉搏为度。如果过松只能阻断静脉血回流而不能阻断动脉血，则反而增加出血。

止血带压力的选择没有统一标准，一般根据病人的年龄、收缩压、止血带的宽度、肢体的大小而决定。成人上肢压力为收缩压加50~75mmHg，下肢压力为收缩压加100~150mmHg。儿童上肢压力在30.4mmHg以内，下肢压力在45.6mmHg以内。

五、放置止血带的时间

放置止血带的时间应尽可能短，一般不超过1小时。使用止血带的伤员应佩带显著标记，尽快采取进一步的止血措施，及早撤去止血带，以免发生危险。

六、止血带的阶段性松放

松放止血带应该在有准备的条件下进行，超过上述时间而必须松放止血带者，先用无菌干纱布填塞压迫伤口，然后松放止血带，观察是否继续出血。如松放止血带改用加压包扎后伤口继续出血，可重新上止血带。

若长时间放置止血带，肢体已坏死则不再定时松放止血带。因坏死的细胞会释放出钾离子、肌红蛋白和肽类等有毒物质。此时松放止血带，这些有毒物质将随静脉流入全身，产生中毒，导致心搏骤停而突然死亡。

与此道理相同，在地震灾区急救时，如果伤员的肢体被埋压的时间过长，因缺血缺氧已发生组织坏死，为防止毒素回流全身，应迅速将被压肢体用止血带结扎，再清除被压物体，然后送医院做进一步治疗。

第六节　输血与输液

一、输血

输血作为一种替代性治疗，可以补充血容量、改善循环、增加携氧能力，提高血浆蛋白，增进机体免疫力和凝血功能。正确掌握输血的适应证，合理选用各种血液制品，有效防止输血可能出现的并发症，对保证外科治疗的成功、病人的安全有着重要意义。

（一）适应证

1. 大量失血 主要是补充血容量，用于治疗因手术、严重创伤或者其他各种原因所致的低血容量休克。补充的血量、血制品种类应根据失血的多少、速度和病人的临床表现确定。凡一次失血量低于总血容量的 10%（即 500mL）者，可通过机体自身组织间液向血液循环的转移而得到代偿。当失血量达到总血容量的 10% ~ 20%（即 500 ~ 1000mL）时，应根据有无血容量不足的临床症状及其严重程度，同时参照血红蛋白和血细胞比容的变化选择治疗方案。病人可表现为活动时心率增快，出现体位性低血压，但血细胞比容常无改变。此时可输入适量晶体液、胶体液或少量血浆代用品。若失血量超过总血容量的 20%（即 1000mL）时，除有较明显的血容量不足、血压不稳定外，还会出现血细胞比容下降。此时，除输入晶体液或胶体液补充血容量外，还应适当输入浓缩红细胞以提高携氧能力。原则上，失血量在 30% 以下时，不输全血；超过 30% 时，可输全血与浓缩红细胞各半，再配合晶体和胶体液及血浆以补充血容量。由于晶体液维持血容量作用短暂，需求量大，故应多增加胶体液或血浆蛋白量比例，以维持胶体渗透压。

2. 贫血或低蛋白血症 常因慢性失血、烧伤、红细胞破坏增加或白蛋白合成不足所致。手术前应结合检验结果输注浓缩红细胞以纠正贫血；补充血浆或白蛋白治疗低蛋白血症。

3. 重症感染 全身性严重感染或脓毒症、恶性肿瘤化疗后致严重骨髓移植继发难治性感染者，当其中性粒细胞低下和抗生素治疗效果不佳时，可考虑输入浓缩粒细胞以帮助控制感染。但因输入粒细胞有引起巨细胞病毒感染、肺部并发症等副作用，故使用受到限制。

4. 凝血异常 输入新鲜冰冻血浆以预防和治疗因凝血异常所致的出血。根据引起凝血异常的原因补充相关的血液成分可望获得良效，如甲型血友病者输入Ⅷ因子或抗血友病因子；纤维蛋白原缺乏症补充纤维蛋白原或冷沉淀制剂；血小板减少症或血小板功能障碍者输入血小板等。

根据 2000 年卫生部输血指南建议：血红蛋白 > 100g/L 不需要输血；血红蛋白 < 70g/L 可输入浓缩红细胞；血红蛋白为 70 ~ 100g/L 时，应根据病人的具体情况来决定是否输血。对于可输可不输的病人应尽量不输。

（二）输血途径

1. 静脉穿刺输血 是常用的输血途径，一般选择较大的表浅静脉如肘正中静脉、贵要静脉。对婴儿和儿童，较常用的是手背静脉和大隐静脉，对 1 岁以下儿童可用头皮静脉。下肢静脉壁比上肢静脉壁厚，又容易发生痉挛，所以应尽量选择上肢静脉。为防止输入的血液在进入心脏前从手术部位的创面流失，故凡头颈部和上肢的手术，应选用下肢静脉输血；凡下肢、盆腔和腹部手术，应选择上肢或颈部静脉输血。对新生儿输血或换血可用脐静脉。

2. 静脉留针 需要反复输血、输血时间较长（1 天以上）或肥胖患者皮下脂肪层太厚，静脉穿刺困难时，可采用静脉留置套管针输血。

3. 静脉切开 病情紧急而静脉穿刺遇到困难时，可选择静脉切开输血以保证大手术的施行和抢救患者。任何足够大的静脉均可切开供输血用，最适宜的是大隐静脉。

（三）输血的注意事项

输血前必须仔细核对病人和供血者姓名、血型和交叉配血单，并检查血袋是否渗漏，血液颜色有无异常及保存时间。除生理盐水外，不向血液内加入任何其他药物和溶液，以免产生溶血或凝血。输血时应严格观察病人，询问有无不适症状，检查体温、脉搏、血压及尿液颜色等，发现问题及时处理。输血完毕后仍需要观察病情，及早发现延迟性输血反应。输血后血袋应保留1天，以便必要时化验检查。

（四）输血的并发症及其治疗

输血可发生各种不良反应和并发症，严重者甚至危及生命。但是，只要严格掌握输血指征，遵守输血操作规程，大多数输血并发症是可以预防的。

1. 发热反应 是最常见的早期输血并发症之一，发生率约为2%~10%。多发生于输血开始后15分钟到2小时。主要表现为畏寒、寒战和高热，体温可上升至39℃~40℃，同时伴有头痛、出汗、恶心、呕吐及皮肤潮红。症状持续30分钟到2小时后逐渐缓解。血压多无变化，少数反应严重者还可出现抽搐、呼吸困难、血压下降，甚至昏迷。全身麻醉时很少出现发热反应。

发热反应出现后，应首先分析可能的病因。对于症状较轻的发热反应可先减慢输血速度，病情严重者则应停止输血。畏寒与寒战时应注意保暖，出现发热时可服用阿司匹林。伴寒战者可肌内注射异丙嗪25mg或哌替啶50mg。

2. 过敏反应 多发生在输血数分钟后，也可在输血中或输血后发生，发生率约为3%。表现为皮肤局限性或全身性瘙痒或荨麻疹。严重者可出现支气管痉挛、血管神经性水肿、会厌水肿，表现为咳嗽、喘鸣、呼吸困难以及腹痛、腹泻，甚至过敏性休克乃至昏迷、死亡。

当病人仅表现为局限性皮肤瘙痒或荨麻疹时，不必停止输血，可口服抗组胺药物如苯海拉明25mg，并严密观察病情发展。反应严重者应立即停止输血，皮下注射肾上腺素（1∶1000，0.5~1mL）和（或）静脉滴注糖皮质激素（氢化可的松100mg加入500mL葡萄糖盐水）。合并呼吸困难者应作气管插管或切开，以防窒息。

3. 溶血反应 是最严重的输血并发症。虽然很少发生，但后果严重，死亡率高。发生溶血反应病人的临床表现有较大差异，与所输的不合血型种类、输血速度与数量以及所发生溶血的程度有关。典型的症状为病人输入十几毫升血型不合的血后，立即出现沿输血静脉的红肿及疼痛、寒战、高热、呼吸困难、腰背酸痛、头痛、胸闷、心率加快乃至血压下降、休克，随之出现血红蛋白尿和溶血性黄疸。溶血反应严重者可因免疫复合物在肾小球沉积，或因发生弥散性血管内凝血及低血压引起肾血流减少，而继发少尿、无尿及急性肾衰竭。

术中的病人由于无法主诉症状，最早征象是不明原因的血压下降和手术野渗血。延迟性溶血反应多发生在输血后7~14天，表现为原因不明的发热、贫血、黄疸或血红蛋白尿，一般症状并不严重。近年，延迟性溶血反应被重视主要是由于它可引起全身炎症反应综合征，表现为体温升高或下降，心律失常，白细胞溶解及减少，血压升高或外周血管阻力下降，甚至发生休克、急性呼吸窘迫综合征，甚至多器官功能衰竭。

当怀疑有溶血反应时应立即停止输血，核对受血者与供血者姓名和血型，并抽取静脉血离心后观察血浆色泽，若为粉红色即证明有溶血。尿潜血阳性及血红蛋白尿也有诊断意义。收集供血者血袋内血和受血者输血前后血样本，重新作血型鉴定、交叉配合实验及做细菌涂片和培养，以查明溶血原因。

治疗：①抗休克：应用晶体液、胶体液及血浆以扩容，纠正低血容量性休克，输入新鲜同型血液或输入浓缩血小板或凝血因子和糖皮质激素，以控制溶血性贫血；②保护肾功能：可给予5%碳酸氢钠250mL，静脉滴注，使尿液碱化，促使血红蛋白结晶溶解，防止肾小管阻塞。

当血容量已基本补足，尿量基本正常时，应使用甘露醇等药物利尿以加速游离血红蛋白排出。若有尿少、无尿，或氮质血症、高钾血症时，则应考虑行血液透析治疗；③若弥散性血管内凝血明显，还应考虑肝素治疗；④血浆交换治疗：以彻底清除病人体内的异形红细胞及有害的抗原抗体复合物。

4. 细菌污染反应　虽发生率不高，但后果严重。病人的反应程度因细菌污染的种类、毒力大小和输入的数量而异。若污染的细菌毒力小、数量少，可仅有发热反应。反之，则输入后可立即出现内毒素性休克（如大肠埃希菌或铜绿假单胞菌）和弥散性血管内凝血。临床表现有烦躁、寒战、高热、呼吸困难、恶心、呕吐、发绀、腹痛或休克。也可以出现血红蛋白尿、急性肾衰竭、肺水肿，导致病人短期内死亡。

治疗：①立即终止输血并将血袋内的血液离心，取血浆底层及细胞层分别行涂片染色细菌检查及细菌培养检查；②采用有效的抗感染和抗休克治疗，具体措施与感染性休克的治疗相同。

（五）输血相关传染病

输血相关传染病，又称输血传播的疾病，是指受血者通过输入含有病原体的血液或血液制品而引起的传染病。通过输血传播的疾病与感染已知有十几种，如乙型肝炎、丙型肝炎、丁型肝炎、庚型肝炎、巨细胞病毒感染、传染性单核细胞增多症、再生障碍性贫血、成人 T 细胞淋巴瘤、婴幼儿急疹、艾滋病、梅毒、疟疾等。

（六）自体输血

自体输血或称自身输血，是收集病人自身血液后在需要时进行回输。主要优点是既可节约库存血，又可减少输血反应和疾病传播，且不需检测血型和交叉配血实验。目前外科自体输血常用的有三种方法。

1. 回收式自体输血　回收式自体输血是将收集到的创伤后体腔内积血或手术过程中的失血，经抗凝、过滤后再回输给病人。它主要适用于外伤性脾破裂、异位妊娠破裂等造成的腹腔内出血；大血管、心内直视手术及门静脉高压症等手术时失血回输和术后 6 小时内所引流血液的回输等。目前多采用血液回收机收集失血，经自动处理后去除血浆和有害物质，可得到血细胞比容达 50% ~ 65% 的浓缩红细胞，然后再回输。回收式自体输血除了可以避免异体输血的大量并发症，回收的洗涤红细胞的变形能力和携氧能力也要远强于库存血，回输后可以立刻起到氧传递的生理作用。

2. 预存式自体输血　预存式自体输血适用于择期手术病人估计术中出血较大需要输血者。对无感染且血细胞比容≥30% 的病人，可根据所需的预存血量，从择期手术前的一个月开始采血，每 3 ~ 4 天一次，每次 300 ~ 400mL，直到术前 3 天为止，存储采得的血液以备手术之需。术前自体血预存者必须每日补充铁剂、维生素 C、叶酸和给予营养支持。

3. 稀释式自体输血　稀释式自体输血即指麻醉前从病人一侧静脉采血，同时从另一侧静脉输入为采血量 3 ~ 4 倍的电解质溶液，或适量血浆代用品等以补充血容量。采血量取决于病人状况和术中可能的失血量，每次可采 800 ~ 1000mL，一般以血细胞比容不低于 25%、白蛋白为 30g/L 以上、血红蛋白为 100g/L 左右为限，采血速度约为每 5 分钟 200mL，采得的血液以备术中回输用。手术中失血量超过 300mL 时可开始回输自体血，应先输最后采的血液。由于最先采取的血液中含红细胞和凝血因子的成分最多，宜在最后输入。

自体输血的禁忌证包括：①血液已受胃肠道内容物、消化液或尿液等污染；②血液可能受肿瘤细胞污染；③肝、肾功能不全的病人；④已有严重贫血的病人，不宜在术前采血或血液稀释法作自体输血；⑤有脓毒症或菌血症者；⑥胸、腹腔开放性损伤超过 4 小时或血液在体腔中存留过久者。

二、输液

静脉输液是一种经静脉输入大量无菌溶液或药物的治疗方法，是利用液体静压的物理原理，将液体输入体内。输液途径有周围静脉穿刺和插管术、中心静脉穿刺插管术和静脉切开术。

（一）输液的目的

1. 补充血容量，改善微循环，维持血压，常用于治疗烧伤、出血、休克等。

2. 补充水和电解质，以调节或维持酸碱平衡，常用于各种原因的脱水、禁食、大手术后。

3. 输入药物，达至解毒、控制感染、利尿和治疗疾病的目的。常用于中毒、各种感染等。

4. 补充营养，维持热量，促进组织修复，获得正氮平衡。常用于慢性消耗性疾病、禁食等。

5. 输入脱水剂，提高血液的渗透压，以达到预防或减轻脑水肿，降低颅内压，改善中枢神经系统功能的目的，同时借高渗作用，达到利尿消肿的作用。

（二）常用液体的种类

1. 5%～10% 葡萄糖溶液　用于补充水分和热量。临床上常用的葡萄糖溶液包括：5%、10%、25%、50% 葡萄糖溶液 4 种。5% 为等渗溶液，10% 以上属于高渗葡萄糖。5%～10% 葡萄糖溶液，主要用于补充水分和热量；25% 葡萄糖溶液主要用于补充能量、液体和组织脱水；50% 葡萄糖溶液用于利尿脱水。

2. 0.9% 氯化钠溶液（生理盐水）　为等渗溶液，主要用于供给钠、氯的生理需要，维持渗透压，补充血容量和配制各种溶液。3%、5%、10% 氯化钠溶液系高渗电解质溶液，主要用于治疗严重的低钠血症患者，不能用于一般输液。

3. 10%～15% 氯化钾溶液　用于补充钾离子。用 5% 葡萄糖或 0.9% 氯化钠溶液稀释为 0.2%～0.3% 的浓度静点。成人每天需要 3g 氯化钾，当患者不能进食或严重低钾血症且口服不易吸收时，可静脉点滴氯化钾，浓度不宜超过 0.3%，要见尿补钾。禁忌直接静脉推注。

4. 10% 葡萄糖酸钙　主要用于纠正高钾血症、镁盐中毒、过敏性疾病。

5. 复方氯化钠溶液（林格氏液）　为等渗溶液，每升中含有氯化钠 154mmol，氯化钾 4mmol，氯化钙 2.5mmol，用于补充水与电解质，维持体液容量及渗透压。

6. 5% 碳酸氢钠溶液、11.2% 乳酸钠溶液　用于纠正代谢性酸中毒。

7. 0.9%～2% 氯化铵溶液　用于纠正代谢性碱中毒。

8. 20% 甘露醇、50% 葡萄糖溶液　用于利尿脱水。

9. 平衡盐溶液　平衡盐溶液的电解质含量和血浆内电解质含量相仿，用来治疗等渗性缺水比较理想。目前常用的平衡盐溶液有乳酸钠和复方氯化钠溶液（1.86% 乳酸钠溶液和复方氯化钠溶液之比为 1:2），与碳酸氢钠和等渗盐水溶液（1.25% 碳酸氢钠溶液和等渗盐水之比为 1:2）两种。

10. 氨基酸制剂　主要是提供蛋白质的营养成分，维持营养不良患者的正氮平衡。氨基酸种类很多，临床上根据病人的实际情况，选择不同种类的氨基酸。

11. 脂肪乳 由大豆油加入一定量卵磷脂乳化而成，输入后为机体提供热量和必需脂肪酸。临床常用制剂为10%、20%、30%脂肪乳。

12. 右旋糖酐 中分子量（平均75000）右旋糖酐的渗透压较高，能在体内维持6~12小时，常用于低血容量性休克、或输血准备阶段以代替血浆。低分子（平均40000）右旋糖酐输入后在血中存留时间短，增加血容量的作用仅能维持1.5小时，且具有渗透性利尿作用。由于右旋糖酐有引起出血倾向，本身又不含凝血因子，故24小时用量不应超过1500mL。

13. 明胶类代血浆 是由各种明胶与电解质组合的血浆代用品。含4%琥珀酰明胶的血浆代用品，其胶体渗透压可达46.5mmHg，能有效地增加血浆容量，防止组织水肿，因此有利于静脉回流，并改善心搏输出量和外周组织灌注。又因其相对黏稠度与血浆相似，故有血液稀释、改善微循环并加快血液流速的效果。

（三）输液反应及预防

1. 发热反应 发热是常见的输液反应，常因输入致热物质（致热原、死菌、游离的菌体蛋白或药物成分不纯）、输液瓶清洁消毒不完善或再次被污染；输入液体消毒不完全、保管不善变质；输液管表层附着硫化物等所致。主要表现为发冷、寒战、发热（轻者发热常在38℃左右，严重者高热达40℃~41℃），并伴有恶心、呕吐、头痛、脉搏增快、周身不适等症状。反应轻者可减慢输液速度，注意保暖（适当增加盖被或给热水袋）。重者须立即停止输液；高热者给予物理降温，必要时按医嘱给予抗过敏药物或激素治疗。

2. 心力衰竭、肺水肿 通常由于滴速过快，在短期内输入过多液体，使循环血容量急剧增加，心脏负担过重所致。病人突然感到胸闷、气短、咳泡沫样血性痰；严重时稀痰液可由口鼻涌出，肺部出现湿啰音，心率快。输液时滴速不宜过快，输入液量不可过多。对心脏病人、老年人和儿童尤须注意。当出现肺水肿症状时，应立即停止输液，高流量氧气吸入，让病人取端坐位，两腿下垂，以减少静脉回流，减轻心脏负担，给予平喘、强心和利尿剂等。

3. 静脉炎 由于长期输注浓度较高、刺激性较强的药物，或静脉内放置刺激性强的塑料管时间过长，而引起局部静脉壁的化学炎性反应；也可因输液过程中无菌操作不严格引起局部静脉感染。静脉炎患者可沿静脉走向出现条索状红线，局部组织红、肿、灼热、疼痛，有时伴有畏寒、发热等全身症状。输液时应严格执行无菌操作，对血管有刺激性的药物，如红霉素、氢化可的松等，应充分稀释后应用，并防止药物溢出血管外。同时要经常更换注射部位，以保护静脉。出现静脉炎症状后应抬高患肢并制动，局部热湿敷护理。

4. 空气栓塞 由于输液管内空气未排尽，导管连接不紧，有漏缝；加压输液、输血无人在旁看守，均有发生气栓的危险。进入静脉的空气，首先被带到右心房，再进入右心室。如空气量少，则被右心室压入肺动脉，并分散到肺小动脉内，最后到毛细血管，因而损害较少。如空气量大，则空气在右心室内将阻塞动脉入口，使血液不能进入肺内进行气体交换，引起严重缺氧，而导致病人死亡。空气栓塞时病人感觉胸部异常不适，濒死感，随即出现呼吸困难，严重发绀，心电图可表现为心肌缺血和急性肺心病的改变。输液时必须排尽空气，如需加压输液时，护士应严密观察，不得离开病人，以防液体走空。症状发生后迅速将患者置于头低脚高卧位，使气栓浮向右心室尖部，避免阻塞肺动脉口，立即吸入高浓度氧，并监测生命体征和神志情况，直至平稳。

NOTE

第七节　静脉切开术与深静脉置管术

一、静脉切开术

（一）切开静脉的选择

人体浅表静脉均可选择，常用大隐静脉；其次为小隐静脉、头静脉、肘正中静脉；如上述静脉仍不能保证输液，则可选腹股沟下缘做高位大隐静脉切开。

（二）手术步骤

以内踝前大隐静脉切开为例。

1. 患者仰卧位，术侧下肢外旋，静脉切开部位皮肤常规消毒，铺无菌洞巾，用利多卡因作局部麻醉。

2. 在内踝前上方3cm处，横形切开皮肤，切口长2~2.5cm。

3. 用小弯止血钳分离皮下组织，将静脉挑出并在静脉下穿过细丝线2根，用1根先结扎静脉远侧端，暂不剪断丝线，留作安置导管时作牵引用。

4. 牵引远侧丝线将静脉提起，用小剪刀在静脉壁上剪一"V"形切口，以无齿镊夹起切口上唇静脉壁，静脉切开后，将导管快速插入静脉腔，深约5cm，结扎近侧丝线，并将导管缚牢。将备好之输液器接头与导管连接，观察液体输入是否畅通及有无外渗。

5. 剪去多余丝线，缝合皮肤切口。用1根皮肤缝线环绕导管结扎固定，以防滑脱。外用无菌敷料覆盖，胶布固定（图3-5）。

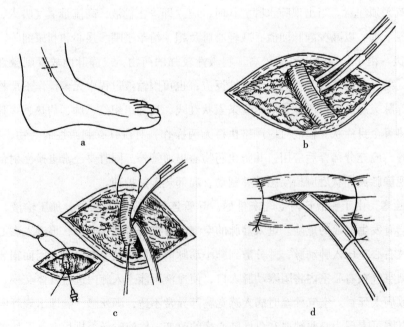

图3-5　静脉切开术（a、b、c、d）

不再使用时，消毒，剪断结扎线，拔出导管，局部加压，覆盖纱布包扎，胶布固定。术后7天拆除皮肤缝线。

二、深静脉置管术

（一）插管途径

可选择锁骨下静脉、颈内静脉、颈外静脉、股静脉等。

（二）穿刺针及导管

1. 针内管 导管经穿刺针内腔插入。使用此类穿刺针时，一般先用细针穿刺确定静脉的位置和方向，再改用 5~8cm 长的大口径薄壁穿刺针（或用配套的深静脉插管针）按细针定位方向进针。穿刺成功后，即由针腔内插入相应粗细的导管入静脉。

2. 管内针 又称外套管穿刺针，套管尖端与穿刺针严密封固，从而保证了静脉刺破口大小与外套管的外径一致，穿刺部位漏血的机会减少。

（三）操作方法

以股静脉穿刺为例。

1. 患者仰卧，将大腿外展与身体长轴成45°。

2. 消毒、铺巾、局部麻醉。

3. 取腹股沟韧带下 2~3cm，股动脉内侧，进针点皮肤用尖刀戳一小口达皮下。

4. 将连接注射器的外套管穿刺针（一般 16~17cm 长）经皮肤小切口刺入与皮肤成30°~45°，注射器保持适当负压，徐徐进针，当针尖进入静脉常有突破感，回抽血流通畅。

5. 继续进针 2~3mm 确保外套管进入静脉腔，固定内针，推进外套管。

6. 拔除内针，将外套管针座连接输液器。缝线固定针座。

第八节　胸膜腔穿刺术

胸膜腔穿刺术常用于检查胸膜腔积液的性质、抽液或抽气减压及通过穿刺胸膜腔内给药等。

一、操作方法

（一）穿刺部位与体位

1. 气胸病人多取半坐位穿刺，穿刺部位应选择在患侧胸前壁锁骨中线第 2 肋间隙。

2. 抽液嘱患者取坐位（面对椅背），两前臂置于椅背上，前额伏于前臂上。不能坐起者可取半坐位，患侧前臂上举抱于枕部。穿刺点选在胸部叩诊实音最明显部位进行，胸腔积液较多时一般选择肩胛线或腋后线第 7~8 肋间；有时也选择腋中线第 6~7 肋间或腋前线第 5 肋间为穿刺点。包裹性积液可结合 X 线或超声检查确定穿刺方向与深度，穿刺点用蘸有甲紫（龙胆紫）的棉签在皮肤上标记（图 3-6）。

（二）消毒与麻醉

常规消毒皮肤，术者戴无菌手套，覆盖消毒洞巾。用2%利多卡因在下一肋骨上缘的穿刺点，自皮肤至胸膜壁层进行局部浸润麻醉。

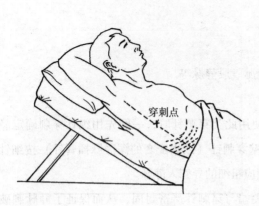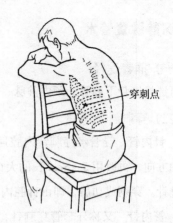

图 3 - 6 胸腔穿刺部位和体位

二、注意事项

1. 穿刺前应向患者说明穿刺目的，以消除其顾虑。对精神紧张者，可于穿刺前 30 分钟给予地西泮 10mg，或可待因 0.03g 以镇静止痛。

2. 穿刺中应密切观察患者的反应，如有头晕、面色苍白、出汗、心悸、胸部压迫感或剧痛、晕厥等胸膜过敏反应，或出现连续性咳嗽、气短等现象时，应立即停止抽液，并皮下注射 0.1% 肾上腺素 0.3 ~ 0.5mL，或进行其他对症处理。

3. 一次抽液不应过多、过快。诊断性抽液，抽取 50 ~ 100mL 即可；减压抽液，首次不超过 600mL，以后每次不超过 1000mL，以防一次大量迅速抽液后出现复张后肺水肿；如为脓胸，每次尽量抽尽。疑为化脓性感染时，助手用无菌试管留取标本，制备涂片行革兰染色镜检、细菌培养及药敏试验。检查瘤细胞时至少需 100mL 液体（提高阳性检出率），并应立即送检，以免细胞自溶。

4. 严格无菌操作，避免胸膜腔感染。

5. 穿刺时要防止空气进入胸腔，始终保持胸腔负压。

6. 应避免在第 9 肋间以下穿刺，以免穿透膈肌而损伤腹腔脏器。

7. 对于恶性胸腔积液，可注射抗肿瘤药或硬化剂诱发化学性胸膜炎，促进脏层与壁层胸膜粘连，闭合胸腔，防止胸液重新积聚。具体操作：于抽液 500 ~ 1200mL 后，先用利多卡因 150mg 加生理盐水 50mg 注入胸腔，然后将药物（如米诺环素 500mg）加生理盐水 20 ~ 30mL 稀释后注入，嘱患者卧床，并不断变换体位，使药物在胸腔内均匀涂布，24 小时后穿刺抽液。如用粗套管针穿刺安置胸液导管，则在排出适量胸液后注入上述药物，24 小时后接持续吸引装置，在 11 ~ 30mmHg 负压下持续吸引 24 小时，直至每天引流量 <150mL 为止。

第九节 腹腔穿刺术

腹腔穿刺引流术常用于检查腹水的性质、释放腹水减轻腹腔内压力、及腹腔内给药以达治疗目的等。

一、操作方法

（一）患者准备

穿刺前嘱患者排空尿液，以防穿刺时损伤膀胱。测量腹围、脉搏、血压，检查腹部体征，以观察病情变化。

（二）体位

嘱患者坐在靠背椅上，衰弱者可取坐位、平卧位或侧卧位等适当体位。

（三）选择穿刺点

1. 脐与左髂前上棘连线中外 1/3 交点（此处不易损伤腹壁动脉）。

2. 脐与耻骨联合连线中点上方 1.0cm，偏左或偏右 1.5cm 处（此处无重要器官且易愈合）。

3. 侧卧位，在脐水平线与腋前线或腋中线延长线相交处（此处常用于诊断性穿刺）。

4. 少量积液，尤其有包裹性分隔时，应在 B 超引导下定位穿刺。

（四）消毒与麻醉

常规消毒，术者戴无菌手套，盖消毒洞巾，自皮肤至壁腹膜以 2% 利多卡因做局部麻醉。

（五）穿刺与放液

术者左手固定穿刺部位皮肤，右手持针经麻醉处垂直刺入腹壁，待针锋抵抗感突然消失时，提示针尖已穿过壁腹膜，即可抽取腹水，并留样送检。诊断性穿刺，可直接用 20mL 或 50mL 注射器及适当针头进行。大量放液时，可用 8 号或 9 号针头，并于针座处接一橡皮管，助手用消毒血管钳固定针头，并加持胶管，以输液夹子调整速度，将腹水引入容器中记录液体量并送检。

（六）加压固定

放液后拔出穿刺针，覆盖消毒纱布，以手指压迫数分钟，再用胶布固定。大量放液后，需要束以多头腹带，以防腹压骤降、内脏血管扩张引起血压下降或休克。

二、注意事项

1. 穿刺中应密切观察患者一般情况，如有头晕、心悸、恶心、气短、脉搏增快及面色苍白等，应立即停止操作，并作适当处理。

2. 放液不宜过快、过多，肝硬化患者一次放液不超过 3000mL，过多放液可诱发肝性脑病和电解质紊乱。但在维持大量静脉输入血清蛋白（40～60g/L 腹水）的基础上，也可大量放液，可于 1～2 小时内排出 4000～6000 mL 腹水，甚至放尽。如为血性腹水，仅留取标本送检，不宜放液。

3. 放腹水时若流出不畅，可将穿刺针稍作移动或稍变换体位。

4. 穿刺后嘱患者仰卧，并使穿刺针孔位于上方以免腹水漏出。对腹水量较多者，为防止液体漏出，在穿刺时应注意勿使自皮肤到壁腹膜的针眼位于一条直线上，方法是当针尖通过皮肤到达皮下后，稍向周围移动一下穿刺针头，然后再向腹腔刺入。如仍有液体漏出，可用蝶形胶布或火棉胶粘贴。

5. 放液前后均应测量腹围、脉搏、血压，检查腹部体征。做诊断性穿刺时，应立即进行腹水常规、生化、细菌培养和脱落细胞等检查。

NOTE

第四章　创伤后全身性并发症

第一节　创伤性休克

创伤性休克的发生是因为机体遭受严重创伤，导致出血与体液渗出使有效循环量锐减，激发疼痛与神经－内分泌系统反应，影响心血管功能，引起组织器官血流灌注不足、微循环衰竭、急性氧代谢障碍和内脏损害为特征的全身反应综合征。

【病因病理】

严重创伤后，凡是能引起有效循环量不足及心排出量减少的各种因素都能引起创伤性休克，最常见的有以下几方面原因。

1. 失血　创伤导致出血引起血流灌注不足。正常成人总血量为 4500～5000mL。引起休克的失血量因年龄、性别、健康状况和失血的速度不同而有所不同。一般来讲，一次突然失血量不超过总血量的 15% 时，机体通过神经体液的调节，可代偿性地维持血压于正常范围。此时如能迅速有效地止血、输液或输血等，可防止休克的发生。如失血量达到总血量的 25% 时，由于大量失血，有效循环血量减少，微循环灌注不足，全身组织和器官的氧代谢障碍，即发生轻度休克。当失血量达到总血量的 35% 时，即为中度休克。当失血量达到总血量的 45% 时，为重度休克。

2. 神经内分泌功能紊乱　严重创伤和伴随发生的症状，如疼痛、恐惧、焦虑与寒冷等，都将对中枢神经产生不良刺激。当这些刺激强烈而持续时，可扩散到皮质下中枢而影响神经内分泌功能，导致反射性血管舒缩功能紊乱和末梢循环障碍而发生休克。末梢循环障碍还可致器官严重缺血缺氧，组织细胞变性坏死，引起器官功能不全，严重者可发生多器官衰竭，使休克加重。同时还可引起内分泌改变，使血糖升高等。

3. 组织破坏　严重的挤压伤可导致局部组织缺血和组织细胞坏死。当压力解除后，由于局部毛细血管破裂和通透性增高，可导致大量出血、血浆渗出和组织水肿，有效循环血量下降，局部组织缺血。同时由于组织水肿，影响局部血液循环，使细胞氧代谢障碍加重，加速了组织细胞坏死的进程。组织细胞坏死后，释放出大量的酸性代谢产物和钾、磷等物质，又可引起酸碱平衡和电解质的紊乱。其中某些活性物质可破坏血管的通透性和舒缩功能，使血浆大量渗入组织间隙中，造成有效循环量进一步下降，导致休克的发生或加重休克的程度。

4. 细菌毒素作用　由于创伤继发严重感染，细菌产生大量的内、外毒素，这些毒素进入血液循环，均可引起中毒反应。并通过血管舒缩中枢或内分泌系统，直接或间接地作用于周围血管，使周围血管阻力发生改变，小动脉和毛细血管循环障碍，有效循环血量减少，动脉压下降，导致中毒性休克产生。另外，毒素还可直接损害组织与增加毛细血管的通透性，造成血浆的丢失，使创伤性休克的程度加重。

休克病理过程可分为休克早期（微循环收缩期）、休克中期（微循环扩张期）和休克后期（微循环衰竭期）三个阶段。如休克不能及时纠正，常可产生弥散性毛细血管内凝血（DIC）现象，使微循环衰竭更加严重。如果延髓生命中枢长时间缺氧，患者随时都有呼吸和心跳停止的危险。肾、心、肺脏等都可因缺血、缺氧造成严重损害而出现功能衰竭，致使休克的抢救困难，预后亦差。

【临床表现与诊断】

1. 临床表现

（1）一般临床表现　早期表现为烦躁，焦虑或激动。休克加重时则表情淡漠，意识模糊，甚至昏迷。由于休克时肺内的病变（肺充血、肺血肿、肺出血、肺不张、肺内弥散性血管内凝血等），使肺产生分流现象。即肺动脉入肺未氧合的血液未经肺泡排出二氧化碳及吸入氧，即由动静脉短路直接入肺静脉形成所谓"休克肺"而发生呼吸功能不全，出现呼吸困难及发绀。此外，由于代谢性酸中毒亦可发生呼吸急促，面色苍白，发绀，皮肤湿冷。严重时有瘀状斑点，四肢厥冷。颈静脉及外周静脉不充盈，甚至萎缩。随着休克的发展，口渴逐渐加重。休克发生时均有出汗，随着休克的发展及血容量不足，汗的黏稠度加大。

（2）脉细数　是心动过速的反映。常出现在血压降低之前，严重阶段脉虚数无力甚至脉微欲绝。

（3）尿量减少　尿量是表明肾脏血流灌注流量的一个重要指标。每小时如尿量少于30mL，说明肾脏灌流量不足。开始尿的颜色加深，呈咖啡色，严重时发生少尿（<400mL/d或17mL/h）至无尿（<100mL/d），最后出现肾功能衰竭。

2. 检查

（1）一般检查　包括神志、表情、面色、肢端颜色、汗液、呼吸情况、心脏情况以及损伤局部情况等。

（2）测定血压、脉率及计算脉压　因休克时收缩压的降低比舒张压明显，故脉压变小（脉压＝收缩压－舒张压）。

（3）估计失血量　创伤性休克，对失血量的了解非常重要。因为掌握了失血量，便可判断出休克的程度。

（4）实验室检查　①血红蛋白及红细胞压积测定，两项指标升高，常提示血液浓缩，血容量不足。动态观察这两项指标的变化，以指导补充液体的种类和数量；②尿常规、比重和酸碱度测定可反应肾脏功能情况，必要时可进一步做二氧化碳结合力及非蛋白氮的测定；③电解质测定可发现钾钠及其他电解质丢失情况，由于细胞损伤累及胞膜，可出现高钾低钠血症；④血小板计数、凝血酶原时间和纤维蛋白原含量测定，如三项全部异常则说明休克可能已进入DIC阶段；⑤血儿茶酚胺和乳酸浓度测定，休克时其浓度均可升高，指标越高，预后不佳；⑥血气分析，动脉血氧分压降低至30mmHg时，组织进入无氧状态。另外动脉血二氧化碳分压、静脉血气和pH值的测定与动脉血相对照，可表明组织对氧的利用情况。

（5）心电图　休克时常因心肌缺氧而导致心律失常，严重缺氧时可出现局灶性心肌梗死，常表现为QRS波群异常，ST段降低和T波倒置。

【治疗】

创伤性休克救治原则：是根据病情轻重，抓住主要矛盾，积极抢救生命与消除不利因素的影响，补充血容量与调整机体生理功能，防治创伤及其并发症，纠正体液电解质和酸碱度的紊乱。

1. 积极抢救生命　其救护的步骤是：止血、包扎、妥善地固定，采用正确的搬运方法及时地转送。同时应维护患者的呼吸道通畅，及时救治心跳与呼吸骤停及创伤昏迷等危、急、重症患者。及早建立静脉通路，积极补充与恢复血容量，防治低血容量性休克。早期予以吸氧，注意保温。

2. 消除病因　找出创伤性休克的原发病因，积极地进行有针对性地治疗，可确保抗休克成功。导致创伤性休克最主要的原因是活动性大出血及其并发的神经、循环、内分泌和代谢等生理功能的紊乱，故首要任务是进行有效的止血。外出血要立即止血，对内出血，则需在大量输血输液的同时，积极准备手术探查止血。

3. 补充与恢复血容量　在止血的情况下补充与恢复血容量是治疗创伤性休克的根本措施。

（1）全血　创伤失血严重者，改善贫血和组织缺氧特别重要。全血具有携氧能力，为其他任何液体所不能代替。最好使用新鲜血，紧急时可动脉输入 300～600mL，以后再逐渐补足（必要时也可进行成分输血）。

（2）血浆　提高有效循环量，维持胶体渗透压，如新鲜血浆、干冻血浆、706 代血浆均可选用。

（3）右旋糖酐　可提高血浆胶体渗透压。中分子右旋糖酐输入后 12 小时体内尚存 40%，为较理想的血液增量剂。低分子右旋糖酐排泄较快，4～6 小时内就失去增量作用，它能降低血液黏稠度，减少血管内阻力而改善循环，还能吸附于红细胞和血小板表面，防止凝集。一般用量在 24 小时以内不超过 1000mL 为宜。

（4）葡萄糖和晶体液　葡萄糖能供给热量，但不能单独大量使用，在紧急情况下，可先用 50% 的葡萄糖 60～100 mL 静脉注射，以暂时增强心肌收缩力和提高血压。再用晶体溶液供给电解质，如乳酸钠、复方氯化钠或生理盐水均可选用。

补液的速度和液量的指标，要根据患者的实际情况结合测定中心静脉压进行观察比较准确。此外，还应根据表中各项指标进行观察（表4-1），并比较中心静脉压与血压关系（表4-2）。

表 4-1　创伤性休克中血容量补充不足与补足后症状对照

临床症状	血容量不足	血容量充足
口渴	有	无
动脉收缩压	下降	接近正常（休克前）
脉压	小（<30mmHg）	恢复正常（30mmHg）
脉搏	快、弱	减慢、有力
颈静脉充盈时间	延长	迅速
肢端温度、肤色	寒冷、潮湿、微紫	温暖、干燥、红润
尿量	少	正常
成人小于 <30mL/h		

续表

临床症状	血容量不足	血容量充足
	儿童小于 <20mL/h	
	婴儿小于 <10mL/h	
肛温和皮温	肛温升高，皮温下降	肛温下降，皮温升高
儿茶酚胺浓度	升高	下降
代谢性酸中毒	存在	改善
心尖冲动	不清楚、范围小而微弱	清楚有力

表 4-2　中心静脉压与血压的关系

中心静脉压	血压	原因
低	低	血容量严重不足
低	正常	心收缩力量好，血容量轻度不足
高	低	心功能不全，血容量相对过多
高	正常	容量血管过度收缩
正常	低	心功能不全或血容量不足

　　经过输血、输液、补充血容量之后，如休克情况未能改善，则应考虑是否存在潜在性活动性出血、代谢性酸中毒、细菌感染、心肺功能不全或 DIC 因素，并立即予以正确处理。

　　4. 血管活性药物的应用　血管活性药物能直接改变血管状态而影响血管阻力，从而改变血压，进而改善与恢复组织器官的血液灌注。但这类药物应在血容量补足之后，休克状态仍不见改善时用。

　　（1）血管扩张剂　主要作用为解除小血管痉挛，改善组织灌注与缺氧状况，使休克好转。但血管床容量突然加大，可导致血压下降，因此，应用扩张药物时，一定要首先补足血容量。尤其在应用血管收缩药、血压可以维持，但末梢血循环未见改善的情况下，可以使用血管扩张剂。临床上常用的血管扩张剂有三类：①第一类为 α 受体阻滞药，如酚妥拉明、酚苄明等；②第二类为 β 受体兴奋剂，如异丙肾上腺素、多巴胺等；③第三类为抗胆碱能药物，如阿托品、山莨菪碱等。

　　（2）血管收缩剂　具有收缩周围血管、增加外周阻力而升高血压作用。如应用时间过长，则增加心脏负担，加重组织器官灌注不良与肾衰。只有在血容量已补足、血管扩张药也使用过、各种措施效果不显著时，或在紧急情况下，一时无全血也无代用品时，为保证心脑不缺氧，可短时间与小剂量使用，以维持血压在一定水平。常用的药物主要有去甲肾上腺素、甲氧明（美速克新命）、间羟胺（阿拉明）等。

　　（3）强心药　包括多巴胺和多巴酚丁胺等，其他还有强心甙，如毛花甙丙（西地兰），可增强心肌收缩力，减慢心率。当在中心静脉压监测下，输液量已充分，但动脉压仍低，而其中心静脉压显示已达 1.47 kPa 以上时，可经静脉注射西地兰行快速洋地黄化（0.8 mg/d），首次剂量 0.4 mg 缓慢静脉注射，有效时可再给维持量。休克时血管活性药物的选择应结合当时的主要病情，有时，血管扩张剂和收缩剂可联合应用。总之，血管收缩药可提高血压，保证心、脑血液供应，但又限制了组织灌流。血管舒张药可使血管扩张，血流进入组织较多，又可引起血压下降，影响心、脑血流供应，两者各有利弊，因此要正确处理血压与组织灌流的关系，针对休克的发展过程，灵活应用。另外，不论血管收缩药或血管舒张药，都必须在补足血容量的基础上才可以使用。

5. 纠正电解质和酸碱度的紊乱　由于休克引起组织缺氧必然导致代谢性酸中毒，尤其是微循环障碍得到纠正后，存聚在微循环中的无氧代谢产物进入到全身血液循环中，使酸中毒变得更为严重。而酸中毒可加重休克和阻碍其他治疗，故纠正电解质和酸碱度的紊乱是治疗休克的主要方法之一。对于严重创伤者可先静脉滴注5%的碳酸氢钠200mL。对已经进入休克状态者，应根据二氧化碳结合力测定结果，计算选用碳酸氢钠、乳酸钠、三羟甲基氨基甲烷等碱性缓冲液的种类和量。使用时先用所需总量的一半，以后再根据具体情况使用。纠正酸中毒应首选碳酸氢钠，乳酸钠与三羟甲基氨基甲烷的使用价值不及前者。严重酸中毒和有肝脏损害时不能用乳酸钠。

创伤性休克抢救时，往往无条件进行严密的血 pH 值测定和血气分析监测，只能凭休克越严重、持续时间越长，则酸血症越严重的规律来掌握用药剂量。但过量应用碱性液体，可使血红蛋白氧解离曲线左移，降低血红蛋白对组织细胞供氧能力，使细胞再度遭受缺氧威胁，并可导致低钾血症，严重时导致心律失常，因此补碱时应注意做到"酸碱适度"。

6. 治疗 DIC 改善微循环　对诊断明确的 DIC，可用肝素抗凝，一般 1.0mg/kg，6 小时一次，成人首次可用10000 U（1 mg 相当于 125 U 左右）。有时还使用抗纤溶药如氨甲苯酸、氨基己酸，抗血小板黏附和聚集的阿司匹林、潘生丁（双嘧达莫）和小分子右旋糖酐。

7. 皮质类固醇药物的应用　其作用主要有：阻断 α - 受体兴奋作用，使血管扩张，降低外周血管阻力，改善微循环；保护细胞内溶酶体，防止溶酶体破裂；增强心肌收缩力，增加心排出量；增进线粒体功能和防止白细胞凝集；促进糖异生，使乳酸转化为葡萄糖，减轻酸中毒。一般主张应用大剂量，静脉滴注，一次滴完。为了防止多用皮质类固醇后可能产生的副作用，一般只用1~2 次。常用量为：氢化可的松 10~40mg/kg，甲泼尼龙 30mg/kg，地塞米松 1~3mg/kg。国外有人提出的应用量很大：氢化可的松50~300mg/kg，甲泼尼龙 20~80mg/kg，地塞米松 2~10mg/kg。

8. 使用抗生素　正确使用抗生素，避免继发感染。

9. 其他治疗

（1）给氧　保持呼吸道通畅、维持呼吸功能是预防和治疗休克中的基本条件，有的伤员呼吸道虽然通畅，但仍有呼吸急促或增快，应及时给氧。一般可用鼻导管或面罩给氧，以增加吸氧浓度。氧浓度以40%为宜。如果缺氧明显，有并发呼吸窘迫综合征的可能，可用面罩间断加压给氧，必要时应行气管插管或气管切开采用呼吸机持续正压呼吸，如果不能改善可用呼吸终末正压呼吸，使氧分压至少达到 8.0kPa（60mmHg）。人工辅助呼吸有助于严重休克的复苏和防治成人呼吸窘迫综合征，但应注意监测心排出量和氧耗，并应注意并发张力性气胸。

（2）利尿　大量输液后，如尿量排出不多，24 小时内在 1000mL 以下，少于输液量 1/10 者，临床上休克一经纠正，输血速度即应减慢，输液量应减少，并应及时使用利尿药。如果血压高达 140/90mmHg 以上，则应紧急利尿。每小时用速尿 40mg，使血压下降至 140/90mmHg 以下，但强力利尿后又可能使血压下降，应注意监测。

（3）三磷酸腺苷（ATP）的应用　ATP 减少是休克时导致线粒体功能减低，免疫系统抑制的主要原因，通常外源给予 ATP 难以通过细胞膜，休克时细胞膜通透性亢进，给予 ATP 和

$MgCl_2$，可被摄入肝细胞内，使休克存活率升高。目前休克治疗中常以能量合剂的形式应用：ATP（20mg），辅酶 A（50U），细胞色素 C（15~30mg），加入 5%~10% 葡萄糖 500mL 中静滴（细胞色素 C 可引起过敏反应，可以不用）。

（4）葡萄糖 休克晚期血糖值明显下降，是休克时的乏氧代谢，葡萄糖氧化不全，能量不足导致葡萄糖的低率利用和消耗增加所致。严重休克伤员静注高渗葡萄糖，可明显改善心脏功能。将葡萄糖和胰岛素及氯化钾联合应用（GIK 液），即 10% 葡萄糖 500mL 加胰岛素 12U 加 10% KCl（10mL）静滴，可增强葡萄糖的氧化作用，能保护细胞膜，促进细胞功能恢复，血压可明显上升，有利于休克的好转。有人主张休克早期应少用或不用葡萄糖，因休克时处于应激状态，血糖并不降低，输糖浓度高，可造成利尿丢失体液，降低电解质浓度。但在代偿期，输糖可缓解失代偿症状。

（5）调整体位 休克伤员应注意采用合理的体位，如有颅内伤或胸部伤，可用平卧位；若心脏功能不好，可将下肢、头部和躯干各抬高 30°，以利下肢静脉回流和改善呼吸。此外，注意保持环境安静、镇静、止痛、保暖，高温季节应注意通风、降温等，对休克的救治均很重要。

第二节 脂肪栓塞综合征

脂肪栓塞综合征是指人体严重创伤骨折或骨科手术后，骨髓腔内游离脂肪滴进入血液循环，在肺血管床内形成栓塞，引起一系列呼吸、循环系统的改变。病变以肺部为主，表现为呼吸困难、意识障碍、皮下及内脏瘀血和进行性低氧血症为主要特征的一组症候群。此综合征多发于长管状骨的骨折，尤其是多段股骨干骨折和骨折行髓内针固定术后，也可发生于行人工关节置换术患者，其发生率约占长管状骨骨折的 1%。但有时是伤后突然暴发脑部症候，迅速昏迷导致死亡的一种严重创伤并发症。

【病因病理】

脂肪栓塞综合征发生主要为严重创伤多发骨折和骨折手术之后。也偶见于普通外科手术、一些内科疾病、高空飞行、胸外心脏按压等。其发病机理以机械和化学的联合学说为目前所公认。

1. 机械学说 骨折后，骨髓内脂肪滴释出，由于骨折局部血肿形成，或骨科手术操作如髓内针固定造成髓腔内压力增加，使脂肪滴进入破裂的静脉血流中，因为脂肪滴进入血流和创伤后机体的应激反应，使血液流变学发生改变，如血小板、红细胞、白细胞和血脂质颗粒，均可聚集在脂肪滴表面。加之，组织凝血活酶的释放，促发血管内凝血，纤维蛋白沉积，使脂肪滴体积增大不能通过毛细血管，而在肺血管床内形成脂肪栓塞，造成机械性阻塞。

2. 化学学说 创伤骨折后，机体应激反应通过交感神经－体液效应，释放大量儿茶酚胺，使肺及脂肪组织内的脂酶活力增加。在肺脂酶作用下发生水解，产生甘油及游离脂酸，过多的脂酸在肺内积聚，产生毒副作用，使肺内毛细血管通透性增加，而致肺间质水肿，肺泡出血，致肺不张和纤维蛋白栓子形成的一系列肺部病理改变，即化学性肺炎。

脂肪栓塞综合征的发生与创伤的严重程度有一定关系。创伤骨折越严重，脂肪栓塞发生率愈高，症状也愈严重。甚至可以栓塞全身各脏器，但阻肺、脑、肾栓塞在临床上较为重要。

【临床表现与诊断】

1. 临床表现通常分为三型

（1）暴发型　其特点是损伤后早期出现脑部症状，迅速发生昏迷。创伤后的潜伏期很短，某些病例可能在入院时即已因脂肪栓塞而发生神志不清或昏迷。此类型的死亡率甚高，仅有少数病例生前得到确诊，多数在尸检时才能做出诊断。

（2）临床型　即有典型的脂肪栓塞综合征的表现。一般在伤后有 1~2 天的潜伏期，可无任何症状。此后便会出现一系列的症状，包括严重脑部症状，特别是谵妄、昏睡甚至昏迷，有时还伴随其他神经系统症状和体征。呼吸系统症状为低氧血症，有呼吸困难或呼吸次数增加以及咳嗽、咳痰等症。体温迅速上升，心动过速以及腋部、上胸部或黏膜下有出血斑点。

（3）亚临床型　即有脂肪栓塞综合征的部分症状，症状一般轻微，此型临床最多见。按其症状表现又有以下四种情况：①无呼吸系统症状者，脑部症状较轻微，主要有发烧，心动过速及皮肤出血点；②有呼吸系统症状而无脑及神经系统症状者，临床主要表现为呼吸困难，低氧血症，发烧，心动过速及皮肤出血点；③无明显脑及呼吸系统症状者，主要表现为皮下出血点，发烧及心动过速；④无皮肤黏膜出血点者，主要表现为发烧，心动过速，脑症状及呼吸困难或有或无。

2. 临床诊断主要根据以下几点

（1）主要诊断标准　呼吸系统症状和肺部 X 线多变的进行性肺部阴影改变，典型的肺部 X 线可见"暴风雪状"阴影（非胸部损伤引起）；点状出血常见于头、颈及上胸等皮肤和黏膜部位；神志不清或昏迷（非颅脑损伤引起）。

（2）次要诊断标准　血氧分压下降，低于 8kPa 以下；血红蛋白下降，低于 100g/L 以下。

（3）参考标准　心动过速，脉率快（120 次/分以上）；发热或高热（38℃~40℃）；血小板减少；尿、血中有脂肪滴；血沉增快（大于 70mm/h）；血清脂酶增加；血中游离脂肪酸增加。

在上述标准中主要标准有一项，而次要标准和参考标准有四项以上时可确定临床诊断。无主要诊断标准，只有一项次要诊断标准及四项以上参考标准者，可疑为隐性脂肪栓塞综合征。

【治疗】

脂肪栓塞综合征轻者有自然痊愈倾向，而肺部病变明显的患者经呼吸系统支持疗法，绝大多数可以治愈。对暴发型，病情危笃，若不及时采取有力措施，则死亡率较高。到目前为止，尚无一种药物可以直接溶解脂肪，消除脂栓，因此均应以症状治疗为主。主要措施是对重要脏器（肺、脑）的保护，纠正缺氧和酸中毒，防止各种并发症。以往治疗由于把重点放在血中脂肪酶活动和红细胞积聚等问题上，对其病理生理基础上引起的一系列病理变化缺少针对措施，因而疗效不够理想。近年来主张把治疗重点放在肺和中枢神经方面，尤其把纠正低氧血症，支持呼吸功能作为重点，效果较以前好。

1. 呼吸支持疗法

（1）部分症候群　可以鼻管或面罩给氧，使氧分压维持在 9.33~10.67kPa 以上即可，创伤后 3~5 天以内应定期行血气分析和胸部 X 线检查。

（2）典型症候群　应迅速建立通畅气道，暂时性呼吸困难可先行气管内插管，病程长者应行气管切开。进行性呼吸困难、低氧血症患者应尽早择用机械辅助通气。

2. 药物疗法

（1）激素 主要作用在于降低毛细血管通透性，减轻肺间质水肿，稳定肺泡表面活性物质。因此在有效的呼吸支持下血氧分压仍不能维持在 8kPa 以上时，可应用激素。一般采用大剂量氢化可的松，每日 1.0~1.5g，连续用 2~3 天，停药后副作用小。

（2）抑肽酶 其主要作用可降低骨折创伤后一过性高脂血症，防治脂栓对毛细血管的毒副作用。抑制骨折血肿内激肽释放和组织蛋白分解，减慢脂肪滴进入血流的速度，并可对抗血管内高凝和纤溶活动。治疗剂量，每日用 100 万 KIU，可获良好作用。

（3）高渗葡萄糖 单纯高渗葡萄糖或葡萄糖加氨基酸，或葡萄糖加胰岛素，对降低儿茶酚胺的分泌，减少体脂动员，缓解游离脂肪酸毒性均有一定效果。使用时可采用常规用量。

（4）清蛋白 它能与游离脂肪酸结合，使脂肪酸毒性大大降低，故对肺脂栓有良好治疗作用。

（5）其他药物 肝素、低分子右旋糖酐、氯贝丁酯等的应用尚无定论，应用时必须严密观察。

（6）抗生素 选用正确抗生素，按常规用量，预防感染。

3. 辅助治疗

（1）脑缺氧的预防 为保护脑功能，保证减少脑组织和全身耗氧量，降低颅内压，防止高温反应等作用，应给予头部降温或进行冬眠疗法。更重要的是纠正低氧血症。

（2）骨折的治疗 需根据骨折的类型和患者的一般情况而定，对严重患者可作临时外固定，对病情许可者可早期行内固定。

第三节 挤压综合征

挤压综合征是指四肢或躯干肌肉丰厚部位，遭受重物长时间挤压，解除压迫后，出现的肢体肿胀、肌红蛋白血症、肌红蛋白尿、高血钾、急性肾功能衰竭和创伤性休克等综合征。

【病因病理】

挤压综合征多发生于房屋倒塌、工程塌方、交通事故等意外伤害中，战时或发生强烈地震等严重自然灾害时可成批出现。

1. 肌肉缺血坏死 挤压综合征的肌肉病理变化与筋膜间隔区综合征相似。患部肌肉组织遭受较长时间的压迫，在解除外界压力后，局部可恢复血供。但由于肌肉受压缺血产生的类组胺物质可使毛细血管通透性增加，从而引起肌肉发生缺血性水肿，肌内压上升，肌肉血循环发生障碍，形成缺血-水肿恶性循环，最后使肌肉神经发生缺血性坏死。

2. 肾功能障碍 由于肌肉缺血坏死，大量血浆渗出，造成低血容量性休克，肾血流量减少。休克和严重损伤诱发应激反应释放亲血管活性物质，使肾脏微血管发生强而持久的痉挛收缩，致肾小管缺血，甚至坏死。肌肉坏死产生大量肌红蛋白、肌酸、肌酐和钾、磷、镁离子等有害的代谢物质，同时肌肉缺血缺氧和酸中毒可使钾离子从细胞内大量逸出，导致血钾浓度迅速升高。外部压力解除后，有害的代谢物质进入体内血液循环，加重了创伤后机体的全身反应。在酸中毒和酸性尿状态下，大量的有害代谢物质沉积于肾小管，加重对肾脏的损害，最终导致急性肾衰的发生。

【临床表现与诊断】

1. 局部症状 伤部压力解除后，伤处疼痛与肿胀，皮下瘀血，皮肤有压痕，皮肤张力增加，受压处及周围皮肤有水泡。伤肢远端血循环状态障碍，部分患者动脉搏动可以不减弱，毛细血管充盈时间正常，但肌肉组织等仍有缺血坏死的危险。伤肢肌肉与神经功能障碍，如主动与被动活动及牵拉时出现疼痛，应考虑为筋膜间隔区内肌群受累的表现。皮肤感觉异常，检查皮肤与黏膜有无破损、胸腹盆腔内器官有无损伤等并发症。

2. 全身症状

（1）休克 少数患者早期可能不出现休克，或者休克期短暂未被发现。大多数患者由于挤压伤剧痛的刺激，组织广泛的破坏，血浆大量的渗出，而迅速产生休克，且不断加重。

（2）肌红蛋白血症与肌红蛋白尿 这是诊断挤压综合征的一个重要依据。患者伤肢解除压力后，24 小时内出现褐色尿或自述血尿，同时尿量减少，比重升高，应考虑是肌红蛋白尿。肌红蛋白在血与尿中的浓度，待伤肢减压后 4 ~ 12 小时达到高峰，以后逐渐下降，1 ~ 2 日后恢复正常。

（3）高血钾症 肌肉坏死，细胞内的钾大量进入循环，加之肾衰排钾困难，在少尿期血钾可每日上升 2 mmol/L，甚者 24 小时内升高至致命水平。高血钾同时伴有高血磷、高血镁及低血钙，可以加重血钾对心肌抑制和毒性作用，应连续监测。少尿期患者常死于高血钾症。高钾血症的临床表现主要有精神恍惚，烦躁不安，对事物反应迟钝，全身软弱，唇周围或肢体麻木，腱反射减弱或消失，心搏缓慢，可出现心律不齐，甚至心搏骤停而死亡。

（4）酸中毒及氮质血症 肌肉缺血坏死后，大量磷酸根、硫酸根等酸性物质释出，使体液 pH 值降低，导致代谢性酸中毒。严重创伤后组织分解代谢旺盛，大量中间代谢产物集聚体内，非蛋白氮与尿素氮迅速升高，临床上可出现神志不清，呼吸深大，烦躁口渴，恶心等酸中毒与尿毒症等一系列表现。

3. 实验室检查

（1）血尿常规检查 提示有代谢性酸中毒、高钾血症、肌红蛋白血症、肌红蛋白尿与肾功能损害。休克纠正后首次排尿呈褐色或棕红色，为酸性，尿量少，比重高，内含红细胞、血与肌红蛋白、白蛋白、肌酸、肌酐和色素颗粒管型等。每日应记出入量，经常观测尿比重，尿比重低于 1.018 以下者，是诊断急性肾衰的主要指标之一。多尿期与恢复期尿比重仍低，尿常规可渐渐恢复正常。

（2）血色素、红细胞计数与红细胞压积 估计失血、血浆成分丢失、贫血或少尿期尿潴留的程度。

（3）血小板与出凝血时间 可提示机体出凝血、纤溶机制的异常。

（4）谷草转氨酶（GOT）、肌酸激酶（CPK）测定 肌肉缺血坏死所释放的酶，可了解肌肉坏死程度及其消长规律。GOT > 1 万 U/L，CPK > 1 万 U/L，即有诊断价值。

（5）血钾、血镁、血肌红蛋白测定 了解病情的严重程度。

【治疗】

挤压综合征是骨伤科的危、急、重症，应做到早期诊断，积极救治，早期切开减压与防治肾衰。凡重压超过1小时以上者，均应按挤压综合征处理，密切注意其变化，积极防治并发症。

1. 现场急救处理

（1）医护人员迅速进入现场，尽早地解除重物对患者的压迫，避免或降低本病的发生。

（2）患肢制动，减少坏死组织分解产物的吸收与减轻疼痛，强调活动的危险性。

（3）患肢用凉水降温或裸露在凉爽的空气中。禁止按摩与热敷，防止组织缺氧进一步加重。

（4）不要抬高患肢，避免降低其局部血压，影响血液循环。

（5）患肢有开放性伤口和活动性出血者应止血包扎，但避免使用加压包扎法和止血带。

（6）凡受压患者一律饮用碱性饮料（每8～10g碳酸氢钠溶于1000mL水中，再加适量糖与食盐），碱化尿液，避免肌红蛋白与酸性尿液作用后在肾小管中沉积。如不能进食者，可用5%碳酸氢钠150 mL静脉点滴。

2. 患肢处理

（1）早期切开减压　其适应证为：①有明显挤压伤史；②患肢明显肿胀，局部张力高，质硬，有运动和感觉障碍者；③尿肌红蛋白试验阳性（包括无血尿时潜血阳性）或肉眼见有茶褐色尿。

切开可使筋膜间隔区内组织压下降，改善静脉回流，恢复动脉血供，防止挤压综合征的发生或加重。如肌肉已坏死，清除坏死组织，同时引流可防止坏死分解产物进入血液，减轻中毒症状，减少感染的发生或减轻感染程度。切开后伤口用敷料包扎时，不能加压。如伤口渗液量多，应保证全身营养供给，防治低蛋白血症。

（2）截肢　其适应证为：①患肢肌肉已坏死，并见尿肌红蛋白试验阳性或早期肾衰的迹象；②全身中毒症状严重，经切开减压等处理仍不见症状缓解，已危及患者生命；③患肢并发特异性感染，如气性坏疽等。

3. 全身治疗

（1）急性肾功能衰竭的治疗　对挤压综合征患者，一旦有肾功能衰竭的症状，应及早进行透析疗法。本疗法可以明显降低由于急性肾衰所致高钾血症等造成的死亡，是一个很重要的治疗方法。有条件的医院可以作血透（即人工肾）。腹膜透析操作简单，对大多数患者亦能收到良好效果。

（2）其他治疗　纠正电解质紊乱，随时监测血钾、钠、氯和钙的浓度，严格控制使用含钾量高的药物和食物，不用长期库存血；发生酸中毒立即给予纠正；增进营养，给予高脂高糖低蛋白质食物；正确应用抗生素防治感染等。

4. 预防　由于挤压综合征的病死率较高，对于肢体挤压、砸、轧伤后，预防急性肾功能衰竭和挤压综合征的发生，是迫切的重要问题。预防措施如下。

（1）伤后补液（乳酸钠林格液）　伤后尽快补液十分重要，如胶体液可使用血浆或右旋糖酐。输液量的计算可按下述公式：每1%受压面积输入胶体液80～100mL，每受压1小时，每千克体重补液3～4mL，加24小时需量1500mL计算，为伤后第1日补液量，以后根据情况调整。对已发生挤压综合征者，则不能按上述公式计算，并控制输液量。

（2）碱化尿液　由于挤压综合征常有酸中毒，故早期补充血容量时，应用碱性药物以碱化尿液,预防酸中毒,防止肌红蛋白与酸性尿液作用后在肾小管中沉积。可静脉输入5%碳酸氢钠,每日维持摄入或输入量在25~30mg。

(3)利尿 在血压稳定之后,可进行利尿,使在肾实质受到损害之前,有较多的碱性尿液通过肾小管,增加肌红蛋白等有害物质的排泄。可选用20%甘露醇快速静脉输入,其高渗透压作用可使肾脏血流增加,使肾小球滤过率增加,肾小管保持充盈状态,减轻肾间质水肿,防止肾小管中凝集物沉淀,从而保护肾脏功能,因此宜在挤压砸伤后早期应用。

(4)解除肾血管痉挛 组织挤压伤后,血液中肾素、组胺等收缩血管物质浓度增加,使肾脏血管收缩痉挛。早期与输入甘露醇同时,可加入血管扩张药物以解除肾血管痉挛,增加肾血流。

第四节 多器官功能障碍综合征

多器官功能障碍综合征(multiple organ dysfunction syndrome,MODS)是指在创伤、休克、感染等原发因素下同时或先后发生两个或两个以上器官或系统功能障碍或衰竭。包括急性呼吸窘迫综合征(ARDS)、肠道屏障功能障碍、心功能障碍、急性肾衰竭(ARF)和急性肝衰竭(AHF)等。

20世纪70年代,Tilney和Baue都曾发现有很多手术后患者发生了除手术器官或解剖部位以外的其他器官或系统的功能衰竭,而这种衰竭的病理学改变并不是因原发疾病而有特异性,并通常呈序贯发生。后来,Eiseman根据前人的发现提出多器官功能衰竭(multiple organ failure,MOF)一词,一直沿用至今。而MOF一般都属于疾病的终末期,为了达到早期发现、早期治疗以降低病死率的目的。1991年,美国胸科医生学会和危重医学学会(ACCP/SCCM)提出MODS这一概念。MODS是一种全身性的病理反应,表示由轻到重,由代偿到失代偿的发展过程,区别于肺心病、肝肾综合征等一种器官病变后引起另一种器官的功能障碍,同时器官的机械性损伤以及临终病人的器官功能衰竭亦不属于MODS。

【病因病理】

1. 病因 非感染性和感染性损伤因素均可导致MODS的发生,其中非感染性损伤因素包括严重创伤、冻伤或大面积烧伤(无菌期)、大量失血、非感染性休克或心跳呼吸骤停经复苏后、严重出血坏死性胰腺炎、绞窄性肠梗阻、输液、输血及用药错误等;感染性损伤因素包括全身感染、严重感染、感染性休克等。

2. 病理

(1)炎症反应过度学说 多脏器功能不全和衰竭的发病机制在近年有不少的研究,但至今尚未完全明了。当机体受到严重的损害,防御性地发生剧烈反应,即发生全身炎症反应综合征(systemic inflammatory response syndrome,SIRS)。此时体液内出现大量细胞因子、炎症介质及其他病理性产物,并引起酶类失常和氧自由基过多。若SIRS失控,则自身就会不断强化这一过程,最终对细胞组织造成各种损害作用,并引起器官功能障碍,最终导致多脏器功能不全和衰竭。

初次损伤所带来的损伤不一定非常严重,可使各种免疫细胞、内皮细胞以及单核-吞噬细

NOTE

胞系统处于应激状态，增强机体的防御能力。而后在各种因素的损害下带来的第二次损伤可能成倍地扩增这种炎症反应，导致大量炎症介质被释放。随之引起低血压，微循环障碍，心肌受到抑制，内皮细胞损伤，血液高凝且血管通透性增加。若再加上组织缺血－再灌注损伤，则曾受缺血损害的细胞发生凋亡，可使器官功能失常。

（2）**抗炎反应与促炎反应失衡学说** SIRS 的转归取决于促炎、抗炎两类生物活性物质的博弈，在机体产生 SIRS 的同时，由于抗炎介质释放过量，引起机体的免疫系统的功能遭到抑制，机体变得更容易感染，发生代偿性抗炎症反应综合征（compensatory anti - inflammatory response syndrome，CARS）。SIRS 与 CARS 的平衡能保持机体内环境的相对稳定。当 SIRS > CARS 时，细胞因子的作用由保护转为损伤，导致 MODS 的发生。而 SIRS < CARS 时，全身免疫功能低下，容易引起全身感染而进一步导致 MODS。

（3）**肠道动力学说** 虽然近年来，非感染性损伤所导致的 MODS 越来越被重视，但长期以来严重感染以及感染性休克仍是诱发 MODS 的重要原因之一。而肠道作为机体细菌和内毒素的储存处，是 MODS 菌血症的主要来源。尽管原始损伤因素不尽相同，但组织持续处于低灌注的状态，肠道黏膜因缺血而导致其机械屏障结构的损伤，肠黏膜通透性提高，可以促使细菌和内毒素进入体循环。同时肠黏膜内的免疫细胞释放大量炎症介质，加重 MODS。

（4）**应激基因学说** Toll 样受体（Toll - like receptors，TLR）是人体固有免疫系统用于识别病原相关分子模式的主要受体，当病原微生物入侵机体，可通过免疫系统的各细胞的 TLR 识别，导致致病因子信号传导，产生炎症反应。个体的细胞因子多态性会影响机体出现过度或是低下的炎症反应，同时 MODS 的死亡危险性又与 TNF - α 和 TNF - β 的基因表达有关。此外缺血－再灌注损伤这一过程可刺激应激基因的表达，加速 MODS 的发病过程。

【临床表现与诊断】

1. 临床类型

（1）**速发型** 速发型是指在原发急症发病 24 小时之后同时有两个或更多的器官系统发生功能障碍，如急性呼吸窘迫综合征（ARDS），急性肾功能衰竭（ARF），和弥散性血管内凝血（DIC）。其中又以 ARDS 发生率最高，主要是因为全身组织在回流中的许多代谢产物在肺内被吞噬、转化和灭活，创伤或感染产生的大量坏死组织以及内毒素刺激肺巨噬细胞、补体系统等，直接对肺造成损害，同时也释放血管活性物质及炎症介质，削弱肺的防御功能，使细菌更容易从呼吸道入侵。患者常常由于呼吸衰竭继而发生其他器官系统的功能障碍和衰竭。但是由于原发急症特别严重，导致 24 小时以内病人因器官衰竭而死亡的，一般归于复苏失效，不列为 MODS。

（2）**迟发型** 迟发型是先发生一个重要系统或器官的功能障碍，经一定的处理后略有缓解，处于一个近似稳定的时期，但随后发生更多的器官系统功能障碍。

2. 诊断 MODS 的诊断尚无统一的标准。需结合病因及临床表现综合分析。另外特别需要关注 SIRS 的表现。各系统器官的功能障碍在临床上表现不尽相同，有的在早期就有明显的临床表现，有的则要待病变进展到一定的严重程度才能表现。心血管、肺、脑和肾的功能障碍表现大多早于肝、胃肠和凝血系统等功能障碍。在机体受到损伤因素刺激后，结合临床表现并尽早使用生物学化验、影像和介入性监测方法、心电学检查，有助于早期并准确地发现 MODS（表 4 - 3）。

SIRS 表现：SIRS 诊断需具有以下两种或以上表现：体温 >38℃ 或 <36℃；心率 >90 次/分；呼吸 >20 次/分或 $PaCO_2$ <32mmHg；白细胞计数 >12×10^9/L 或 <4×10^9/L，或幼稚杆状核细胞 >10%。

表 4-3　列出常用的 MODS 初步诊断指标

脏器	疾病	临床表现	检测
心脏	急性心力衰竭	心动过速，心律失常	心电图异常
外周循环	休克	无血容量不足的情况下血压降低，肢端发凉，尿少	平均动脉压降低，微循环异常
肺	急性呼吸窘迫综合征	进行性呼吸加快、窘迫，发绀，需吸氧和辅助呼吸	血气分析有氧降低等，监测呼吸功能异常
肾	急性肾衰竭	无血容量不足的情况下尿少	尿比重持续在 ±1.010，尿钠、血肌酐增多
胃肠	应激性溃疡	进展时呕血、便血	胃镜检查见病变
	肠麻痹	腹胀，肠音弱	
肝	急性肝衰竭	进展时呈黄疸，神志失常	化验肝功能异常，血胆红素增多
脑	急性脑功能衰竭	意识障碍，对语言、疼痛刺激等反应减退	
凝血功能	弥散性血管内凝血	进展时有皮下出血瘀斑、呕血、咯血等	血小板减少，凝血酶原时间和部分凝血活动酶时间延长，其他凝血功能试验也可异常

【治疗】

MODS 是一种临床急症，首先应保持气道、呼吸和循环的畅通，稳定病情，积极寻找并控制感染源。由于对其病理过程缺乏富有成效的遏制手段，所以目前主要以器官功能支持及综合治疗为主，且患者具有相当高的死亡率。预防 MODS 的发生显得比治疗更为重要。因此，有效预防其发生是提高危重病人救治成功率的重要措施。

1. 积极治疗原发病　积极控制原发疾病，是有效预防和发现 MODS 的必要条件。对于原发病的积极治疗，目的不仅在于抢救病人生命，更是为了阻断因原发病引起的各种炎症反应及细胞因子的释放，从而避免机体组织遭到损害。

2. 重点监测病人的生命体征　生命体征是较其他理化检查更容易被早期临床发现，也最容易反映病人器官或系统变化的征象。往往生命体征的变化早于实验室检查的结果。对可能发生 MODS 的高危病人，尤其应当注意心率、血压、体温、血氧饱和度的变化。必要时需要进一步扩大监测的范围，动态的观察这些生命体征变化，有助于早期发现 MODS，及早对 MODS 的发展趋势做出判断。

3. 感染控制　感染是引起 MODS 的重要病因，抗感染治疗在 MODS 防治中非常重要。早期应做到详细的理化检查，对细菌进行培养，包括对患者各种置管的培养以获得相关药物的敏感信息。同时加强对导管的护理、无菌操作等。明确感染病灶之前，经验性治疗尤为必要，并在确定病原菌后需及时调整用药。对明确的感染病灶，应采取各种措施使其局限化，及时做充分的脓肿引流、清除坏死和感染组织、清除空腔脏器异物等，以减轻脓毒症。

4. 及早治疗首先发生功能障碍的器官　一旦发生 MODS，早期进行治疗干预是阻断疾病发展的关键，往往单个器官功能障碍治疗的效果优于对多个器官功能障碍的治疗。

5. 多系统支持治疗 MODS 治疗除了针对原发损害治疗外，各系统支持治疗也是必需的。

（1）呼吸支持 患者在 ARDS/MODS 阶段，多因呼吸肌不能维持气体交换发生呼吸衰竭，而需要机械替代或辅助呼吸机工作治疗。ARDS 机械通气有助于缓解全身组织缺氧，维持肺容量。不适当的机械通气可以放大肺部炎症反应，加快炎症介质由肺部向其他系统移位，加重 MODS。故近来研究显示，小潮气量加最佳呼气末正压通气（PEEP）的保护性肺通气策略可降低 ARDS/MODS 的死亡率。

（2）循环支持 维持重要脏器的血液供应是循环支持的目的，其主要方法保证氧气供应、抗休克，运用血管活性药物及正性肌力药物。必要时辅以主动脉内球囊反搏或体外膜肺氧合等机械循环辅助治疗手段。

（3）肾脏支持 ARF/MODS 后早期就需要有效的支持治疗，积极控制原发疾病的同时，避免使用肾毒性药物，纠正因 ARF 少尿期引起的肺水肿、脑水肿，调节水钠代谢、纠正高钾、代谢性酸中毒状态。肾脏替代性治疗包括血液透析、腹膜透析及连续性肾脏替代疗法（continuous renal replacement therapy，CRRT）。

（4）胃肠及营养支持 胃肠低灌注是严重脓毒症及 MODS 时最重要的病理生理变化，为防止肠道细菌的移位，需保持肠黏膜的有效灌注，维护肠黏膜的屏障功能。更重要的是为细胞代谢提供所需能量及底物，维持器官结构和功能。尽早运用具有免疫调节功能的肠内营养配方（精氨酸、谷氨酰胺、鱼油），应用生长激素和静脉脂肪乳能中和胃酸，可减少胃酸分泌，保护胃肠激素释放，提供必需的营养素，并促进蛋白质合成，改善氮平衡，减少感染的发生率并降低出血的风险。但需要注意的是应激性高血糖需要被全程控制和关注。

（5）改善凝血功能 主要目的是治疗 DIC，研究显示积极监测凝血功能中的纤维蛋白降解产物（FDP）及 D–二聚体不仅可以早期发现 DIC，也可用于评估 DIC 治疗的效果。控制病因和凝血因子的补充是 DIC 治疗的两个基础，而抗凝和抗纤溶治疗是关键，需要视 DIC 不同阶段而个体化应用。小剂量肝素的应用（1 万～2.5 万 U/d）是当前 DIC 治疗的新观点，可以降低实验室监测的频率，防止输液过多和出血等副作用。

第五节　血栓栓塞性疾病

血栓栓塞性疾病是指各种内在或外在因素导致动、静脉血管内血栓形成，从而导致组织、器官功能受到损害的一类疾病。在创伤病人中，静脉血栓栓塞症（venous thromboembolism，VTE）是血栓栓塞性疾病中引起病人发病和死亡的最主要并发症，其包括深静脉血栓形成（deep venous thrombosis，DVT）和肺血栓栓塞症（pulmonary thromboembolism，PTE）。

【病因病理】

血栓的形成与脱落是 VTE 的主要病因。活体血管内血液成分形成固体凝块的过程称为血栓形成，其形成的固体凝块称为血栓（thrombus）。19 世纪 Virchow 提出了血栓形成的三联征，即血液的高凝状态，血管壁的损伤及静脉血流滞缓。创伤可引起血小板反应性改变，具有强烈抗凝作用的蛋白 C 减少，造成继发性高凝状态；创伤后导致损伤的内皮细胞产生促凝物质，启动内源性凝血途径；创伤病人因长期卧床，活动受限，下肢血流相对处于滞缓状态；此些因素协同作用更易导致血栓的形成。90%PTE的血栓来源于下肢深静脉，低位的血栓，即血栓位于膝关节以下很少发生PTE；高位的血栓，即累及股静脉、髂静脉及下腔静脉，50%可发生PTE。

【临床表现与诊断】

1. 临床表现

（1）DVT的症状与体征   半数以上的下肢DVT患者无自觉症状和明显体征，当血栓阻塞静脉管腔造成静脉回流障碍及浅静脉压升高后，可发生局部组织的肿胀、周径增粗以及浅表静脉的曲张；血栓导致的血管壁炎症可引起相应局部组织的疼痛或压痛，常发生在小腿肌肉、腘窝、腹股沟下方等。严重静脉栓塞者患肢皮肤可呈青紫，称"股青肿"，提示静脉广泛性血栓形成。可测量双侧下肢的周径来判断其差别，进行大腿、小腿周径测量时应分别选择髌骨上缘以上15cm，髌骨下缘以下10cm处，双侧相差>1cm才考虑有临床意义。

（2）PTE的症状与体征   PTE的症状多种多样，但均缺乏特征性，症状的严重程度亦有很大差别。从栓塞的部位范围以及病人过往本身心肺功能的状态主要可表现为：①不明原因的呼吸困难及气促，活动后更为明显；②胸痛，包括胸膜炎样疼痛及心绞痛样疼痛咯血，少量咯血多见；③咳嗽咯血，干咳、少量咯血多见；④惊恐烦躁甚至濒死感；⑤心悸发热等。前三者常被作为PTE"三联征"。少量和小支的肺栓塞可不引起肺循环功能改变，大块血栓栓塞肺动脉或其主要分支可引起急性右心室扩张、急性肺心病以致死亡。

2. 诊断

（1）DVT的诊断   依据病史及临床表现，并可应用以下辅助检查手段：

1）多普勒超声   最常用的检测手段，二维超声显像可直接显示大静脉内的血栓，该项检查对近端DVT诊断的阳性率可达95%；而对远端者诊断敏感性仅为50%~70%。

2）放射性核素检查 ^{125}I纤维蛋白原扫描对腓肠肌内的深静脉血栓形成的阳性率可高达90%，而对近端的特异性较差，且注入放射性核素后需要滞后48~72小时方能显示结果。

3）深静脉造影   从足部浅静脉内注入造影剂，若出现静脉充盈缺损，即可做出定性及定位诊断。

4）阻抗容积描记法（IPG）和静脉血流描记法（PRG）适用于诊断腘静脉近侧的深静脉主干的静脉血栓形成，对检测腓肠肌静脉丛血栓或已形成侧支的陈旧性血栓敏感性较差。

（2）PTE的诊断   参考中华医学会呼吸分会肺栓塞学组制定的《肺血栓栓塞症的诊断与治疗指南（草案）》，将PTE患者的诊断分为三个步骤：

1）发现有PTE的临床表现，尤其高危病例出现不明原因的呼吸困难、胸痛、晕厥和休克、或伴有单侧或双侧不对称的下肢肿胀、疼痛等，应进行动脉血气分析、心电图、X线平片、心脏超声和血浆D-二聚体等检查，以发现临床可疑PTE患者。

2）对疑诊病例进一步检查以明确诊断，检查包括核素通气灌注扫描、螺旋CT肺动脉造影（CTPA）、磁共振肺动脉造影（MRPA）和肺动脉造影等。

3）对某一病例只要疑诊PTE，即应明确是否合并DVT，反之若是确诊DVT的病例也应明确是否存在PTE，并应积极寻找造成PTE的危险因素。

【治疗】

1. 一般处理与支持治疗   对于高度怀疑PTE的患者应进行严密监护，检测呼吸、心率、血压、心电图及血气分析的变化；卧床休息，避免用力，以免深静脉血栓脱落，并相应采取镇静、止痛镇咳等对症治疗。患者出现严重的低氧血症或呼吸衰竭情况时，均应采用氧疗纠正，或进行辅助呼吸支持；对于低血压或休克患者适当使用升压药物保持体循环。

2. 抗凝治疗 抗凝治疗可以有效地防止血栓再形成和复发，是 PTE 和（或）DVT 的基本治疗方法，常用的抗凝药物包括普通肝素、低分子肝素和华法林，抗血小板药物的抗凝作用不能满足 PTE 或 DVT 的抗凝要求。

3. 溶栓治疗 主要适用于大面积 PTE 发生休克或低血压的患者，对于血压和右心室运动功能均正常的病例，是否进行溶栓治疗尚存在争议。对于有活动性内出血和近期自发性颅内出血的病人是溶栓治疗的绝对禁忌证。溶栓的时间窗一般定位 14 天以内，若有明确溶栓指征的病例宜尽早开始溶栓治疗。常用的溶栓药物有尿激酶（UK）、链激酶（SK）和重组组织型纤溶酶原激活剂（rt－PA），以 2 小时为主的短程溶栓方案为主，较少使用长程溶栓治疗。

4. 手术治疗 对于 DVT 病期在 3 天内的中央型或混合型患者，现多用 Fogarty 带囊导管取栓，手术简便；对于血栓形成向近心端延伸并发肺栓塞者可考虑滤网成形术以预防血栓进一步脱落。急性 PTE 的患者经内科积极治疗后未有明显成效且情况紧急的患者，可考虑肺动脉血栓摘除术和导管肺动脉血栓吸出术。

5. 预防 预防血栓栓塞性疾病首先必须详细了解其在不同患者群或个体患者中的危险因素，在创伤病人中，这些危险因素常常是叠加的。已证实以下因素影响静脉血栓栓塞症的临床表现：如年龄、制动、VTE 病史、妊娠或临产前、口服避孕药、激素替代疗法、恶性肿瘤、VTE 家族史、遗传或获得性血栓形成倾向等。

对于存在危险因素，特别是同时存在多种危险因素的病人，更应当加强预防。预防的主要措施可分为：机械预防（如逐级加压袜、机械泵、腔静脉滤器等）和化学药物预防（常用药物有华法林、肝素及阿司匹林等）。

第六节 创伤后感染

创伤后感染是指机械性因子造成人体组织或器官损伤后，导致免疫功能紊乱或者失调，致病微生物侵入体内生长繁殖，从而造成局部或全身性炎性反应。

一、病因病机

创伤后感染的发生取决于四个因素：全身与局部因素、致病微生物因素、周围环境因素及医源性因素。

1. 全身与局部因素 创伤后全身免疫功能的降低是引起感染的主要原因。以往认为严重创伤后，人体免疫功能常发生不同程度的抑制现象，如中性粒细胞的趋化性降低，吞噬和杀死细菌功能下降，单核－巨噬细胞的吞噬、杀菌和产生细胞因子的能力降低；辅助 T 细胞减少，抑制 T 细胞增加，从而导致机体易发感染。目前的研究已经认识到，严重的创伤后机体免疫功能既可能低下，也可能亢进，即免疫功能紊乱或失调。

严重创伤后的早期，多种体液介质和各种免疫细胞都参与了早期炎症反应、补体系统的应

NOTE

答，如补体系统的活化对中性粒细胞、单核－巨噬细胞的功能起到调理作用。如果致伤因素使处于激发状态的炎症细胞释放大量炎性介质，例如吞噬细胞释放肿瘤坏死因子、白介素等，作用于某些靶细胞后，靶细胞释放新的介质，这样多级介质的不断释放称为"瀑布样反应"或"级联反应"，最终形成全身炎症反应综合征 SIRS，SIRS 是"免疫亢进"的表现，此时促炎反应占据优势，会导致自身细胞损伤，严重者可导致 MODS（多器官功能障碍综合征）。

2. 致病微生物因素　开放伤口常有细菌污染，细菌主要来源于周围的接触物，随后的感染可发生在以后的任何时候。感染的发生与致病微生物的毒力和数量有关。所谓毒力是指病原体形成毒素或胞外酶的能力和入侵、穿透以及繁殖的能力。毒力越大，感染的可能性越大；感染细菌的数量越多，感染的可能性就越大。清创最好在伤后 6 小时内进行，如条件不允许，可在有效抗感染药物的作用下推迟清创时间，可延长至 8 ~ 12 小时或更长时间，但不能超过 72 小时。

3. 周围环境因素　周围的环境因素对创伤后是否发生感染也有较大的影响。如炎热、潮湿的环境促进细菌的繁殖，污浊的空气可加大伤口感染的可能性。

4. 医源性因素　医源性因素往往成为伤后感染的重要原因。早期的外科处理不当，如清创不及时、不彻底、无效腔的残留，不严格的无菌技术，不合适的一期伤口缝合，抗感染药物的不合理应用，术后的护理不当，都是导致感染的医源性因素。

二、炎症反应与全身性感染

1. 局部炎症反应　当致病微生物进入人体后并增殖，激活局部炎症反应而形成临床感染。感染其实就是微生物侵入人体组织后引起的炎症反应。其临床特征性表现是：红、肿、热、痛。创伤后病人发生感染的部位可以是伤口、肺部、泌尿道、腹腔或人体的任何部位。其中以伤口、肺部、泌尿系统感染最常见。局部炎症反应形成后，白细胞与血管内皮细胞经黏附分子相结合并附着在血管内壁，内皮细胞收缩，内皮间隙增大，利于吞噬细胞移行至血管外，进入感染区域清除病原菌。局部炎症反应的作用是使侵入的致病微生物局限化并最终被清除。

2. 全身性感染　当局部炎症反应失去控制导致炎症的扩散，引发全身炎症反应综合征而成为脓毒症。患者多出现体温、呼吸、心率以及白细胞计数方面的改变，但这并不是感染的特异性表现，各种严重侵袭造成炎症介质的大量释放都可以引起全身效应。临床上以出现下述所列的两项或两项以上表现时，即为全身炎症反应综合征：①体温 >38℃ 或 <36℃；②心率 >90 次/分；③呼吸 >20 次/分或二氧化碳分压 <4.3kPa；④白细胞计数 $>12 \times 10^9/L$ 或 $<4 \times 10^9/L$，或未成熟粒细胞 >10%。

三、创伤后脓毒症

1. 定义　感染同时伴有全身炎症反应表现，如体温、呼吸、循环的改变称为脓毒症。

2. 临床表现　包括原发感染病灶、全身炎症反应及器官灌注不足三个方面。以发热最常见，体温可高达 40℃ 以上，年老体弱病人体温可无明显变化，同时伴有心率、呼吸的加快。原发感染病灶则多出现相应组织或器官感染后的临床征象，如腹痛、恶心、呕吐、尿痛、尿频、伤口的红肿热痛。但老年人、免疫抑制病人可能缺乏相应临床表现。脓毒症严重可引起组织、器官的灌注不足，影响呼吸、消化、循环等多个系统，如无法控制，最终出现脓毒性休克、多器官功能障碍、衰竭，导致死亡。

3. 诊断 临床有感染的证据，同时有全身炎症反应综合征的表现即可诊断。

4. 治疗 脓毒症主要从原发感染灶的处理、抗生素的合理应用、增加机体抵抗力方面着手治疗。

（1）感染灶的处理：伤口多有脓肿形成，及时切开引流，反复清创，切除坏死组织，清除异物，敞开无效腔，充分引流。

（2）抗生素的应用：开始可根据原发感染灶性质经验性选择抗生素，一般选用广谱或联合两种抗生素治疗。以后根据治疗效果、病情变化及细菌培养和药敏试验结果选择用药。全身真菌感染要停用广谱抗生素，选择抗真菌药物治疗。

（3）重症病人的处理：除抗菌药物的应用外，要加强监护，密切观察生命体征、24 小时出入量、神志、动脉血气分析等，维持生命体征的平稳。休克病人的早期复苏目标是平均动脉压维持在 65mmHg 以上，尿量 0.5mL/（kg·h），混合静脉血氧饱和度超过 65%。贫血、低蛋白血症病人可输悬浮红细胞、人血白蛋白改善状况，纠正水、电解质紊乱及酸碱平衡，控制血糖，处理基础疾病。

四、创伤后破伤风

1. 定义 破伤风是破伤风杆菌侵入人体后生长、繁殖并产生毒素引起阵发性肌肉痉挛的一种特殊感染。破伤风杆菌是一种厌氧杆菌，仅停留在伤口局部繁殖，生成溶血毒素和痉挛毒素两种外毒素。

2. 临床表现 潜伏期通常为 7 ~ 8 天，也可能短至 24 小时，长达数月、数年不等。初起可有头晕、乏力、出汗、腱反射亢进、咬肌酸痛等前驱症状，一般持续 1 ~ 2 天，随后出现肌肉持续收缩的典型表现。最先累及的是咬肌，然后依次累及面肌、颈项肌、背腹肌、四肢肌群、膈肌和肋间肌。咬肌累及则出现咀嚼不利、痛性强直、牙关紧闭。面部肌肉受累则出现"苦笑"面容。躯干肌群累及，出现腰部前凸、头足后屈，形如弓背，称为"角弓反张"。四肢肌肉受累痉挛，出现肘、膝弯曲、半握拳等不同姿态。发作时病人呼吸急促、面色发绀、口吐白沫、角弓反张、全身大汗，一般持续数秒、数分钟不等。病程通常在 3 ~ 4 周，重症在 6 周以上，第 2 周起发作频度下降，症状逐渐缓解。痊愈后的一段时间内，某些肌群仍有紧张及反射亢进表现。破伤风最常见的并发症是呼吸系统病变，如窒息、吸入性肺炎、肺不张。肌肉痉挛过强可引起肌肉撕裂、关节脱位、骨折等。呼吸肌的痉挛可导致机体处于缺氧、中毒状态，引起心动过速，时间过长可出现心衰，甚至心搏骤停。

3. 诊断 根据外伤史、典型的临床表现及无破伤风预防免疫注射史，一般可及时诊断。目前临床无直接测定破伤风毒素的方法，可采用被动血凝分析测定血清中破伤风抗毒素抗体水平，当抗毒素滴度超过 0.01A/mL 可排除破伤风。

4. 免疫预防 适用于咬伤、污染、清创不当或开放性损伤病人，临床上常见的锐器（针、刀、玻璃、剪刀、钉子、铁丝及木刺等）刺伤或割伤原则上术后常规应用抗生素及破伤风抗毒素预防感染。临床上常用破伤风抗毒素（TAT），1500IU 肌肉注射，创伤后超过 12 小时，剂量加倍，有效作用可维持 10 天左右。注射前必须做过敏试验，阳性者可脱敏注射，将 1mL 的 TAT 分成 0.1mL、0.2mL、0.3mL、0.4mL 以生理盐水分别稀释至 1mL，由小到大分次注射，每次间隔 0.5 小时。注射后如有面色苍白、皮疹、打喷嚏、关节疼痛、血压降低者，立即停止注射，并予皮下注射肾上腺素 1mg 或麻黄碱 50mg 治疗。

人体破伤风免疫球蛋白（TIG）是从人体血浆免疫蛋白中提纯或用基因重组技术制备的，注射后在体内存留 4~5 周，免疫效能是 TAT 的 10 倍。肌注剂量为 250~500IU。

5. 治疗 破伤风是极为严重的疾病，确诊后应立即送入监护病房，采取综合治疗措施。

（1）伤口的处理 在控制痉挛下，进行彻底清创，敞开伤口引流，予双氧水（过氧化氢）冲洗。如伤口愈合，则不需要清创。

（2）中和游离毒素 尽早使用 TIG 或 TAT，有利于缓解病情，缩短病程。当破伤风毒素与神经组织结合后，抗毒血清无中和作用。临床首选 TIG，肌肉内一次注射 3000~10000IU；选用 TAT，一般以 20000~50000IU 加入 5% 葡萄糖 500~1000mL 中静脉缓慢滴注。

（3）抗生素治疗 甲硝唑、青霉素对治疗破伤风最为有效。口服甲硝唑 0.5g，1 次/8 小时；或静滴 1g，1 次/12 小时，疗程 5~7 天。肌注或静脉滴注青霉素 120 万 IU，1 次/（6~8 小时），可与甲硝唑联合应用。

（4）减轻或解除痉挛 适量应用可待因、哌替啶解除肌肉持续收缩导致的剧痛。镇静剂可减少抽搐的频度及强度。常用静脉滴注地西泮 10mg，2~3 次/天；肌注苯巴比妥钠 0.1~0.2g。在气管插管条件下可使用肌肉松弛药，效果明显。

（5）保持呼吸道的通畅 病情严重的病人应予气管插管或气管切开，吸氧、辅助呼吸、清除呼吸道分泌物，维持良好通气。

（6）支持治疗 破伤风病人要给予高热量、高蛋白饮食，同时补充大量维生素；病情较轻病人可间歇进食或鼻饲进食；重症者因进食困难，肠外营养是最佳选择；维持水、电解质平衡。

五、创伤后气性坏疽

1. 定义 气性坏疽是由梭状芽孢杆菌引起的特异性感染，其产生的外毒素可引起严重的毒血症及肌肉组织的广泛坏死。

2. 临床表现 潜伏期 1~4 天，常在感染后 3 天发病。发病早期表现为患肢沉重感，伤口剧痛、胀裂感，难以忍受，止痛药物难以缓解。伤口有棕色、稀薄、浆液样腐臭液体渗出，患肢肿胀、皮纹消失、肤色苍白。随着肿胀的逐渐加剧，静脉回流受阻加重，肤色变为暗红色、紫黑色，并出现"大理石样"斑纹或含有暗红色液体的水疱。触及伤口周围可有"捻发音"，按压后可有气体和液体同时溢出。伤口周围肌肉广泛坏死，弹性消失，切割不出血。整个肢体水肿、变色、肤温低，最后坏死。

患者神清，也可有淡漠、不安甚至恐惧感。体温突然升高，高达 40℃，心率加快，呼吸急促，随着病情的发展，全身状况迅速恶化，晚期有严重的中毒症状，出现溶血性黄疸，外周循环衰竭，多脏器功能衰竭。

3. 诊断 伤口周围皮肤有"捻发音"；X 线片、CT、MRI 检查提示伤部肌肉群中有气体存在；伤口分泌物涂片检查显示白细胞少，且有大量革兰阳性粗短杆菌。

4. 治疗 早期认识与及时手术是治疗的关键。对高度怀疑的病人，应敞开伤口，即使伤口已经缝合，以 3% 过氧化氢反复冲洗伤口，密切观察病情，一旦确诊应立即手术并采取其他救治措施。

（1）手术治疗　一经确诊，在治疗并发症或抢救休克的同时行手术治疗。术前静脉滴注青霉素或甲硝唑，输血，纠正水、电解质紊乱和酸碱失衡。病变区域广泛切开，筋膜切开减压，坏死组织切除，直至出现鲜红色、流出鲜血的正常组织。伤口必须敞开，氧化剂反复冲洗或者湿敷。术后监测血 CPK 水平，若感染未控制，CPK 增高，提示肌肉坏死仍有进展，应 24 小时内再次清创。

如感染严重、发展迅速，不能控制，所受外伤导致患肢毁损严重，截肢可能是挽救生命的必要措施。截肢后要开放残端，氧化剂冲洗或湿敷。

（2）抗生素治疗　大剂量青霉素钠静脉滴注，每日 1000 万 ~ 2000 万 U，青霉素过敏者可用克林霉素。甲硝唑 500mg 静脉滴注，每 6 ~ 8 小时 1 次，对厌氧菌有效。

（3）高压氧治疗　可以增加组织的氧供，提高组织含氧量以抑制气性坏疽杆菌生长。治疗方案：2 ~ 3 次/天，一次持续 2 小时，治疗 3 日。首次治疗后，切除坏死组织，但不必做广泛清创，以后根据病情，重复清创。

第五章　颅脑创伤

重型颅脑创伤无论对社会，还是家庭，都是一场灾难！医护人员在面对颅脑创伤和（或）伴多发伤患者时，如能做出正确诊断，避免漏诊或误诊，及时有效地处理，将有利于提高抢救成功率，降低伤残率和死亡率；但鉴于重型颅脑创伤患者脑创伤的严重性和不可逆性，以及医疗资源的差异性，目前死亡率和伤残率都比较高。

第一节　颅脑创伤概述

【病因病理】

引起颅脑创伤的暴力分为两种：直接暴力和间接暴力。前者是指暴力直接作用于头部，这种创伤一般较重，临床上比较多见；后者是暴力作用于头部以外的部位（如脊柱或胸腹部等），将作用力再间接传递到颅底及其邻近的神经结构，临床上少见，这种创伤一般轻微，但有时也较重。

1. 直接暴力

（1）**加速伤**　加速伤是指运动物体使头部沿其作用力方向加速运动，从而产生撞击伤，颅脑创伤主要发生在受力作用部位时，称之为"加速伤"或"冲击部位伤（简称为冲击伤）"；即运动着的物体（如棍棒、铁器等）直接作用于静止的头部所造成的颅脑创伤。

（2）**减速伤**　减速伤是指处于运动状态的头部撞击于静止的物体上，如高处坠落、跌倒或紧急刹车时，使头部撞击于静止物体上而停止所造成的颅脑创伤，脑即可在着力部位受伤，也可在其对侧受伤，因而称之为"减速伤"或"对冲部位伤（简称为对冲伤）"。

（3）**挤压伤**　挤压伤是指由两个相对方向的暴力同时作用于头部所产生的颅脑创伤，如婴儿头部被产钳钳夹、汽车轮碾压伤者头部等。

2. 间接暴力

（1）**传导伤**　传导伤是指高空坠落时足或臀部着地，作用力沿脊柱传导至颅底，而此时颅底仍惯性向下运动，两力相互作用即可造成颅底创伤，如枕骨大孔和颅底附近出现骨折，致使小脑、延髓和颈髓上段等部位受伤。

（2）**挥鞭伤**　挥鞭伤是指作用力使躯干突然加速运动，因惯性原因头部运动落后于躯干部，造成头部过伸、过屈或产生挥鞭样运动；或高速行驶的汽车突然急停，身体运动停止，因惯性原因头部继续向前运动，致使颈椎过度前屈，再过度后伸，从而产生挥鞭样运动，致使颅颈交界处延髓、脑干或颈髓受伤。

（3）**胸部挤压伤**　胸部挤压伤是指作用力挤压胸部或胸腹部，造成胸腔内压突然升高，胸内、右心房、上腔静脉内的血液被挤向无静脉瓣的上半身静脉系统，特别是颈内静脉，其内血液反流并产生冲击波效应，引起脑出血和面、颈、胸、肩、臂等处弥漫性点状出血。

【临床表现与诊断】

应注意询问伤员受伤当时意识状态，有无昏迷，昏迷时间及深度，有无昏迷－清醒－再昏迷或由清醒至昏迷的过程；如昏迷病人，应询问是先跌倒而后昏迷，或是先昏迷而后跌倒，因为前者可能是创伤所致，而后者则是脑卒中所致；有无抽搐、呕吐；有无大小便失禁；伤后肢体能否活动；如发现一侧或双侧瞳孔散大时，应注意询问瞳孔散大准确时间、是伤后立即出现或是伤后逐渐出现等情况。

1. 体格检查

（1）生命体征　颅脑创伤时应及时检查并密切观察患者血压、脉搏、呼吸和体温的变化，对疾病诊断和判断病情变化有一定帮助；如库欣（Cushing）反应，又如患者伤口出血量少，但有休克表现，应考虑有合并伤存在，如肝脏破裂或其他内脏破裂等。

（2）意识状态　颅脑创伤患者一般都会出现意识障碍，意识障碍程度可反应颅脑创伤严重程度，观察其意识状态及其变化是非常重要和必要的。

（3）瞳孔　瞳孔检查至关重要，有助于颅脑创伤的定位和伤情评估，其检查简单、迅速而可靠，主要观察瞳孔大小、形态和直接、间接对光反应。引起瞳孔变化的原因很多，如动眼神经、视神经和脑干等损伤、脑疝形成、某些药物副作用、剧痛和惊骇等。

（4）头部　仔细检查头部及眼、耳、鼻腔、口腔等，明确具体受伤部位，注意是开放性还是闭合性创伤。开放性创伤应检查伤口污染情况，有无异物、骨折片及破碎脑组织溢出等；此外还应注意有无脑脊液鼻、耳漏或出血，有无眼眶周围瘀血斑（熊猫眼征）等颅底骨折征象。

（5）运动功能　运动功能检查对颅脑创伤患者定位诊断有一定参考价值；主要包括肌力、肌张力、主动和被动运动检查；对于昏迷患者，可根据其对外界刺激做出的反应来判断其运动功能。

（6）全身情况　颅脑创伤患者常伴有合并伤，如胸腹部、脊柱和四肢创伤等，应注意检查颈、胸、腹、腰背部和脊柱、骨盆、四肢等，必要时可做相关辅助检查，以尽快明确诊断。

2. 辅助检查

（1）颅骨 X 线检查　主要了解有无颅骨骨折及其类型，骨折是否累及气窦或颅脑穿透性创伤所致颅内积气；有无颅内异物。根据具体情况选择拍摄颅骨正位、侧位、切线位和汤氏位片等。

（2）颅脑 CT 检查　目前已成为颅脑创伤患者首选检查方法。原因是 CT 具有很高的密度分辨力，能显示出颅脑创伤部位和程度，包括骨折和血肿部位、大小、形态、范围、数量，脑实质损伤情况，以及脑室、脑池、脑中线结构受压移位情况等，为临床诊断和治疗提供全面和准确的依据。检查方法包括 CT 平扫、增强扫描、三维成像和脑血管成像（CTA），检查时根据需要选择。

（3）颅脑磁共振（MRI）检查　急性颅脑创伤患者 MRI 检查不作为首选，仍以 CT 检查作为首选。原因是颅脑创伤患者病情比较危急，常躁动且不合作，不适宜进行较长时间的 MRI检查。但对于亚急性和慢性颅内血肿，尤其是 CT 检查为"等密度"的血肿时，或近颅顶、颅底和后颅窝等部位进行 CT 检查、诊断比较困难时，可选 MRI 检查，其明显优于 CT 检查。

NOTE

（4）脑诱发电位　①确定脑受损部位，能反应脑干、皮质下和皮质等不同部位的功能情况；②评估病情的严重程度；③判定预后。

（5）颅脑超声检查　颅脑超声检查目前较少应用，主要是根据脑中线结构是否偏移，脑室是否扩大、受压或变形，脑实质团块影像、回声是否增强或减弱等对颅脑疾病（如颅内血肿、占位性病变、脑积水等）进行诊断。

（6）脑核医学检查　脑核医学检查方法有普通脑显像、脑功能发射计算机断层显像（ECT）和脑脊液间隙显像；其中 ECT 临床上应用较多，这项检查即可显示脑组织解剖形态变化，也可显示脑功能动态变化（如脑组织局部血流量、代谢、生理及病理等变化），这些特点明显优于 CT 和 MRI，为诊断疾病、判断其转归和预后提供依据。本检查可用于脑震荡、脑挫裂伤、脑干损伤、颅内出血及血肿、脑水肿和脑死亡、颅脑损伤合并脑脊液漏及脑萎缩等。

（7）腰椎穿刺　既可诊断，也可治疗。腰椎穿刺可了解颅内压是否增高，脑脊液内有无积血，进行脑脊液细菌培养、常规及生化检查等，有助于诊断疾病和判断病情进展。但颅内压增高者，腰椎穿刺有可能诱发脑疝，应警惕和慎重。

【治疗】

颅脑创伤的治疗应遵循"先救命后治伤"的原则，同时积极治疗颅脑创伤及合并伤，早期开展神经康复治疗，昏迷患者应加强护理，注意预防各种并发症，以降低死亡率和伤残率，提高患者的生存质量。

1. 非手术治疗

（1）体位与头位　颅脑创伤患者应卧床休息，头部抬高 15°~30°，有利于脑部静脉回流，降低颅内压。深昏迷及呕吐患者应取侧卧位，以防误吸。

（2）预防褥疮　包括定期翻身、按摩、使用气垫床和保持皮肤干燥清洁等。

（3）建立人工气道　早期处理颅脑创伤的重要措施之一是迅速建立人工气道，保持呼吸道通畅，维持有效肺泡通气，纠正低氧血症。首先快速清除口咽部呕吐物、血性分泌物和异物等，并取出假牙，患者取半卧位，经口或鼻置入吸痰管吸净上呼吸道内的分泌物。昏迷患者应尽早气管插管，有利于保持上呼吸道通畅，改善通气，同时给氧或机械通气治疗；重型颅脑创伤患者由于其昏迷时间较长，呼吸道分泌物较多，或大量呕吐物误入呼吸道，且不易吸出，易造成呼吸困难，应尽早行气管切开术，进行机械通气治疗，同时监测血氧饱和度和血气分析。

防治呼吸道感染的关键措施包括：①注意消毒隔离和无菌操作；②注意维持吸入空气的温度和湿度；③定时翻身叩背，及时清除呼吸道分泌物；④定期采取呼吸道分泌物做细菌培养和药物敏感试验；⑤合理选用抗生素等。

（4）降低颅内压治疗　降低颅内压治疗原则：①迅速解除引起颅内压增高的病因；②有效控制颅内压，主要针对脑水肿、脑肿胀等。

颅脑创伤引起颅内压增高的主要因素有：①颅内血肿；②脑水肿与脑肿胀；③脑脊液循环受阻（如脑积水）；④静脉窦回流受阻等。力争持续控制颅内压在正常范围，保持脑组织的正常脑血流量和脑灌注压。

降低颅内压的治疗措施包括：①头位和体位；②脱水治疗；③激素的应用；④巴比妥疗法；⑤人工冬眠低温疗法；⑥过度换气；⑦手术治疗。

（5）维持水、电解质及酸碱平衡　重型颅脑创伤患者易出现水、电解质及酸碱平衡紊乱，所以应注意 24 小时出入量，抽血化验电解质和血气分析，并及时纠正。

（6）抗休克　颅脑创伤合并其他脏器创伤时易发生出血性休克，应积极抗休克治疗，包括输液输血，纠正酸中毒，止血，合并肝、脾等脏器破裂时应尽早手术。

（7）防治癫痫　任何部位的脑创伤均可诱发癫痫，其被分为早期癫痫和晚期癫痫。早期癫痫是指伤后一个月以内发生的癫痫，引起的病因很多，如脑局灶性损害（如脑挫裂伤）、颅内血肿、蛛网膜下腔出血和凹陷骨折等。晚期癫痫是指伤后一个月以后发生的癫痫，引起的病因很多，如脑瘢痕、蛛网膜炎、颅内感染、脑萎缩、脑内囊肿和异物等。颅脑创伤后癫痫发作者，应正规抗癫痫治疗，以免加重神经功能损伤，甚至死亡。常用药物有苯妥英钠、丙戊酸钠和卡马西平等；癫痫发作时可用地西泮。

（8）神经营养制剂　此类药物具有加强脑细胞代谢，改善脑细胞功能的作用，促进患者意识和神经功能恢复的作用。常用药物如 ATP、辅酶 A、胞磷胆碱、细胞色素 C 和谷维素等。

（9）对症治疗　高热患者给予物理和（或）药物降温，合并感染时加用抗生素。尿潴留患者给予导尿或留置导尿管。躁动患者需尽快查明病因，如颅内压增高应行降颅压治疗，如颅内出血增多，有手术指征时及时手术清除血肿，如疼痛给予止痛等，不能进食者给予鼻饲。

（10）积极防治并发症　颅脑创伤，尤其是特重型颅脑创伤早期常易出现各种并发症，如头部外伤后感染、脑脊液漏、颅内积气、外伤后低颅压综合征、外伤后脑膨出、脑神经损伤、外伤性癫痫、脑血管痉挛（外伤性蛛网膜下腔出血所致）、尿崩、消化道出血、急性神经源性肺水肿和颈内动脉海绵窦瘘等；后期可能长期存在的并发症有迁延性昏迷（长期昏迷或植物人）、脑积水、脑软化、外伤性癫痫、脑外伤后综合征和颅骨缺损等。出现上述并发症，应采取相应措施，积极处理。

2. 手术治疗　手术治疗原则：全力抢救患者生命，尽可能保护神经系统功能，降低患者死亡率和伤残率。手术指征：①所有开放性颅脑创伤；②所有颅内血肿、重度脑挫裂伤、广泛性脑水肿和颅骨凹陷性骨折等所致颅内压增高明显，甚至脑疝；③颅内血肿和颅骨凹陷骨折已造成局灶性脑损害；④非手术治疗无效或病情出现恶化。手术治疗目的：清除颅内血肿、坏死脑组织和异物等，修复硬脑膜，凹陷骨折复位或去骨瓣减压等，控制颅内压增高，防止脑疝发展和发生，挽救患者生命。颅脑创伤常用手术方式：清创术、颅骨钻孔引流术、脑室外引流术、颅内血肿清除术、颞肌下减压术和去大骨瓣减压术等。

第二节　头皮创伤

尽管头皮创伤是颅脑创伤中最轻的类型，但有时可致出血性休克、颅骨骨折和脑创伤，因此，在诊断和治疗时应引起高度重视。

头皮创伤分为开放性和闭合性创伤。开放性头皮创伤又分为头皮擦伤、头皮裂伤和头皮撕脱伤，闭合性头皮创伤分为头皮挫伤和头皮血肿；头皮血肿又分皮下血肿、帽状腱膜下血肿和骨膜下血肿。

一、头皮擦伤

1. 临床表现与诊断　头皮擦伤是指外力作用于头部，产生摩擦，造成头皮表层创伤，其创面不规则，可有少量出血或渗出，一般没有裂口。

2. 治疗   头皮擦伤治疗简单，主要注意有无合并颅骨骨折和脑创伤。具体治疗措施：①剃去创面周围头发，常规清洁、消毒创面，并包扎或暴露治疗；②肌注破伤风抗毒素（TAT），需先做皮试，预防破伤风；③观察病情变化。

二、头皮裂伤

1. 临床表现与诊断   头皮裂伤是指外力作用于头部，造成头皮完整性破坏，皮下组织断裂；如帽状腱膜层断裂，则会出现创口裂开。头皮裂伤多为锐性或钝性致伤物所致；锐性伤所致创口边缘整齐，裂口规则；而钝性伤所致创口边缘不整齐，或有部分组织缺损。主要表现为有外伤史、创口出血和疼痛等，少有出血性休克。影像学检查：①头颅 X 线检查：包括正位、侧位和切线位片等；单纯头皮裂伤头颅 X 线检查无骨折；②头颅 CT 检查：受伤后应及时进行检查和复查，目的是除外颅内异常；③实验室检查：如血常规化验；头皮创伤有活动性出血，血红蛋白和红细胞比容持续下降，表示出血程度严重，白细胞升高有感染的可能性。

2. 治疗   头皮裂伤治疗简单，主要注意有无合并颅骨骨折和脑创伤。具体治疗措施：①剃去创口周围头发，常规对创面进行清创、止血、缝合和包扎；②注射破伤风抗毒素（TAT）（需先做皮试），以预防破伤风；③应用抗生素预防感染；④观察病情变化。

三、头皮撕脱伤

1. 临床表现与诊断   头皮撕脱伤的病因多为长发女性头发卷入正在运行的机器中，强烈牵扯造成头皮自帽状腱膜下间隙全层撕脱，或连同部分骨膜被撕脱。患者大量出血可导致出血性休克；剧烈疼痛可导致疼痛性休克。

2. 治疗   因头皮撕脱伤易出现休克，所以首先要压迫止血、抗休克，病情稳定后及时手术。治疗措施包括：

（1）*急救与治疗处理措施*：①压迫止血：立即用手指压迫出血点，并用大块无菌棉垫或纱布覆盖创面，加压包扎；②抗休克：建立有效循环，积极防治休克，必要时输液输血；③对症治疗：使用强镇痛剂止痛；④保护已撕脱的头皮：尽快将撕脱头皮置于无菌、无水和低温密封环境之中，并随同伤者一起送往有治疗条件的医院治疗；⑤预防破伤风：注射破伤风抗毒素（TAT）（需先做皮试）；⑥防治感染。

（2）*手术治疗*   根据伤后时间和创面创伤程度等不同情况，采用不同的手术方式，包括：①清创缝合术：适用于头皮撕脱伤不完全、残留皮蒂较宽或主要血管蒂保留较好、头皮血运良好的患者；宜剃去头发，清创消毒后原位缝合；②显微外科血管吻合和头皮原位缝合术：适用于头皮已完全撕脱、无血运或头皮撕脱、创缘血运较差的病例；宜采用显微外科技术，行血管吻合和头皮原位缝合术，如能成活，头皮可能有头发生长；③植皮术：适用于头皮撕脱伤已失去急诊手术时机或无法再植，宜将撕脱头皮的皮下切除，做成全厚或中厚皮片，进行植皮；如伤后已久，创面已出现感染，或经以上处理失败，则行创面换药，待肉芽组织长出，再行邮票状植皮；如骨膜缺损较大，造成颅骨裸露，可在颅骨外板上间隔适当距离多处钻孔，直达颅骨板障，待肉芽组织从板障骨松质长出，覆盖全部裸露颅骨，再在肉芽组织表面全层植皮，可获得成功。

四、头皮挫伤

1. 临床表现与诊断　头皮挫伤是指头部遭受碰撞或钝性打击造成头皮全层受损，但头皮完整性并未被破坏。表现为局部疼痛、肿胀、皮下可有瘀血或血肿、压痛。

2. 治疗　清洁和消毒头皮，保持创面清洁，都能自愈；观察病情变化。

五、头皮血肿

头皮血肿多为钝性损伤头部所致，应注意有无合并颅骨骨折和脑创伤。头皮血肿分为皮下血肿、帽状腱膜下血肿和骨膜下血肿三种。一般情况下，头皮血肿无特殊治疗；头皮血肿较小者约 1~2 周可自行吸收，头皮血肿巨大者可能需要 4~6 周吸收；为了防止血肿感染，一般不宜采用穿刺抽吸治疗。

1. 皮下血肿　①临床表现与诊断：表现为局部疼痛和肿块；血肿体积较小，局限，张力高，疼痛剧烈，检查无波动感，中心区稍软，周边隆起较硬，易被误认为凹陷骨折。影像学检查：头颅 X 线检查无骨折；CT 检查颅骨和脑均无异常。②治疗：早期宜冷敷，以减少出血和疼痛；2~3 天后热敷，促进血肿吸收；观察病情变化。

2. 帽状腱膜下血肿　①临床表现与诊断：头皮血肿较大，常波及全头，血肿范围不受颅缝限制，检查时触之较软，波动感明显；婴幼儿巨大硬膜下血肿可致贫血，甚至出血性休克；影像学检查：同上述；②治疗有非手术和手术治疗两种，非手术治疗：血肿较小，早期宜冷敷、加压包扎，2~3 天后热敷，以促进血肿吸收；已感染的血肿，做细菌培养和药物敏感试验，根据药敏试验结果选用有效抗生素治疗。手术治疗：血肿较大，5~7 天后仍未被吸收者，宜剃去头发，在严格消毒下穿刺抽出积血，加压包扎；已感染的血肿，需切开引流。

3. 骨膜下血肿　①临床表现与诊断：常见于新生儿头部产伤或颅骨线形骨折患者，原因为骨膜剥离或颅骨板障出血聚积于颅骨外板骨膜与颅骨外表面之间；此类血肿不会超越颅缝，原因是骨膜附着于颅骨缝，范围局限；应注意有无颅骨骨折；②治疗：处理原则与帽状腱膜下血肿基本相同；合并颅骨骨折患者不宜强力加压包扎，以防积血经骨折缝隙渗入颅腔内，造成硬脑膜外血肿；密切观察病情变化。

第三节　颅骨骨折

颅骨骨折是指颅骨遭受外力作用所致颅骨结构发生改变，即颅骨连续性中断。一般情况下，发生颅骨骨折，表明外力作用较重，合并脑创伤的概率较高，但也不一定都合并严重脑创伤；没有颅骨骨折，因力线作用也可能存在严重脑创伤。颅骨骨折的严重性和重要性不是颅骨骨折本身，而是颅腔内并发的创伤，即脑创伤。

颅骨骨折分类：①根据颅骨骨折的部位分为颅盖和颅底骨折；②根据颅骨骨折的形态分为线形和凹陷骨折；粉碎性骨折是指外力与头部接触面积大，范围较广，力量大，所造成的多条骨折线和多块碎骨片；③根据颅骨骨折是否与外界相通，分为开放性和闭合性颅骨骨折；颅底骨折端的黏膜如同时破裂，称为内开放性颅骨骨折；累及气窦的颅底骨折和开放性颅骨骨折易造成颅内积气、颅内感染和骨髓炎。

一、线形骨折

1. 临床表现与诊断　①发生率：最高；②病史：有明确头部创伤史；③临床表现：如无颅内创伤，常无明显临床症状，仅表现为骨折部位头皮挫伤或血肿；④头颅 X 线及 CT 检查：颅骨骨折表现为线状，边缘清楚、锐利（图 5-1）；⑤鉴别诊断：注意与正常颅缝、血管沟、板隙静脉沟等进行鉴别。

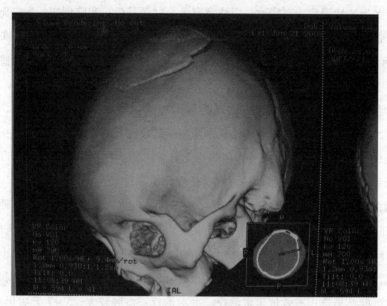

图 5-1　三维 CT 成像：颅骨骨折

2. 治疗　①单纯线形骨折、无颅内压增高及脑创伤等表现时，无需特殊处理，但应密切观察病情；②骨折线累及硬脑膜血管沟（如脑膜中动脉）、静脉窦（如矢状窦和横窦等）时，应警惕有无硬膜外血肿；骨折线累及鼻旁窦或岩骨，应警惕有无脑脊液漏；③注意有无脑创伤或迟发性颅内出血。

二、凹陷骨折

凹陷骨折多见于颅盖骨骨折，大多数为全层内陷，仅少数为内板凹陷；其好发于额骨和顶骨。成人凹陷骨折多表现为粉碎性骨折，婴幼儿则表现为"乒乓球"样凹陷骨折。

1. 临床表现与诊断　①骨折局部见明显软组织创伤；②可在局部触及颅骨下陷；③颅骨 X 线检查：可显示颅骨骨折，骨折片内陷；④头颅 CT 检查：可清晰地显示骨折凹陷深度、范围（图 5-2）和有无脑创伤（图 5-3），必要可行 CT 扫描和三维成像。

2. 治疗　包括非手术和手术治疗。

（1）非手术治疗适应证：①骨折片下陷深度未超过 1cm，并且没有颅内压增高及脑损害症状；②位于大静脉窦处凹陷骨折，未引起神经系统体征或颅内压增高，尽管骨折陷入较深，也不宜手术。

非手术治疗方式：①密切观察病情变化，注意有无颅内出血；②开放性骨折宜注射破伤风抗毒素，以预防破伤风；③抗感染；④新生儿凹陷骨折多采用非手术复位，如将胎头吸引器的

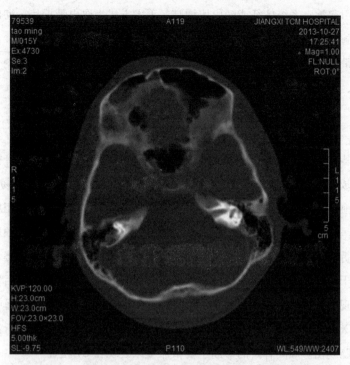

图5-2 右侧额骨凹陷骨折：与右侧额窦相通，窦内积血

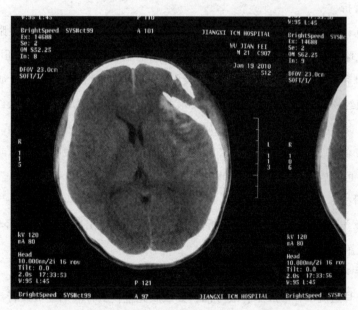

图5-3 左侧颞骨凹陷骨折，脑挫裂伤，脑内血肿

吸引头置于骨折处，进行负压吸引，多数能在数分钟内复位。

（2）手术适应证及方式：①大面积骨折片陷入颅腔或合并脑创伤导致颅内压增高，CT检查发现中线结构移位，有脑疝可能，需急诊手术；手术方式为急诊开颅去骨瓣减压术；②凹陷骨折片压迫脑重要功能区，引起偏瘫、癫痫等神经功能障碍；手术方式为骨折复位或骨折片取出术；③开放性骨折碎骨片；手术时必须将碎骨片全部取出，原因为碎骨片易导致感染，如合并硬脑膜破裂，应同时给予缝合或修补；④非功能区小面积凹陷骨折，深度超过1cm，且无颅内压增高，列为相对手术适应证；手术方式为择期手术，骨折复位；⑤位于大静脉窦处的凹陷

NOTE

骨折或大出血已引起神经系统体征或颅内压增高；手术方式为取出骨折片，彻底止血，修补已破裂的静脉窦，施行手术前、手术中应做好处理大出血的充分准备。

总之，手术最终目的是整复骨折，解除骨折片对脑组织的压迫作用，减少骨折移位所造成的颅内出血风险，修补硬脑膜，减少脑脊液漏及癫痫发生的机会。

三、颅底骨折

颅底解剖的特点：①因颅前、中窝底与该处的硬脑膜紧密粘连，故该处骨折易造成硬脑膜破裂，而不易形成硬膜外血肿；②因颅底与气窦相邻，故骨折累及气窦，易造成颅内积气；③因脑神经及大血管均通过颅底结构，故骨折累及脑神经及大血管，易出现相应的症状。

颅底骨折多呈线形骨折，其形成原因是：①颅骨骨折线的延伸；②邻近颅底平面的间接外力作用。颅底骨折常见并发症有脑脊液漏、脑神经创伤和颈内动脉-海绵窦瘘等，颅后窝骨折可造成原发性脑干损伤。颅底骨折根据其发生部位分为颅前窝、颅中窝及颅后窝骨折。颅底骨折的主要临床表现：瘀血斑（皮下或黏膜下）、耳或鼻出血、脑脊液漏（耳漏或鼻漏）和脑神经损伤等。头颅 X 线检查仅 30%～50% 能显示骨折线；CT 检查即能显示骨折部位，又能显示有无颅内积气和脑创伤。颅底骨折的诊断主要依靠临床表现和 CT 检查。

（一）临床表现与诊断

1. 颅前窝骨折

（1）皮肤或黏膜下瘀血斑   颅骨骨折累及眶顶和筛骨，血液逐渐渗入眼眶及其周围，数小时后出现广泛球结膜下瘀血和眶周广泛瘀血斑，呈紫蓝色（称为"熊猫眼征"）。

（2）鼻出血和脑脊液鼻漏   颅骨骨折累及眶顶和筛骨，可出现鼻出血；如硬脑膜和骨膜均破裂，脑脊液经额窦由鼻孔流出，形成脑脊液鼻漏，其早期多为血性，呈淡红色，出血停止后呈清亮液体，此时颅腔已与外界相通，属于开放性创伤。

（3）脑神经创伤   骨折线通过筛板，可造成嗅神经创伤，出现嗅觉减弱或丧失；骨折线通过视神经管，可造成视神经创伤，出现视力障碍。

2. 颅中窝骨折

（1）鼻出血或脑脊液鼻漏   颅骨骨折累及蝶骨，出现鼻出血或脑脊液经蝶窦从上鼻道、鼻孔流出，形成脑脊液鼻漏。

（2）脑脊液耳漏   颅骨骨折累及颞骨岩部，骨膜、硬脑膜和鼓膜都破裂，脑脊液经中耳、破裂的鼓膜从外耳道流出，形成脑脊液耳漏；如鼓膜完整，脑脊液则经咽鼓管流向鼻咽部，易被误认为"脑脊液鼻漏"。

（3）致命性鼻出血或耳出血   颅骨骨折导致破裂孔或颈内动脉管处破裂，可发生致命性鼻出血或耳出血。

（4）颈内动脉-海绵窦瘘   颅骨骨折伤及颈动脉海绵窦段，可形成颈内动脉-海绵窦瘘，出现搏动性突眼和颅内杂音。

（5）脑神经及脑垂体创伤   颅骨骨折易合并面、听神经（第Ⅶ、Ⅷ）创伤，分别出现口角歪斜和听力障碍。骨折线通过蝶骨和颞骨内侧面，可伤及第Ⅱ、Ⅲ、Ⅳ、Ⅴ、Ⅵ脑神经和脑垂体，出现相应症状。

3. 颅后窝骨折

（1）皮下瘀血斑　颅骨骨折线通过颞骨岩部后外侧，伤后数小时到 2 日内，可出现乳突部皮下瘀血斑（又称 Battel 征）。骨折线通过枕骨鳞部和基底部，于伤后数小时可出现枕下部头皮肿胀和皮下瘀血斑。骨折线累及斜坡，可出现咽后壁黏膜下瘀血。

（2）脑神经创伤　枕骨大孔或岩骨后部骨折，可造成后组脑神经（IX ~ XII）创伤，并出现相应症状，如饮水、吞咽呛咳，伸舌偏斜等。

4. 颅底骨折的诊断与定位　①头部外伤史；②主要依靠临床表现确定；瘀血斑、脑脊液漏对诊断颅底骨折具有十分重要的临床意义；脑脊液漏不能确定时，可收集流出液作葡萄糖定量测定进行确定；有脑脊液时，属于开放性创伤；③普通 X 线检查，直接征象有 30% ~ 50% 能显示骨折线；间接征象见颅内积气；X 线摄片位可选择：额顶位，有利于确诊；汤氏（Towne）位，适用于枕部骨折；柯氏（Caldwell）位，适用于额部受力，伤后一侧视力障碍。CT 检查对确认颅底骨折价值更大，可作为首先检查；既可了解颅底骨折（如视神经管、眶内骨折情况等），又可了解脑创伤、颅内积气及鼻旁窦积血等情况。

（二）治疗

颅底骨折不需特殊处理，重点处理其并发症，即脑脊液漏和脑神经创伤，观察有无颅内创伤（脑创伤和颅内出血）。

1. 非手术治疗　①颅底骨折如无颅内创伤，不需特殊处理，密切观察病情变化；②避免用力咳嗽、打喷嚏和擤鼻涕，清醒患者宜取头高位或半卧位；③耳或鼻出血及脑脊液漏时，严禁填塞耳或鼻腔，严禁冲洗耳或鼻腔，以免造成脑脊液逆流，引起颅内感染；④一般不做腰穿，以防颅内压降低，出现液体逆流，造成颅内感染；⑤脑脊液漏者，应用抗生素以预防感染，并注射破伤风抗毒素（先做皮试）预防破伤风；⑥脑脊液漏者，绝大多数在伤后 2 周内可自愈，如长达 1 个月以上未愈者，可考虑手术治疗；⑦颅底骨折少见致命性鼻或耳出血，如出现常因大出血来不及抢救而死亡。

2. 手术治疗　主要是治疗颅底骨折并发症。①脑脊液漏长达 1 个月以上未愈，在抗感染的前提下，行开颅硬脑膜修补，封闭漏口；②视神经创伤：伤后出现视力减退，疑为碎骨片或血肿压迫，力争在 12 小时内行视神经管减压术。

第四节　脑损伤

一、脑震荡

脑震荡是指在头部受到外力作用后立即出现的、短暂的、一过性脑功能障碍，它是一种最轻的脑损伤。病理表现为肉眼下无神经病理改变；显微镜下见神经组织结构紊乱。发病机制未明确，但可能与惯性力致弥漫性脑损伤有关。临床表现为短暂性意识丧失、逆行性遗忘以及头痛、恶心和呕吐等症状，清醒后检查无神经系统阳性体征，多能迅速和完全恢复。

（一）临床表现与诊断

1. 症状　①意识障碍：伤后立即出现意识障碍，持续时间一般不超过 30 分钟；②逆行性

NOTE

遗忘：清醒后不能回忆受伤当时及受伤前一段时间内的情况，称为逆行性遗忘。即患者刚清醒时，常不知晓刚才所发生的一切，包括受伤时间、地点及经过等；对伤前不久的事情也无法想起，但对伤前很久的事情，却记得很清楚；③短暂性脑干症状：伤情较重患者在意识障碍期间出现面色苍白、出汗、血压下降、心动徐缓、呼吸浅慢、各种生理反射消失和四肢肌张力降低；④其他症状：头痛、头晕、恶心、呕吐、乏力、畏光、耳鸣、失眠、心烦和烦躁等症状；患者头痛多表现为钝痛和胀痛，一般持续数日可减轻；儿童呕吐较重，时间较长，而成人则呕吐数次。

2. 体征　神经系统检查无阳性体征。

3. 检查　①腰椎穿刺，颅内压正常，脑脊液呈无色透明，实验室检查脑脊液白细胞正常，不含红细胞；②影像学检查：头颅 CT 或 MRI 检查无异常。

（二）治疗

1. 观察病情　最好留院观察和治疗，可及时发现颅内血肿。如不能留院观察，应告知患者及亲友等，密切注意意识等，如有异常，应立即复诊。

2. 卧床休息　一般静养 7～14 天，注意病室清静，减少外界刺激，消除患者恐惧心理，症状缓解后，可逐渐下床活动。

3. 对症与支持治疗　使用神经营养药物，如胞磷胆碱、维生素和谷维素等；如患者出现恶心呕吐、不能进食者，可静脉输液，补充能量；如情绪不稳定者，可给予镇静剂；如有头痛者，可给予镇痛剂。

二、脑挫裂伤

脑挫裂伤是指脑挫伤和脑裂伤的总称，其创伤程度明显比脑震荡要重，是一种严重的脑组织器质性创伤。因脑挫伤和脑裂伤两者常同时存在，临床上不易区别，所以统称为脑挫裂伤。脑组织遭受破坏较轻，软脑膜尚完整，称为脑挫伤；脑组织、软脑膜和血管同时破裂，称为脑裂伤。脑挫裂伤病理表现为大脑皮层损伤，可单发，也可多发，好发于额极、颞极及其底面；表现为点状出血、紫红色片状出血；镜下见伤灶中央为血块，四周可见星茫状出血和破碎或坏死大脑皮层组织。脑挫裂伤常伴脑水肿和弥漫性脑肿胀。脑水肿和血肿是脑挫裂伤继发性改变，在临床上具有重要意义。临床表现为大多数患者昏迷时间较长、有神经系统定位体征和脑膜刺激征。患者伤情严重时，若处理不及时，死亡率和致残率均很高。

（一）临床表现与诊断

1. 症状　①意识障碍：伤后立即出现意识障碍，昏迷时间一般超过 30 分钟，其程度和持续时间与脑挫裂伤的程度、范围有关，表现为轻者呈嗜睡或意识朦胧，持续时间为数分钟至数小时；重者呈昏迷状态，可持续数日、数周或更长时间；但少数范围局限的脑挫裂伤，无惯性力所致弥散性脑损伤，可不出现意识障碍；②精神异常：脑挫裂伤患者在从昏迷到清醒的过程中可出现意识模糊、定向障碍、精神兴奋、错觉和幻觉等精神异常症状；③颅内压增高与脑疝：引起颅内压增高与脑疝的原因为颅内血肿和继发性脑水肿；其可加重早期意识障碍或瘫痪程度，或意识好转、清醒后又变为模糊或昏迷，同时出现血压升高、心率减慢、瞳孔不等大和锥体束征等表现；引起头痛的原因可能为颅内压增高、外伤性蛛网膜下腔出血或植物神经功能紊乱，头痛表现为局部头痛或全头痛，伴有蛛网膜下腔出血和不同程度的脑水肿时，头痛程度往往较重；引起呕吐的原因可能为外伤性蛛网膜下腔出血对脑膜的刺激，或外力作用时第四脑室底部呕吐中枢受到脑脊液的冲击，或前庭系统受到刺激；如伤后持续剧烈头痛、频繁恶心呕吐，或一度好转后又加重，应考虑颅内出血。

2. 体征　①生命体征：脑挫裂伤较轻者一般无明显生命体征异常，较重者可出现呼吸、脉搏、血压和体温变化；如体温中枢调节失控，体温可高达40℃左右；②瞳孔：脑挫裂伤较轻者一般无瞳孔变化；广泛脑挫裂伤可表现为伤后双侧瞳孔立即散大，对光反应消失，患者呈深度昏迷，四肢强直或四肢肌张力消失，生命体征明显变化；脑挫裂伤合并原发性动眼神经损伤时，表现为伤后立即出现一侧瞳孔散大，对光反应迟钝或消失，可无明显意识障碍和肢体功能障碍；脑挫裂伤伴有较重的蛛网膜下腔出血或双侧动眼神经受刺激时表现为双侧瞳孔对称性缩小，颈项强直，脑膜刺激征阳性，患者剧烈头痛和发热；单侧小脑幕切迹疝（颞叶钩回疝）表现为一侧瞳孔散大，对光反应迟钝或消失，意识障碍进行性加重及对侧肢体偏瘫；脑挫裂伤继发广泛性脑水肿和明显颅内压增高，已形成双侧小脑幕切迹疝，可表现为双侧瞳孔散大，对光反应迟钝或消失，此时患者已处于危急状况；脑干损伤可表现为瞳孔缩小，如针尖样大小；③神经系统体征：受伤当时立即出现与伤灶相一致的体征或神经功能障碍；局灶性体征有偏瘫、偏侧感觉障碍、同向偏盲、失语和局灶性癫痫等，如运动区创伤会出现锥体束征、肢体抽搐或偏瘫，又如语言中枢创伤出现失语，再如脑"哑区"创伤则无局灶症状和体征；④脑膜刺激症状：表现为剧烈头痛、颈项强直、克氏征阳性等，引起的原因为外伤性蛛网膜下腔出血，红细胞破坏后形成胆红素，引起化学性刺激。

3. 实验室检查　①血常规，了解应激状况、贫血及感染情况；②血气分析有无酸碱平衡失调，有无缺氧和二氧化碳滞留；③脑脊液检查呈血性，可见红细胞。

4. 影像学检查　①头颅X线检查：可发现颅骨骨折；②CT检查：CT扫描表现为斑点状、高密度影（出血灶），其周围有不规则、片状、低密度影（脑水肿）；如病损广泛时，可出现明显占位表现，患侧侧脑室缩小、中线结构向健侧移位；几天后出血灶开始吸收，其高密度影逐渐被低密度影替代，也可仅表现为低密度影（为局部或大面积脑肿胀、水肿的表现）；可显示颅骨骨折；③MRI检查：早期MRI显示T1加权像为低信号、T2加权像为高信号，其原因为脑组织出血、水肿和液化；后期MRI显示损伤区T1和T2加权像为高低混杂信号。

5. 腰椎穿刺　腰穿测脑脊液压力升高，表明颅内压增高，可有血性脑脊液；若颅内压增高明显时，应注意可能同时伴有颅内血肿；颅内压增高明显时进行腰穿，有可能诱发脑疝，应慎重。

（二）治疗

原发性脑挫裂伤一般不需要手术治疗，但当继发性损害引起颅内压增高，甚至脑疝形成时，应手术治疗。

1. 非手术治疗　非手术治疗适应证：①原发性脑挫裂伤，尤其是脑挫裂伤较轻时；②脑挫裂伤所致继发性颅内血肿、脑水肿引起颅内压增高不明显；③脑实质损伤无神经损害表现，药物能有效控制颅内压增高，或CT检查无明显占位。

非手术治疗方式：①体位与头位：患者应取卧位，有呕吐或分泌物多时可取侧卧位，以防误吸；同时抬高床头15°～30°，以利于颅内静脉血液回流，降低颅内压；②保持呼吸道畅通：所有昏迷患者，都应维持其呼吸道畅通，必要时行气管插管或气管切开；如短期内（3～5天）

患者不能清醒时，宜尽早行气管切开术，以利清除呼吸道内分泌物，减少气道阻力及无效死腔，有利于氧气交换，防止出现低氧血症；如患者呼吸道内分泌物较多，出现呼吸困难，且影响气体交换时，应行气管切开术；如患者出现呼吸困难，可行气管插管；③观察病情：应注意观察脑挫裂伤患者的生命体征、意识、瞳孔和肢体活动等变化，如可疑颅内血肿时，复查头颅CT；④脑挫裂伤较轻时，无需特殊处理，但应卧床休息1~2周，同时给予相应的对症与支持治疗（参见脑震荡）；脑挫裂伤较重时，要注意防治脑水肿，注意保持呼吸道通畅，并吸氧，给予脱水、激素等治疗，补液时应遵循"量出为入"的原则，注意维持水、电解质和酸碱平衡等内环境的稳定；损伤早期出现中枢性高热、去脑强直、间脑发作或癫痫持续状态，宜行冬眠降温和（或）巴比妥治疗；⑤多发伤与休克：脑挫裂伤伴早期休克患者除积极抗休克治疗外，还应迅速查明原因，有无胸、腹腔内脏器创伤、血管创伤和四肢、脊柱、骨盆骨折等创伤，发现创伤应立即采取有效措施进行处理。如有脾脏破裂，应行脾修补术，或部分切除术，或全部切除术加自体脾移植术等。

2. 手术治疗　①腰椎穿刺术：主要适用于脑挫裂伤合并蛛网膜下腔出血患者。可每日或隔日行腰椎穿刺术，释放适量的血性脑脊液，除能减轻头痛症状（蛛网膜下腔出血可导致剧烈头痛）外，还能预防或减少外伤性脑积水的发生机会；但颅内压增高时，做腰椎穿刺术有诱发脑疝的危险，尤其严重脑挫裂伤并脑水肿高峰期，应慎重或禁行腰穿；②手术适应证及手术方式：一是脑挫裂伤伴颅内血肿30mL以上、CT扫描有占位效应、颅内压超过4.0kPa（30mmHg）、或非手术治疗无效时，应及时行开颅术，清除血肿；二是严重脑挫裂伤、破碎脑组织及脑水肿造成进行性颅内压增高，积极降颅内压治疗无效，颅内压高达5.33 kPa（40mmHg）时，应开颅，清除破碎脑组织，并行内、外减压术，置管行脑基底池或脑室外流；三是脑挫裂伤后期，如发生脑积水，可先行脑室引流，待查明脑积水原因后，再给予相应处理；四是重度脑挫裂伤合并脑水肿，其手术适应证为：具有脑疝表现，一侧瞳孔散大或意识障碍呈进行性加重；或GCS评分6~8分，额叶、颞叶脑挫裂伤，体积大于20mL，中线移位≥5mm，伴或不伴脑基底池受压；或CT显示脑中线结构移位明显、脑室受压明显；或任何占位大于50mL；或药物治疗后，颅内压（ICP）≥25mmHg，脑灌注压（CPP）≤65mmHg；或脱水等降低颅内压治疗未能控制高颅压，且继续恶化。

三、弥散性轴突损伤

1. 病因病理　弥散性轴突损伤产生的原因为由惯性力作用于头部造成脑扭曲变形，于脑内产生牵拉或剪切作用，导致脑白质广泛性轴突损伤。常与脑挫裂伤同时存在，或继发脑水肿，加重病情。弥散性轴突损伤主要分布大脑半球、胼胝体、小脑或脑干。显微镜下见轴突断裂的结构改变。

2. 临床表现与诊断　①有头部外伤史；②意识障碍：引起昏迷的原因为广泛性轴突损害，造成皮层与皮层下中枢失去联系；伤后当时立即出现昏迷，且时间较长；有表现为神志好转后再次昏迷（为继发性脑水肿所致）；③瞳孔变化：损伤累及脑干，患者表现为一侧或双侧瞳孔散大，对光反应消失，或出现同向凝视；④CT检查：大脑皮质与髓质交界处、胼胝体、内囊区域、三脑室周围或脑干等部位见多个点状或小片出血灶；⑤MRI检查：易发现小出血灶，可提高阳性率。

3. 治疗 基本同脑挫裂伤。

四、原发性脑干损伤

单纯的原发性脑干损伤较为少见，多数与弥散性脑损伤合并存在。原发性脑干损伤的症状与体征是在受伤当时立即出现的，不伴颅内压增高表现，这点不同于脑疝所致的继发性脑干损伤。

1. 病因病理 暴力作用于头部造成脑干损害，表现为脑干神经组织结构紊乱、轴突裂断、脑干挫伤或软化。

2. 临床表现与诊断 ①有头部外伤史；②意识障碍：引起昏迷的原因为脑干网状结构受损，上行激活系统功能障碍；表现为伤后立即出现昏迷，昏迷程度较深，持续时间较长；③瞳孔变化：表现为瞳孔不等大、或极度缩小、或瞳孔大小多变，对光反应无常，出现同向凝视、或眼球位置不正；④神经系统体征：表现为病理反射阳性，肌张力增高，中枢性瘫痪等锥体束征和去大脑强直；⑤生命体征变化：损伤累及延髓，呼吸、循环功能出现严重的紊乱；⑥MRI检查：有助于确诊。

3. 治疗 与脑挫裂伤基本相同。

五、下丘脑损伤

下丘脑损伤多数与弥散性脑损伤合并存在。主要临床表现为：①有头部外伤史；②伤后早期出现意识障碍或睡眠障碍；③体温异常（高热或低温），④尿崩症与水、电解质紊乱；⑤消化道出血或穿孔；⑥急性肺水肿。治疗：基本同脑挫裂伤。应注意 24 小时出入量，水、电解质平衡，防治消化道应激性溃疡和急性肺水肿，治疗尿崩症，控制体温。

第五节 颅内血肿

颅内血肿是指颅脑创伤后颅内出血积聚于颅腔内某部位，当其达到一定的量时，将造成脑受压和颅内压增高等症状。颅内血肿分类方法多采用下列两种：其一按血肿位于颅腔内的部位，可分为：①硬脑膜外血肿：血肿位于颅骨内板与硬脑膜之间；②硬脑膜下血肿：血肿位于硬脑膜下与蛛网膜之间的硬脑膜下腔内；③脑内血肿：血肿位于脑实质内；④脑室内出血：血液积聚于脑室系统内；⑤蛛网膜下腔出血：血液积聚于蛛网膜下腔内。其二按血肿出现症状的时间，可分为：①急性血肿：伤后 3 日内出现症状者；②亚急性血肿：伤后 3 日到 3 周出现症状者；③慢性血肿：伤后 3 周以上出现症状者。

一、硬脑膜外血肿

颅内出血位于颅骨与硬脑膜之间的硬脑膜外腔内称为硬脑膜外血肿，其中以急性硬脑膜外血肿最多，其次为亚急性，慢性少见。多数为单个血肿，少数为多个。任何年龄都可发病，但小儿少见。硬脑膜外血肿的发病率仅次于硬脑膜下血肿。

1. 病因病理 引起硬脑膜外血肿的原因为颅骨骨折或颅骨短暂变形损伤硬脑膜动脉、静脉窦及骨折板障，而导致出血；①脑膜中动脉损伤出血：为最常见原因，脑膜中动脉经颅中窝底的棘孔入颅后，走行于脑膜中动脉沟内，于翼点处分为前、后两支，如骨折线通过翼点，易伤及脑膜中动脉主干，于颞部形成巨大硬脑膜外血肿。翼点处常有骨管形成，脑膜中动脉位于骨管内，如骨管骨折，则比骨沟骨折更易伤及脑膜中动脉主干；如骨折伤及脑膜中动脉前支，则形成额部或额顶部脑膜外血肿，比较多见；如骨折伤及其后支，也可形成脑膜外血肿，比较少见；故硬脑膜外血肿最多见于颞部、额部或顶部；②板障静脉损伤出血：凹陷骨折伤及板障静脉致出血，形成硬脑膜外血肿，但比较局部；③矢状窦或横窦损伤出血：骨折线通过并伤及矢状窦致出血，形成矢状窦旁血肿或跨矢状窦血肿（骑跨型血肿）；枕部受力致线形骨折，可伤及横窦，形成后颅窝硬脑膜外血肿或骑跨型血肿。

2. 临床表现与诊断　①意识障碍：最典型临床表现为伤后昏迷→清醒或好转→昏迷（一般≤24 小时）（见表 5 − 1），并进行性加重；原因为硬脑膜外血肿患者，原发性脑损伤较轻时，伤后原发性昏迷的时间多较短或可不出现昏迷，可有中间清醒期或无；原发性脑损伤重，伤后原发性昏迷时间较长，可能见不到中间清；醒期脑膜中动脉主干或前支出血，导致硬脑膜外血肿形成，属急性出血，量多，病情进展迅速，继发性昏迷出现时间较早，此时中间清醒期较短；板障静脉或静脉窦损伤出血，其速度缓慢，继发性昏迷出现时间较晚，中间清醒期较长；②颅内压增高与脑疝：硬脑膜外血肿所致颅内压增高，出现头痛、恶心、呕吐等症状，病情进展，形成脑疝；小脑幕切迹疝早期表现为动眼神经受刺激，患侧瞳孔缩小（时间短暂，常不被察觉）；随病情发展进而表现为动眼神经受压，患侧瞳孔散大，对光反应迟钝，甚至消失；病情继续发展，出现脑干严重受压，中脑动眼神经核受损，出现双侧瞳孔散大；③神经系统体征：表现为中枢性面瘫、轻偏瘫、运动性失语，其原因为血肿位于运动区和其邻近部位所致；下肢单瘫可见于矢状窦旁血肿所致；眼球震颤和共济失调可见于后颅窝硬膜外血肿所致等；④头颅 X 线检查：常可显示颅骨骨折；骨折线经过脑膜中动脉或静脉窦，易致硬脑膜外血肿；⑤头颅 CT 检查：常作为首选检查，其典型表现为颅骨内板与硬脑膜之间见双凸镜形（图 5 − 4）或梭形、边界清楚、呈高密度影，其厚薄不一，血肿较大时脑中线结构移位，脑室受压变形；同时根据多田公式可计算出血量，对治疗有指导意义；骨窗像还能显示骨折情况，但有时不能显示；⑥头颅 MRI 检查：硬脑膜外血肿形态与 CT 检查相同，早期不主张 MRI 检查，亚急性和慢性期 MRI 检查优于 CT；急性硬脑膜外血肿 T1 加权血肿信号与脑实质信号相等，硬脑膜外血肿内缘为低信号（为硬脑膜），T2 加权为低信号，亚急性和慢性 T1 和 T2 加权均为高信号。

表 5 − 1　硬脑膜外血肿所致意识障碍类型及变化规律

意识障碍 类型及变化特点	原发性脑创伤所致 早期昏迷	中间清醒期	继发性脑创伤（脑疝） 所致后期昏迷
昏迷→清醒→昏迷 （最典型表现）	多为脑震荡或轻度脑挫裂伤等 致伤后，立即昏迷，时间短	有	硬脑膜外血肿形成慢，脑疝出现 晚，导致昏迷
昏迷→昏迷→昏迷	较重，伤后立即昏迷，时间 较长	有，但见不到	硬脑膜外血肿形成急、快，量多， 导致昏迷出现早
清醒→清醒→昏迷	无原发性脑创伤或脑挫裂伤很 局限，未引起昏迷	清醒	硬脑膜外血肿形成，导致昏迷
清醒→清醒→清醒	无原发性脑创伤或脑挫裂伤很 局限，未引起昏迷	清醒	硬脑膜外血肿很小，形成速度慢， 未引起昏迷

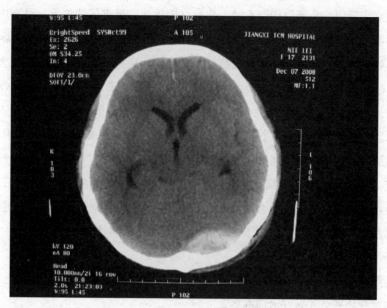

图 5 – 4　左侧枕部急性硬脑膜外血肿

3. 治疗　硬脑膜外血肿较小、无颅内压增高症状，病情稳定者不需要手术，反之则需要手术。

急性硬脑膜外血肿一经确诊，应及时手术，力争在脑疝形成之前手术，及时清除血肿，彻底止血，缓解颅内高压，防止脑疝形成。

手术指征：①患者出现昏迷或意识障碍，并呈进行性加重；②急性硬脑膜外血肿造成明显颅内压增高；③无论 GCS 评分如何，急性硬膜外血肿 >30 mL；④CT 扫描显示幕上血肿量 >30mL，颞区 >20mL，幕下 >10mL ；⑤CT 扫描提示有硬脑膜外血肿，造成明显受压者；⑥非手术治疗无效，病情进行性加重。

手术方式：①采用骨瓣或骨窗开颅，清除血肿，彻底止血，如颅内压不高，可不去骨瓣；②明显颅内压增高，或脑疝形成，或脑创伤时间过长者，行硬脑膜外血肿清除术加去骨瓣减压术；③极少数特别危急患者，来不及做 CT 检查时，应直接钻孔探查，发现血肿后，再扩大骨窗，去除骨瓣减压，清除血肿；④少数亚急性或慢性硬脑膜外血肿，也可试行钻孔引流术。

二、硬脑膜下血肿

出血位于硬脑膜与蛛网膜之间的硬脑膜下腔称为硬脑膜下血肿，约占颅内血肿的 40% ~ 50% ，在颅内血肿中最为常见类型。由于硬脑膜下血肿常伴严重脑挫裂伤，所以其临床表现与脑挫裂伤很相似，但前者颅内压增高更为明显，更易发生脑疝，从而出现呼吸、循环功能衰竭而死亡。硬脑膜下血肿按其出现时间分为急性、亚急性和慢性三种，其中急性为最常见，慢性次之，亚急性少见。

1. 急性硬脑膜下血肿

（1）病因病理　硬脑膜下血肿出血原因归纳为：①冲击伤致受力部位颅骨骨折，造成脑挫裂伤，损伤脑皮层血管引起出血；②对冲伤造成对冲部位脑皮层血管损伤出血；③脑内血肿突破皮层至硬脑膜下腔；④桥静脉损伤出血。

（2）临床表现与诊断　①头部外伤史：按头部受力点不同，硬脑膜下血肿分布在冲击或对冲部位；②意识障碍：头部损伤严重时，伤后立即昏迷，呈进行性加重，可有中间清醒期但时间很短或不明显；③颅内压增高与脑疝：较早出现颅内压增高症状，表现为剧烈头痛、恶心、呕吐等，如病情进一步恶化，可出现脑疝；颞叶钩回疝的表现为一侧瞳孔散大并固定，对光反射消失；④脑局灶损害症状：较为多见，表现为偏瘫、失语等，多为脑挫裂伤和血肿压迫，或血肿压迫所致；⑤颅骨X线检查：骨折发生率低于硬脑膜外血肿，占50%左右；⑥头颅CT检查：常作为首选检查，CT扫描典型表现为颅骨内板下见新月形高密度影（图5-5）；与硬脑膜外血肿比较，硬脑膜下血肿不易局限，范围较广、较薄；如伴有广泛脑挫裂伤和脑水肿，占位效应（中线结构移位，脑室受压，甚至消失）比硬脑膜外血肿更明显；⑦头颅MRI检查：不作为首选检查，MRI显示血肿形态与CT相同，急性血肿T1加权信号与脑实质信号相同，难于辨别血肿与脑组织界限，T2加权病灶区信号略低，病灶中心区更低。

（3）治疗

非手术治疗措施：①密切监测病情；②主要使用止血药止血、脱水剂等控制颅内压等；③营养支持与对症处理；④做好术前准备。

手术治疗原则：一经确诊，手术指征明确，应早期手术，及时清除血肿及碎裂脑组织，根据术中情况选择保留或去骨瓣减压，硬脑膜缝合或减张缝合。

手术指征：①CT示硬膜下血肿厚度>10mm，或中线移位>5mm，无论GCS评分如何，都应手术；②患者呈昏迷状态，GCS<9分，CT示硬膜下血肿最大厚度<10mm，中线移位<5mm，如患者受伤当时与就诊时GCS评分下降2分以上，也应手术；③凡是GCS<9分的患者，应行颅内压监测。

手术方式：①去骨瓣减压术或颞肌下减压术加血肿清除术：适用于急性硬膜下血肿伴严重脑挫裂伤，或急性硬膜下血肿伴脑肿胀；②骨瓣或骨窗开颅术加血肿清除术：适用于急性硬膜下血肿，脑挫裂伤较轻者，或钻孔探查见血肿呈凝块状，难以冲洗排出，或见活动性出血；③钻孔冲洗引流术。

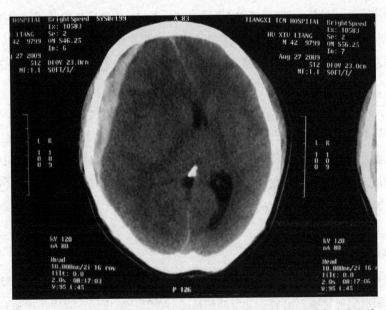

图5-5　右侧急性硬脑膜下血肿，脑中线明显向左移位，左右颞部头皮血肿

2. 亚急性硬脑膜下血肿　亚急性与急性硬脑膜下血肿在临床表现、诊断和治疗方面情况相类似；但亚急性硬脑膜下血肿病情、症状较轻，进展较慢，头颅 CT、MRI 扫描与急性期不同，亚急性期 CT 为等密度，MRI 扫描 T1 和 T2 加权信号均为高信号，此期头颅 MRI 检查优于CT 检查。

3. 慢性硬脑膜下血肿　占颅内血肿的 10% 左右，占全部硬膜下血肿的 25% 左右。

（1）病因病理：其发病机制和出血来源尚不完全清楚，可能是相对独立颅脑创伤之外的疾病。目前认为老年人因脑萎缩使颅腔内容积相对增大，如遇轻微外力（如惯性力）作用，脑组织在颅腔内的移动范围和速度较大，造成颅骨与脑之间出现相对运动，易引起桥静脉撕裂出血，形成硬脑膜下血肿，其位于硬脑膜和蛛网膜之间；大多数硬脑膜下血肿覆盖于额、顶部大脑表面，可发生于一侧或双侧；硬脑膜下血肿的血液引起硬脑膜内层炎性反应，逐渐形成完整包膜，新生包膜产生组织活化剂，进入血肿腔内，造成局部纤维蛋白溶解过多，使纤维蛋白降解产物增多；纤维蛋白降解产物具有抗血凝作用，从而导致血肿腔内发生凝血功能障碍，使包膜新生毛细血管不断出血和血浆渗出，血肿缓慢增大，大约 2～3 周后导致颅内压增高，或血肿压迫脑组织，引起临床症状（一般情况下其症状与血肿大小不成比例，而与出血速度有关），久之，包膜增厚、钙化或骨化；如及时诊断，早期行血肿引流术，受压的脑组织易于复位而愈。有部分先天性前颞叶蛛网膜囊肿的儿童患者，经轻微外伤作用后，可发展成慢性硬脑膜下血肿。

（2）临床表现与诊断：①发病年龄：好发于 50 岁以上的老年人；②病史：有或无头部轻微外伤史（多数患者难于回忆头部外伤史，或因精神症状、痴呆及理解力下降无法提供可靠病史），有些患者有出血性或血管性疾病史；③慢性颅内压增高症状：表现为头部受伤后缓慢出现头痛、头晕、恶心、呕吐和视盘水肿等症状；④局灶性损害：表现为轻偏瘫、失语和癫痫等，引起原因为血肿压迫脑局部，造成局灶性损害；⑤脑萎缩、脑供血不足症状：表现为智力障碍、精神失常和记忆力减退等；⑥类似脑积水症状：儿童常有酷似脑积水的表现，如嗜睡、头颅增大、囟门隆起、抽搐等；⑦头颅 CT 检查：颅骨内板下有新月形（图 5-6a）或半月形或双凸镜影，多数呈低密度，少数呈高密度、等密度和混杂密度；早期血肿呈高、低混合密度，高密度为新鲜出血，呈点状或片状，中期血肿呈双凸镜形低密度，后期血肿呈新月形低密度；慢性硬脑膜下血肿 CT 扫描呈等密度影时，诊断困难，易误诊或漏诊，但有中线结构移位，一侧的侧脑室受压变形，则有慢性硬脑膜下血肿的可能，可进一步行 CT 增强扫描或 MRI 检查，有利于确诊；⑧头颅 MRI 检查：可作为首选检查，亚急性与早期慢性硬膜下血肿信号强度相似，后期 T1 加权血肿信号强度比亚急性低，但比脑脊液信号强度高，T2 加权血肿为高信号（图 5-6b）。鉴别诊断：本病易误诊，需与神经官能症、老年性痴呆、高血压脑病、脑血管意外或颅内肿瘤等进行鉴别。

（3）治疗　慢性硬脑膜下血肿多采用手术治疗。

手术指征：①意识障碍呈进行性加重；②出现颅内压增高表现；③出现脑局灶损害症状；④CT 或 MRI 检查显示血肿量大，脑中线明显移位，脑受压明显。

手术方式：①钻孔冲洗引流术：为目前首选治疗方法，安全可靠、操作方便、无严重并发症或意外，疗效满意，治愈率高；手术应根据血肿大小和部位设计，选择钻孔 1～2 个，切开硬脑膜，彻底止血，放置引流管，用生理盐水反复冲洗，直至清亮，连接引流袋进行闭式引

NOTE

流，2~3天后，引流量减少、颜色变淡、血肿腔缩小，方可拔出引流管；②骨瓣开颅血肿清除术适应证：一是钻孔引流失败；二是血凝块未液化，难于引流；三是囊壁钙化，引流后残腔不能闭合；手术方式为骨瓣开颅，清除血肿，切除囊壁；③婴儿血肿处理：经前囟行硬膜下穿刺抽吸积血，如血肿不见缩小或见鲜血抽出，应改为开颅术。

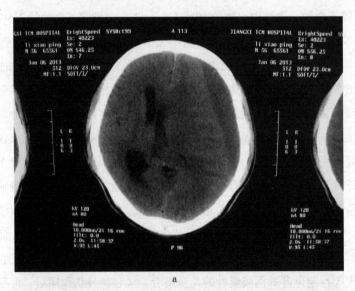

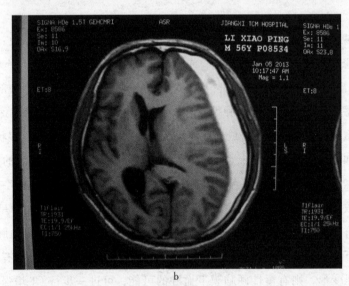

图5-6（a、b） 左侧慢性硬脑膜下血肿，脑中线明显向右移位，左侧脑室受压明显

三、脑内血肿

血肿位于脑实质内称为脑内血肿，常见于额叶、颞叶、顶叶或枕叶，占颅内血肿的5%~10%左右；脑内血肿多与硬膜下血肿或与硬膜外血肿伴发，也可同时发生或单独发生。

1. 病因病理   脑内血肿分为浅部血肿和深部血肿；前者出血来自脑挫裂伤灶，脑内血肿多位于伤灶及其附近，少数位于凹陷骨折处；后者脑表面常无明显挫伤，脑内血肿位于白质的深部，以老年人为多见。脑内血肿与受力部位有关，如头部侧方受力时，受力部位（冲击伤）同侧脑内血肿比对冲部位多见；颅骨凹陷骨折致骨折片挫伤，或刺伤脑组织，伤及脑内小血管引起出血，形成脑内血肿；外力作用致脑组织与眶顶骨嵴或蝶骨嵴产生碰撞，易造成额极和颞极及其低面脑挫裂伤致出血，脑内血肿也常发生于额极和颞极及其低面。

2. 临床表现与诊断　由于脑内血肿常与脑挫裂伤、硬膜下血肿合并存在，故临床表现较重。①意识障碍：病情较重者，呈持续性昏迷，中间清醒期不明显，而凹陷骨折所致者，脑损伤较轻，可有中间清醒期；②颅内压增高：脑内小血肿很少引起颅内压增高症状，而脑内血肿合并脑挫裂伤、硬膜下血肿时，颅内压增高症状明显，病情发展较快，易发生脑疝；③神经系统症状与体征：血肿部位不同，神经系统症状与体征亦不同；额叶血肿主要表现为对侧肢体偏瘫、失语、癫痫发作、精神症状等；颞叶血肿表现为感觉性失语、命名性失语、颞叶癫痫、耳鸣或耳聋、记忆障碍等；顶叶血肿表现为皮质感觉障碍、失读症、失用症、形象障碍、计算力障碍等；枕叶血肿表现为视野缺损、视物变形、幻视等；④头颅 CT 检查：显示脑实质（脑挫裂伤灶附近或脑深部白质）内有圆形或不规则密度增高影（血肿）（图 5 - 7），同时见血肿周围水肿带，如范围较大，会产生占位效应，表现脑中线结构明显移位，侧脑室明显受压。

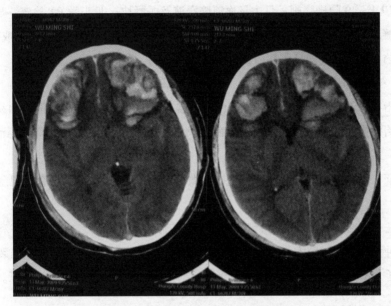

图 5 - 7　双侧额叶脑内血肿、脑挫裂伤

3. 治疗　治疗原则基本同硬膜外血肿，分为非手术和手术治疗。

非手术指征：脑内血肿患者脑挫裂伤不重，临床症状轻，神志清楚，病情稳定，血肿量 <30mL，或颅内压 <25mmHg，行非手术治疗。

非手术治疗包括：①严密注意病情，警惕颅内压增高和脑疝早期征象，如病情变化，及时复查 CT；②给予止血、降颅内压、营养神经等治疗；③做好术前准备。

手术指征：①脑内血肿出现颅内压增高、脑受压症状；②非手术治疗无效或病情加重。

手术治疗：有手术指征者应及时行开颅手术，消除血肿及挫碎坏死脑组织，脑水肿严重或脑膨出者应同时去骨瓣减压。

四、脑室内出血

外伤性脑室内血肿是一种严重的颅脑创伤，发病率较低，预后差，死亡率高。临床上很少见到单纯性脑室内血肿，大多数伴有广泛性脑挫裂伤和不同类型的颅内血肿。

1. 病因病理　受伤原因以交通事故伤为主，高处坠落伤次之。引起脑室内血肿的原因多为颅脑创伤时脑室瞬间扩张，形成负压，导致室管膜下静脉破裂出血或脉络丛出血，或脑内血肿破入脑室，或脑室壁裂伤致出血。脑室内出血一般不会凝固，原因为脑脊液的稀释作用，但大出血时也会形成血肿，多数血肿分布于一侧或两侧的侧脑室，也有分布于第三或第四脑室，很少见到分布于全脑室系统。

2. 临床表现与诊断　①有头部外伤史；②意识障碍：因伤情重，伤后持续昏迷，呈进行性加重；③颅内压增高：表现为剧烈头痛，恶心、呕吐频繁；④瞳孔变化：如出现脑干损害，表现为瞳孔不规则、散大或固定，伴去大脑强直，呼吸、循环功能衰竭等；⑤脑膜刺激征：主要表现为颈部抵抗、克氏征阳性等脑膜刺激征，是最常见的特征；⑥急性梗阻性脑积水：脑室内血肿可堵塞脑脊液循环通路，引发急性梗阻性脑积水，使颅内压增高进一步加重；⑦神经系统体征：如合并脑损伤，可出现偏瘫、锥体束征阳性等相应的定位体征；⑧中枢性高热：引起高热的原因可能为血液刺激，或血性脑脊液吸收热，或血肿压迫体温调节中枢有关，通常体温持续在39℃以上；⑨腰椎穿刺：见大量血液脑脊液及血凝块；⑩头颅 CT 检查：显示脑室内高密度影（血凝块）或中等密度影（血性脑脊液），分布于一侧或两侧的侧脑室或全脑室系统；脑积水时见脑室扩大；还能显示颅内其他情况。

3. 治疗　分为非手术和手术治疗。

非手术指征：①意识障碍较轻或无，颅内压增高不明显；②无急性梗阻性脑积水。

非手术治疗措施：①腰穿放出血脑脊液；②给予止血、降低颅内压、降温等治疗；③支持与对症治疗。

手术指征：①患者出现意识障碍或进行性加重，颅内压增高明显；②出现急性梗阻性脑积水。

手术方法：①血肿稍大者，可行脑室穿刺外引流术，引出脑室内积血，有利于控制颅内压；②对血肿大者，可行脑室切开加大血块取出术；③脑室内血肿伴严重脑挫裂伤或脑内血肿，应尽早手术清除血肿，放置脑室引流管，行脑室外引流，必要时去骨瓣减压。

五、迟发性外伤性颅内血肿

迟发性外伤性颅内血肿是指颅脑创伤后第一次颅脑 CT 扫描未发现血肿，此后复查 CT 却发现了血肿，或原先无血肿的部位又发现了新的血肿。血肿出现时间的长短不一，短者伤后数小时、数日，长者伤后数周甚至数月。血肿可发生于颅内任何部位，如硬脑膜外、硬脑膜下和脑实质内。

1. 病因病理　可能原因是颅脑创伤当时血管受损而尚未全层破裂，没有出血，故 CT 检查未发现血肿；创伤后血管痉挛和局部二氧化碳蓄积、酶的副产物释放等因素，促使已受损的血管壁破裂出血，便形成了迟发性血肿，此时复查 CT 才发现血肿。

2. 临床表现与诊断　有出现下列情况，应考虑本病的可能：①患者出现剧烈头痛，频繁呕吐，烦躁不安和意识障碍；而 CT 扫描显示脑创伤轻微，少量出血、蛛网膜下腔出血或单纯颅骨骨折等；②局限性癫痫发作；③在观察及治疗过程中，患者意识障碍无好转或好转又恶化，或新出现了偏瘫、失语、瞳孔散大等神经系统损害症状和体征；④术后患者减压窗张力较高或长时间处于低意识水平；⑤凝血机制异常时，更易发生迟发性颅内血肿；⑥颅内压监测显示颅内压平稳后突然升高或持续性升高；⑦动态 CT 扫描应作为首选检查，能及时发现迟发性颅内血肿。

3. 治疗　分为非手术和手术治疗。

小血肿，无手术指征者，采用非手术治疗，主要措施：①止血、脱水降颅内压、营养支持、抗生素、保护胃肠功能和营养神经等；②积极防治并发症；③严密观察病情；④CT 监测。

手术治疗：早期发现，及时手术清除血肿。

手术指征：①血肿并发脑疝；②血肿位于颅后窝导致急性梗阻性脑积水；③急性颅内压增高；④意识障碍好转后又加重或呈进行性加重。

手术方式：①血肿清除术；②血肿清除加去骨瓣减压术；③脑室钻孔引流术加血肿清除术。

六、外伤性蛛网膜下腔出血

1. 病因病理　蛛网膜下腔出血（tSAH）是指各种病因造成出血积于蛛网膜下腔。分为自发性蛛网膜下腔出血和外伤性蛛网膜下腔出血。引起自发性蛛网膜下腔出血的病因多为动脉瘤、脑血管畸形、高血压动脉硬化、烟雾病、肿瘤等，偶见血液病、颅内感染和药物中毒等。引起外伤性蛛网膜下腔出血的病因多为车祸所致颅脑创伤，导致颅内动脉破裂、桥静脉破裂、软脑膜血管破裂、大脑后循环通路血管损伤、脑皮质挫伤；轻型、中型及重型颅脑创伤都可引起蛛网膜下腔出血。蛛网膜下腔出血可引起脑血管痉挛、急性交通脑积水、上消化道出血等。蛛网膜下腔出血引起脑缺血的机制与自发性蛛网膜下腔出血相类似，出现缺血性神经功能障碍，脑积水引起颅内压增高等。首次 CT 检查，外伤性蛛网膜下腔出血量越多，死亡率就越高。

2. 临床表现与诊断　蛛网膜下腔出血可表现为突发头痛、恶心呕吐、甚至意识障碍、昏迷及抽搐等，有明显脑膜刺激征，也逐渐导致神经功能障碍和颅内压增高，便病情逐渐加重；外伤患者多被颅脑创伤的症状所掩盖。

辅助检查：①CT 及 CTA 检查：可显示出血的部位和程度，同时显示颅骨、脑创伤及颅内血肿情况；②经颅多普勒超声（TCD）：属于无伤检查，可反复进行，可显示脑血管痉挛和脑血流量；③脑血管造影检查（DSA）：多用于自发性蛛网膜下腔出血，较少用于外伤性蛛网膜下腔出血；④MRI 检查：有一定参考价值。

诊断：有颅脑创伤病史、典型临床表现、结合相关检查即可确诊。

3. 治疗　主要是针对颅脑创伤和外伤性蛛网膜下腔出血。

外伤性蛛网膜下腔出血治疗措施：①药物：钙拮抗剂如尼莫地平等；②腰椎穿刺：释放血性脑脊液，既可治疗，又可预防脑积水；③手术：如颅脑创伤需要开颅手术时，可同时打开蛛网膜下腔，释放血性脑脊液；④对症处理。

第六章 急性脊髓创伤

急性脊髓创伤常见于工矿、交通事故，其在脊柱骨折脱位中的发生率约占17%，其中颈椎发生率最高，胸腰椎次之，容易致残或致命。脊髓创伤后，在损伤平面以下的运动、感觉、反射及括约肌和自主神经功能会受到影响。

第一节 脊髓神经解剖

一、脊髓

1. 一般解剖 脊髓一般终止于 L1～L2（圆锥），部分人群可终止于高位如 T12，或低位如 L2～L3 水平。新生儿脊髓终止于 L2～L3 水平。脊髓长约45cm、马尾长约25cm，脊柱屈曲时脊髓长度会增加10%，长度增加最多的部分位于 C1、T1 及 L1，最少的位于 C6 及 T6。脊髓平均直径为 10mm，横径大于前后径。脊髓和脊椎节段的位置关系见表6－1。

表6－1 脊髓和脊柱节段的对应关系

脊髓	椎体	棘突
C5	C4	C4
C8	C6	C6
T2	T1	T1
T8	T7	T6
T12	T10	T9
L4～5、S1	L1	T12
S2～5	L2	L1

2. 脊髓内部结构

（1）在其横切面上可见中央部的灰质和其周围的白质。①灰质：由神经元细胞胞体构成，灰质后角司躯体感觉、前角司躯体运动、中间外侧角支配内脏。灰质是躯体反射中枢所在；②白质：由神经纤维和神经胶质细胞构成。白质后索即后柱，含外侧楔束和内侧薄束，侧索含皮质脊髓侧束和脊髓丘脑侧束，前索含脊髓丘脑前束。

（2）中央管：为脑脊液的通路。

3. 脊髓的功能

（1）运动传导功能通路：大脑皮质→内囊→皮质脊髓束→锥体束（90%在延髓锥体内交

叉到对侧汇成皮质脊髓侧束）→前角细胞。①皮质脊髓侧束内，支配上肢的神经束位于支配下肢神经束的内侧；②脊髓中央综合征：皮质脊髓侧束最外侧传导束（支配下肢运动功能）无损伤、内侧部分（支配上肢运动功能）受损。

（2）感觉功能：①后柱：传导辨别触觉、本体感觉及振动觉（立体觉、两点辨别觉）。薄束：下肢和胸下段的传入；楔束：上肢和胸上段的传入。在延髓内上述感觉传导束交叉至对侧，上行投射到大脑感觉皮质。脊髓前综合征：只有后柱的功能保留；②脊髓丘脑侧束：传导痛觉、温度觉、轻触觉。大多数传入纤维经由腹侧联合交叉到对侧，汇成脊髓丘脑侧束上行。Brown - Sequard 综合征（脊髓半切综合征）：对侧痛觉、温觉消失，同侧运动及本体感觉消失；③脊髓丘脑前束：传导粗略触觉。脊髓后综合征：只有粗触觉得以保留。

4. 脊髓的血供

（1）颈髓：①脊髓前动脉：是脊髓前部和中央部主要的供应血管，两侧椎动脉在脑干部发出两条分支汇成脊髓前动脉；②脊髓后动脉：从小脑下后动脉发出的两条脊髓后动脉对中央灰质的血供很少。

（2）胸、腰脊髓：一条脊髓前动脉、两条脊髓后动脉供血。

二、脊神经

1. 共有 31 对脊神经：颈 8 对、胸 12 对、腰 5 对、骶 5 对、尾 1 对。

2. 运动及感觉根丝汇成脊神经根，再加上背根神经节，形成脊神经。

3. C1 神经根从 C1 脊椎上方发出，C8 从 T1 脊椎上方发出。胸段和腰段脊神经从相同序号的脊椎椎弓根下方发出。

4. 脊神经根在椎间孔内的位置

（1）颈神经根 C1 和 C2 没有椎间孔，C3 ~ C8 从相应椎间孔发出，大约占据椎间孔 75%的空间。

（2）胸神经根 胸神经根较细小，占据 20% 的椎间孔空间，从椎弓根下方发出。

（3）腰神经根 腰神经根较粗，占据 33% 的椎间孔空间，从椎弓根下方斜行穿出。

（4）骶神经根 其前、后支分别经骶前、后孔发出。

5. 脊神经的皮节、肌节分布（图 6 - 1）

（1）运动：C4（自主呼吸及耸肩）、C5（三角肌及肱二头肌）、C6（伸腕肌）、C7（肱三头肌及屈腕肌）、C8（屈指肌）、T1（手内在肌）、L1（髂腰肌）、L3（股四头肌）、L4（胫前肌）、L5（足踇长伸肌）、S1，（腓肠肌）、S2（膀胱括约肌）、S3（肛门括约肌）。

（2）感觉：C5（上臂外侧）、C6（拇指）、C7（中指）、C8（小指）、T1（前臂内侧）、T10（脐周）、L1（腹股沟区）、L2（大腿前方）、L3（膝）、L4（内踝）、L5（足踇趾）、S1（足小趾）、S2（大腿后方）、S3 ~ S5（肛周）。

6. 神经的活动性

（1）腰部屈伸活动时 L5 或 S1 神经根可滑移 1cm。

（2）脊髓和神经根一般在脊柱屈曲时拉紧、伸展时放松，但椎管和椎间孔在脊柱屈曲时扩大、伸展时变小。

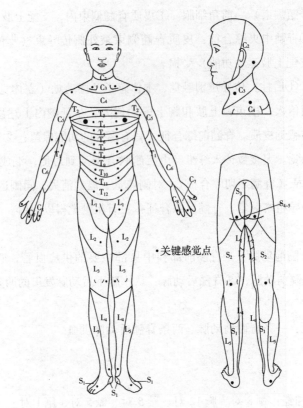

·关键感觉点

图 6-1　脊神经支配皮节的示意图

7. 马尾

（1）腰、骶神经根丝在马尾内有规律的排列。

（2）硬膜囊受压超过 50% 会引起马尾功能障碍。

8. 神经丛

（1）颈丛和臂丛　C1 ~ C4 前支构成颈丛；C5 ~ T1 前支构成臂丛。

（2）腰丛　由 T12 前支一部分，L1、L2、L3 前支及 L4 前支一部分构成，主要发出股神经（L2 ~ L4）及闭孔神经（L2 ~ L4），其他分支有髂腹下神经（T12 ~ L1）、髂腹股沟神经（L1）、股外侧皮神经（L2 ~ L3）及生殖股神经（L1 ~ L2）。

（3）骶丛　由腰骶干（L4、L5）和 S1、S2、S3 和 S4 前支构成，主要发出坐骨神经（L4 ~ S3）和阴部神经（S2 ~ S4），其他分支有臀上神经（L4 ~ S1）、臀下神经（L5 ~ S2）、支配闭孔内肌的分支、支配股方肌的分支（L5 ~ S2）以及股后皮神经（S1 ~ S3）。尾前丛：S5 和尾神经前支形成尾前神经。

三、自主神经系统

1. 交感中枢

（1）位于 C8 ~ L4 脊髓内。

（2）从颈椎到骶椎均有交感干和神经节。

（3）包括心脏起搏中枢支配心脏，还支配汗腺、血管舒缩、肺支气管、腹腔脏器、控制肛门直肠排便、膀胱排尿、射精等。

（4）交感系统损伤表现：①脊髓损伤（节前纤维及脊髓中间外侧柱损伤）会引起周围血

管舒张（低血压）、心动过缓、无汗，以及体温降低；②Horner 综合征（颈或第一胸交感链损伤）：上睑下垂、眼球内陷、瞳孔缩小、无汗；③泌尿生殖系统问题（腹腔下神经丛损伤）：膀胱颈收缩失常而出现逆行射精；④自主神经反射异常：由内脏交感神经上位（T6）的脊髓损伤引起，表现为高血压、大量出汗、头痛、皮肤潮红（受损的反射恢复时出现）。

2. 副交感系统　位于脑干和骶髓（支配内脏及阴茎勃起功能）。

第二节　急性脊髓创伤的基本知识

颈椎和上段胸椎创伤合并截瘫是脊髓损伤的后果。脊柱胸腰段创伤可合并脊髓圆锥和（或）神经根损伤。第 2 腰椎及以下创伤可伴有马尾神经损伤。

【病因病理】

急性脊髓创伤大多因间接暴力所致。人体由高处坠落伤、重物落下打击致伤或车祸时，人体接受暴力作用后，暴力传导到脊柱，引起脊柱的超常活动，大多造成脊柱的骨折脱位，可以引起脊髓闭合性创伤。战时火器伤为脊髓开放性创伤的常见原因。

由于移位的骨折块、脱位的椎骨、脱出的椎间盘或皱叠的韧带组织等压迫造成脊髓受压，常伴有脊髓实质性损伤，脊髓损伤后常发生继发性改变加剧病损，如脊髓组织内压增高、脊髓血流障碍及神经化学变化等，导致中央灰质出血和坏死，外周白质脱髓鞘及自溶。中央灰质很容易受缺血损伤，伤后 5 ~ 6 天会有严重坏死和纤维化，白质对缺血有较强的耐受性，伤后 5 ~ 7 天，病变才会从脊髓中央向周围侵入。脊髓损伤按病理改变分三类：脊髓震荡，脊髓实质性损伤（挫裂伤），脊髓受压。

1. 脊髓震荡　脊髓震荡为暂时性功能抑制，表现为弛缓性截瘫，多为不完全瘫痪。病理上无实质性损伤；不排除轻度水肿、充血、细胞肿胀等。数小时内开始恢复，数日内完全恢复正常神经功能。脊髓休克不同于脊髓震荡，是脊髓颈、胸段实质性损伤的早期表现，并且只发生在急性脊髓损伤的早期。慢性脊髓损伤（如椎管狭窄、脊柱结核或肿瘤）不经过脊髓休克阶段，而直接表现为痉挛性瘫痪。

2. 脊髓挫裂伤　多见于椎体骨折、脱位、附件骨折时，骨折片、黄韧带、椎间盘、软骨板挤压脊髓，造成脊髓实质性损害。

（1）不完全性脊髓损伤的病理改变：主要为脊髓灰质点状出血，前后角少数神经细胞退变崩裂及部分神经轴索的退变，仅到伤后 24 ~ 48 小时，这种脊髓内出血的破坏性改变，并不继续进行，不发生脊髓中央坏死，而是逐渐恢复。其脊髓功能也在不同时间内逐渐恢复，不遗留或部分遗留神经缺陷。

（2）完全性脊髓损伤：在伤后 1 小时内，由于血管损伤或毒性物质的作用，灰质出血较重，神经细胞及神经纤维退变、崩解，且出血进行性加剧，不断扩大。6 小时出血面积可达脊髓横断面的 50%，出现脊髓中央坏死，发展至 1 周时，大部分脊髓坏死，不能恢复。

3. 脊髓受压　当脊髓受伤后，椎体移位、碎骨片、血肿、破碎的椎间盘组织压迫脊髓可以造成瘫痪。脊髓没有受到直接创伤，当压迫因素很快解除时，其功能可以全部或大部恢复。当脊髓受压时间过长或程度严重时，脊髓组织可因血液循环障碍发生出血、缺氧而坏死、液化，以致形成瘢痕或出现萎缩，神经功能不能恢复。

4. 脊髓创伤后全身的病理生理改变　脊髓创伤后，除创伤节段平面以下有运动、感觉、反射及括约肌功能障碍外，常有全身呼吸、循环、代谢以及体温调节等方面的变化。

（1）呼吸系统　高位脊髓创伤后，呼吸肌瘫痪，呼吸时胸廓可呈反方向运动而影响胸腔内压、肺容积和气体的交换。由于呼吸动力不足，部分呼吸道变成无效腔，出现气体交换不足，血氧分压降低，血二氧化碳分压增高，导致代谢产物的积聚。

（2）循环系统　急性高位颈髓创伤后，交感神经系统处于瘫痪状态，而迷走神经则处于优势。表现为心动过缓，血管紧张度降低，外周血管阻力下降，脉压差大，血压下降。

（3）代谢变化　脊髓创伤后，糖原的利用发生障碍，而脂肪和蛋白质的消耗量增加。由于葡萄糖代谢不全，体内出现酮体的积累，继而引起全身功能和代谢紊乱。

（4）体温调节障碍　高位脊髓创伤后，体温调节中枢的传导通路受到破坏，体温调节功能丧失，导致产热和散热失衡，皮肤及汗腺失去交感神经支配而无汗。

【脊髓创伤分类】

1. 按创伤性质可分为开放性脊髓创伤与闭合性脊髓创伤

（1）开放性脊髓创伤　火器伤为开放性脊髓创伤的常见原因，约占90%，分为穿透伤和非穿透伤。穿透伤又分为椎管贯通伤、椎管非贯通伤、椎管切线伤、椎体或椎旁创伤。

（2）闭合性脊髓创伤　一般是间接暴力引起脊髓震荡、闭合性脊柱骨折脱位，造成脊髓挤压、挫裂及出血等不同程度的创伤。

2. 按脊髓损伤程度及临床表现分为以下几类

（1）脊髓震荡　暂时性功能抑制，能恢复正常神经功能。

（2）脊髓不完全损伤（脊髓中央性损伤、脊髓前部损伤、脊髓后部损伤、脊髓半侧损伤）损伤节段以下保留部分感觉、运动功能。

（3）脊髓完全损伤　损伤节段以下不存在功能性运动（肌力低于3级）和感觉。

【脊髓创伤功能的检查】

脊髓创伤时，受累神经节段支配的区域即产生相应的症状和体征，表现为肌力、反射和感觉的异常。因此，通过肌力、反射和感觉等检查，可以对脊髓创伤做出正确的定位诊断。使用细针尖检查双侧各28个皮节的感觉功能，根据对抗阻力及重力情况判断运动功能，依据运动和感觉功能检查结果进行脊髓神经功能分级。

1. 肌力检查　检查身体两侧各自10对关键肌，按0~5级测定肌力。C5-肱二头肌，C6-桡侧伸腕长短肌，C7-肱三头肌，C8-中指屈指肌，T1-小指展肌，L2-髂腰肌，L3-股四头肌，L4-胫前肌，L5-足踇长伸肌，S1-腓肠肌。S4~5让肛门括约肌的主动收缩，也应检查。肌力等级判定见表6-2。

表6-2　肌力等级判定表

分级	说明
0级	无肌肉收缩
1级	可见肌肉轻微收缩，但不能带动关节活动
2级	不能在抗地心引力下活动关节

续表

分级	说明
3级	在抗地心引力下可以活动关节
4级	在抗地心引力下，能对抗部分阻力而完全活动关节
5级	在抗地心引力下，能对抗阻力而完全活动关节

2. 反射检查 反射检查是神经系统损害定位诊断的最基本方法。检查反射时必须两侧进行对比，叩击的力量力求均等，叩击的部位必须准确。

（1）浅反射 是刺激体表感受器（如皮肤、黏膜等）引起的反射。浅反射减弱或消失表示反射弧中断或抑制，常用的浅反射检查见表6-3。

表6-3 常用的浅反射

	节段定位	肌肉	神经
上腹壁反射	T7~8	腹斜肌、腹横肌、腹直肌	肋间神经
中腹壁反射	T9~10	同上	肋间神经
下腹壁反射	T11~12	同上	肋间神经
提睾反射	L1~2	提睾肌	生殖股神经
肛门反射	S4~5	肛门括约肌	肛尾神经

（2）深反射 是刺激肌肉、肌腱、骨膜和关节的本体感受器而引起的反射。深反射减弱或消失表示反射弧中断或抑制，亢进则表示上运动神经元损伤。双侧不对称改变（如一侧增强、减弱或消失）是神经系统损害的重要体征，髌阵挛、踝阵挛是腱反射极度亢进的表现。常用的深反射检查见表6-4。

表6-4 常用的深反射

	节段定位	肌肉	神经
肱二头肌腱反射	C5~6	肱二头肌	肌皮神经
肱三头肌腱反射	C6~7	肱三头肌	桡神经
桡骨膜反射	C5~8	肱二头肌、肱桡肌、旋前肌、	正中神经、桡神经、
		指屈肌	肌皮神经
膝腱反射	L2~4	股四头肌	股神经
跟腱反射	S1~2	腓肠肌	胫神经

（3）病理反射 是中枢神经系统损害，主要是锥体束受损，对脊髓的抑制作用丧失而出现的异常反射。病理反射双侧明显不对称或过于强烈时，结合深反射亢进，浅反射减弱或消失，提示脊髓锥体束损伤和上运动神经元损伤。常用的病理反射检查有：霍夫曼征（Hoffmann sign）、罗索里莫征（Rossolimo sign）、巴宾斯基征（Babinski sign）、查多克征（Chaddock sign）、奥本海姆征（Oppenheim sign）、戈登征（Gordon sign）。

3. 感觉检查 痛觉和温度觉在脊髓丘脑侧束内传导。触觉在脊髓丘脑前束中传导。感觉测试时，针尖的刺戳动作要缓慢均匀。要先找到感觉丧失区，由感觉减弱的部位向感觉正常部位反复进行测试。感觉检查在很大程度上依靠病人的主观反映，需病人密切配合方能完成。测

NOTE

试完毕后，记录结果，如正常、过敏、迟钝或缺失等。不能遗漏马鞍区和会阴部的检查。检查截瘫平面时，在第二肋间隙以下感觉消失和减退，常误认为是胸椎损伤，其实大多是颈椎损伤。

（1）浅感觉检查：包括皮肤黏膜的触觉、痛觉及温度觉，注意其神经节段分布见图 6-1。注意两侧对比和不要暗示病人。

（2）深感觉检查：包括关节位置觉及振动觉，深感觉障碍说明脊髓后索损伤。

【临床表现与诊断】

脊髓创伤后早期可出现脊髓休克。脊髓休克所经历的时间不一致，一般在伤后 3~4 周即逐渐消失，有严重感染和极度衰退者休克时间延长。在脊髓休克消失后，可出现不同程度的暂时性的肌力增强，同时感觉和运动功能也逐渐恢复。瘫痪的肢体逐渐出现肌张力增强，腱反射亢进，病理反射阳性。脊髓半侧损伤可出现典型的脊髓半侧离断综合征。由于脊髓自主神经损害，其支配区以下皮肤神经营养障碍，易出现腹胀、皮肤水肿和褥疮。

诊断脊髓创伤时，要详细了解受伤经过，全面检查伤员，注意有无合并休克、颅脑创伤、胸腹腔脏器创伤、脊柱及四肢骨折等。开放性创伤应注意有无脑脊液漏。当发现创伤平面以下有感觉、运动、反射或括约肌功能障碍时，应考虑有脊髓损伤。除神经系统检查外，应摄脊柱 X 线片、CT、MRI 等检查，有利于脊柱骨折或脱位、脊髓损伤诊断。

1. 辅助检查

（1）X 线检查　病情允许时应及时摄脊柱正侧位片，必要时摄斜位片和脊柱过屈过伸侧位片。正位片可显示椎体有无侧方压缩或移位，椎体横径是否增宽，棘突有无偏斜，棘突间隙有无增宽，横突有无骨折，椎弓根是否对称，肋骨头有无脱位。侧位片可显示椎体有无骨折或骨折脱位，椎体压缩程度，棘突间隙有无增宽，关节突有无骨折或脱位、交锁，椎管前后界是否平顺，椎管内有无骨片或金属物。斜位片可显示关节突及椎弓峡部有无骨折，椎间孔有无变形。颈椎或腰椎过屈过伸侧位片能动态观测颈椎或腰椎的稳定性。

（2）CT 检查　CT 检查可显示 X 线片不能显示的骨折、椎管形态及骨块突入侵占情况，明确脊髓致压物的性质，对检查脊柱损伤合并脊髓损伤特别重要。

（3）磁共振（MRI）检查　MRI 能三维显示脊椎及脊髓改变和其相互关系，尤其对软组合如椎间盘突出移位，脊髓受压的部位、原因、程度和脊髓病理变化，如脊髓出血、水肿、坏死软化、囊性改变等的判断十分准确。

（4）躯体感觉诱发电位（SEP）　躯体感觉诱发电位可用于估计脊髓损伤的程度、治疗效果和预后。

2. 诊断要点

（1）脊髓创伤平面定位　脊髓创伤平面的判断主要依靠感觉、运动、括约肌功能和深浅反射障碍平面，以及脊柱的创伤部位判定。

（2）脊髓创伤程度的判定　①截瘫指数：为判定和记述脊髓功能障碍程度，临床上采用截瘫指数。如果感觉、运动和括约肌三种功能都为部分障碍，则各记为 1；如果都为完全性障碍则各记为 2；如果都为完全性正常则各记为 0；综合三种功能障碍情况，即得出截瘫指数。该指数愈高，截瘫程度愈高，例如完全性截瘫指数为 6，正常为 0。②美国脊柱损伤学会（A-SIA）对脊髓损伤分级评定标准（2002 年修订版）如下表 6-5。

表 6 – 5　ASIA 脊髓损伤分级

级别	临床表现
A	完全性损伤，在神经损伤平面以下（包括骶段），无感觉运动功能
B	不完全性损伤，在神经损伤平面下，有感觉，无运动功能
C	不完全性损伤，在神经损伤平面下，有运动功能，大部分关键肌肌力小于 3 级
D	不完全性损伤，在神经损伤平面下，有运动功能，大部分关键肌肌力大于或等于 3 级
E	感觉和运动功能基本正常

注：关键肌指：肱二头肌、桡侧伸腕长短肌、肱三头肌、中指屈指肌、小指展肌、髂腰肌、股四头肌、胫前肌、足踇长伸肌、腓肠肌。

【治疗】

1. 急性脊髓创伤的救治原则

（1）急救和搬运　急性脊髓损伤常合并颅脑损伤、胸腹部脏器、四肢血管损伤，危及生命安全时应首先抢救生命。搬运脊柱脊髓损伤患者，应让脊柱保持正常生理弯曲，切忌在搬运过程中使脊柱过伸、过屈，在脊柱处于无旋转外力情况下，三人用手同时平抬平放到木板上，人少时可以用滚动法。搬运颈椎脊髓损伤患者，必须专人扶托下颌和枕骨，适当纵向牵引，保持颈部中立位，把患者搬在木板上，用沙袋或折成团的衣物放在头颈两侧，防止头颈转动，保持呼吸道通畅。

（2）注意防治休克，完善磁共振等检查。尽早注射甲泼尼龙等药物。但是创伤 8 小时后或穿通性脊髓损伤的病人不推荐使用甲泼尼龙治疗。

（3）开放性脊髓创伤者，应在保持其良好的体位下，及早进行清创术及脊髓减压术。手术前、后使用抗生素和营养神经药物。

（4）高位截瘫者要保持呼吸道通畅和防治并发症，行颅骨牵引，防治肺部感染及肺不张，必要时行紧急气管切开。

（5）已发生截瘫者，要防止尿路感染、褥疮发生。

（6）闭合性脊柱伤合并有急性脊髓损伤时，应尽早手术减压稳定脊柱。

（7）加强恢复期功能锻炼，尽早康复锻炼，促进神经功能和体力的恢复。

2. 开放性脊髓创伤的治疗　开放性脊髓创伤多为火器伤或刀伤，对脊髓组织或马尾神经本身的创伤范围较广泛，而对脊柱的稳定性多无影响。治疗的首要任务是抢救休克。其次在应用抗生素情况下，进行及时、细致而彻底的清创术。术中要清除伤口的异物、碎骨片及血块，切除污染、失活的组织，彻底止血。对脊髓等重要组织不应随便切除，神经和肌腱应尽量少切除。对脊髓组织和马尾神经有压迫迹象者，应行椎板切除术，去除游离骨片和异物。如硬膜无损伤且见有搏动，则不必切开硬膜。如无搏动则应切开硬膜，并向头端探查，排除血肿和其他压迫因素，待脑脊液引流通畅后缝合硬脊膜。一般伤后 6 ~ 8 小时内，尽量争取一期缝合伤口，否则要根据伤情延期缝合处理。术后使用适当的抗生素预防感染。

3. 闭合性脊髓创伤的治疗　脊髓创伤有手术适应证者，应积极尽早地进行减压术。没手术条件时，也应及时将骨折复位，为脊髓功能的恢复和手术治疗创造有利条件。

脊髓功能的恢复主要取决于脊髓创伤的程度。脊髓创伤所致坏死不只是骨折脱位对脊髓的直接压迫所致，而有一部分是创伤后脊髓血液循环发生障碍所致，特别是微循环的改变起关键性作用。因此，在脊髓创伤早期将骨折复位，进行手术减压及药物治疗等，对解除脊髓受压、改善脊髓的微循环和阻止脊髓的进行性坏死，具有积极作用。

4. 手术治疗

（1）适应证 ①截瘫症状进行性加重，截瘫平面不断上升者；②不完全性截瘫经保守治疗后，症状仍无改善者；③脊柱骨折脱位并完全性截瘫者；④椎板骨折，X 线片证明有骨折片压迫，引起截瘫或神经根刺激症状者；⑤脊髓创伤伴有关节突交锁，未能手法复位者；⑥腰椎骨折脱位严重，合并马尾神经损伤者。

（2）禁忌证 ①一般情况差，有创伤性休克，同时合并胸腹腔脏器和颅脑创伤或大面积烧伤，在休克未纠正时，不宜手术；②无骨折脱位的脊髓损伤保守治疗好转者；③合并有神经内科疾病的脊髓损伤者，预后不好的；④除马尾神经外，脊髓受压在 2~3 年以上者；⑤有心脑血管意外，不能耐受手术者。

（3）常用的手术方法 后路脊髓减压术、前方脊髓减压术、侧前方减压术等。

5. 药物治疗

（1）脱水疗法 急性脊髓创伤会发生不同程度的脊髓水肿，从而加重脊髓的压迫。使用药物进行脱水治疗，可以减轻脊髓水肿，减少神经元的破坏，同时对脊髓功能的保护和恢复均有一定帮助。

（2）肾上腺糖皮质激素 肾上腺糖皮质激素可预防和减轻脊髓水肿，减少神经组织的损害；在血液灌注量不足时，可保护细胞膜使之不受破坏，保持血管的完整性，有防止溶酶体及其他酶释放的作用；能保持神经细胞的通透性，防止钾的丢失；抑制创伤组织内儿茶酚胺的代谢与聚集；对脊髓白质有显著的稳定作用。

（3）单唾液酸四己糖神经节苷脂（GM－1）

（4）神经生长因子（NGF）

（5）其他药物 ①甲磺酸替拉扎特，稳定细胞膜；②纳洛酮，保护神经作用；③尼莫地平，防止钙离子内流；④4－氨基吡啶，延长运动电位时间。

6. 其他治疗方法

（1）高压氧治疗 可提高脊髓损伤段氧张力及氧弥散率，改善脊髓缺氧状态，防止神经进行性破坏及退变坏死。

（2）全身支持疗法 对脊髓创伤病人既要重视局部处理，也要重视全身情况。注意维持营养。积极防治褥疮和泌尿系感染。在截瘫早期，每 2~3 日肌肉注射丙酸睾酮 50mg，或苯丙酸诺龙 25mg，以促进食欲和体内蛋白质合成。2~3 周后，新陈代谢趋于正常，可给予高蛋白、高热量和高维生素饮食。纠正水电解质平衡紊乱和贫血，必要时可输血，以提高机体的免疫力，促进创伤的早日康复。

7. 脊髓创伤并发症的预防及治疗

（1）呼吸系统的并发症 呼吸功能障碍和呼吸道阻塞是脊髓创伤病人早期死亡的重要原因之一。造成呼吸道阻塞及呼吸功能障碍的原因是：①颈脊髓损伤造成肋间肌及膈肌等主要呼吸肌麻痹；②合并胸部伤加重呼吸困难；③呼吸道感染，咳嗽无力造成呼吸道痰涎堵塞及肺不张。

（2）泌尿系统并发症 为尽早建立自动排尿功能，防止或减轻尿路感染，目前常用的方法是采用留置导尿管及间断排尿。指导病人进行腹肌的锻炼，饮水控制和寻找诱发膀胱排尿反射的因素。在截瘫早期，留置导尿管应定期夹管，使膀胱习惯于节律性充盈与排空，有助于反射性收缩功能的恢复。

（3）褥疮　脊髓创伤导致截瘫的病人自主神经功能及皮肤营养障碍，长期卧床使皮肤持续受压，加之大小便浸渍，容易发生褥疮。所以加强护理，使用气垫床，定时翻身。

（4）四肢挛缩与畸形　截瘫病人长期卧床，全身代谢功能受到抑制，生理功能衰退，肌肉萎缩，关节僵硬。加强对不完全瘫痪肌关节的功能锻炼，可改善代谢功能，促进血液循环，增进食欲，防止肺炎、褥疮和泌尿系统感染等并发症，且能加速功能代偿和重建。

第三节　脊髓震荡

脊髓震荡是脊髓损伤后发生的一种可逆性功能紊乱，是最轻微的脊髓损伤，表现为弛缓性瘫痪，常为不全瘫痪，病理上无实质性损伤，常在数小时出现恢复，数日内神经功能完全恢复正常，是一种回顾性诊断。而脊髓休克是急性脊髓（脊髓颈、胸段）实质性损伤的早期表现，损伤平面以下的脊髓功能处于抑制状态，暂时性弛缓性瘫痪，损伤平面以下的脊髓功能包括感觉、运动和反射（包括阴茎海绵体反射和肛门反射）完全丧失，病理上有实质性损伤，可持续到 24 小时以上。

【病因病理】

多数脊髓震荡与脊柱骨折和脱位伴随发生。患者由高处坠下，足部或臀部着地，全身体重之反作用力由下而上使脊柱骤然过度前屈所致，在同一原理下，重物由高处落下，冲击患者的头、背部，同样可引起脊柱的骨折脱位伴发脊髓震荡。车祸、跳水等亦是造成脊髓震荡的常见原因。

脊髓震荡是脊髓的一种可逆性功能紊乱，脊髓功能暂时处于生理停滞状态，脊髓的实质无器质性损害。镜下也看不到神经细胞和神经纤维的破坏，或仅有少量渗出、出血。

【临床表现与诊断】

脊髓震荡临床表现为患者发生骨折和脱位平面下所有的反射和运动功能消失，呈弛缓性瘫痪，常为不全瘫痪，肛门反射存在，电生理检查常可引出诱发电位。脊髓震荡持续的时间差别很大。最短数小时，多在 24 小时内恢复，极少数可持续数周。一般与病人年龄、全身状况、损伤程度及反射中枢的位置有关。病人年龄小、体质好、损伤轻、反射中枢靠近脊髓远端则脊髓震荡持续时间短，反射功能恢复较快。反之，病人年龄大、体质差、损伤重、反射中枢靠近脊髓近端则脊髓震荡持续时间较长，反射功能恢复慢。

脊髓震荡期的表现与器质性脊髓创伤的初期症状很相似，均为弛缓性，有时即使手术探查亦不能确定脊髓是否有器质性的损伤，只有继续观察才能判断病人的预后。脊髓震荡系一回顾性诊断，早期很难与不完全截瘫相鉴别。

【治疗】

1. 在急救和搬运时，必须按脊柱骨折处理，要避免因搬动方法不当而加重脊髓的损伤程度。

2. 高位截瘫要保持呼吸道通畅，要有良好的颅骨牵引，防治肺部感染，要做好气管切开的准备。

3. 预防泌尿系感染、褥疮发生。

4. 药物治疗　选用敏感抗生素预防感染；适当短期使用激素和营养神经药物。

5. 营养支持及补充液体　对于高位截瘫的病人早期要补液，同时注意水电解质的平衡，充分补充能量。

第四节　脊髓闭合性创伤

【病因病理】

脊柱因暴力发生骨折或脱位，导致脊髓受到机械性压迫和创伤，脊髓可呈部分或完全断裂。伤后脊髓表现点片状或局部出血合并水肿、液化坏死以及蛛网膜下腔脑脊液含血液。脊髓损伤的病理改变如下：

急性期是在伤后数日内，蛛网膜下腔和脊髓实质表面的出血，外观呈紫红色。灰质和白质的界限变得不清。伤后 24~48 小时出现脊髓微循环障碍。由于局部神经组织缺血而水肿，神经元呈现不同程度的缺血坏死，神经纤维断裂，髓鞘破裂，轴索裸露并有退行性变。

中期和晚期的变化主要是组织吸收和恢复阶段。中期主要是大量淋巴细胞浸润，大吞噬细胞的增多和神经胶质的增殖。后期是纤维组织和胶质瘢痕形成，创伤脊髓实质萎缩，蛛网膜粘连增厚，脊髓内有大小不等空泡形成。

脊髓损伤的程度不仅与致伤能量的大小有关，而且与损伤后脊髓受压时间的长短、脊髓缺血的程度及持续时间有密切关系。随着受压时间和缺血程度的加重，脊髓损伤也将发生由部分到完全、由可逆到不可逆的病理学改变，因此脊髓损伤后的病理表现也是一个动态的发展变化的过程。

【临床表现与诊断】

1. 脊髓不完全性损伤　脊髓遭受严重创伤，但未完全横断，表现为损伤平面以下运动、感觉、括约肌和反射的不同程度的保留。是临床最常见的实质性损伤，有以下几种类型。

（1）脊髓中央性损伤　脊髓中央性损伤是脊髓中央灰质损害。由于脊髓丘脑束纤维在此交叉，故可出现损伤平面以下的分离性感觉障碍，即痛觉、温度觉消失而触觉基本存在（精细触觉经薄束、楔束传导保留）。因皮质脊髓束纤维的排列是上肢位于脊髓内侧，下肢靠外侧，所以在颈段脊髓中央损伤时，上肢瘫痪重于下肢瘫痪，手部瘫痪重于肘部瘫痪。

（2）脊髓前部损伤　脊髓前部损伤主要累及皮质脊髓前束和脊髓丘脑前束，而后侧的薄束、楔束完整。表现为损伤平面以下的完全性瘫痪，痛觉、温度觉迟钝或消失，而位置觉、振动觉等深感觉存在。

（3）脊髓后部损伤　是损伤在脊髓后索的薄束、楔束，而前索和侧索完整，表现为损伤平面以下的深感觉障碍，而浅感觉迟钝或正常，运动正常。

（4）脊髓半侧损伤　脊髓半侧损伤也称为 Brown-Sequard 综合征，浅感觉传导束（脊髓丘脑束）进入脊髓后先交叉再上行，而深感觉传导路径则先上行后交叉，因此损伤侧出现运动和本体深感觉丧失，呈上运动神经元损伤痉挛性瘫痪，痛、温觉仍然保存，触觉仅稍减退；而对侧仍具有良好的运动和本体深感觉，但痛，温觉丧失，触觉仅稍减退。

（5）圆锥创伤综合征　脊髓在 T12 ~ L1 缩小呈圆锥形，称为脊髓圆锥。出现马鞍区感觉障碍、排尿障碍。

2. 脊髓完全性损伤　脊髓完全性损伤导致与高级中枢的联系完全中断。损伤平面以下出现迟缓性瘫痪，感觉消失，肌张力消失，不能维持正常体温，内脏和血管反射活动暂时丧失，为脊髓休克。脊髓休克期过后，最先恢复的是球海绵体肌反射或肛门反射。当上述反射之一恢复，而损伤平面以下的深浅感觉完全丧失，包括马鞍区感觉和下肢振动觉丧失，运动功能完全丧失，其他深浅反射均消失，大小便失去控制，预示完全性脊髓损伤。伤后数月可由弛缓性瘫痪演变为痉挛性瘫痪，表现为肌张力增高，腱反射亢进，髌阵挛、踝阵挛阳性，病理征阳性。

脊髓完全性损伤时，不同节段损伤的临床表现大致如下：

（1）上颈段（C1 ~ 4）脊髓损伤　此段脊髓与延髓相连，发出枕大神经、枕小神经和膈神经等，支配枕部、耳郭皮肤，损伤后多因膈肌和肋间肌麻痹不能自主呼吸而当场死亡。幸存者可出现耳郭、枕部疼痛麻木和四肢不全瘫痪。

（2）下颈段（C5 ~ 8）脊髓损伤　由于肋间肌麻痹没有胸式呼吸，而腹式呼吸代偿性增强。C5 节段损伤，肩部因肩胛提肌和斜方肌牵拉而耸起；C6 节段损伤，因肩胛提肌、斜方肌、三角肌和肱二头肌收缩而呈肩外展90°，肘屈曲，前臂靠近头部；C7 节段损伤，由于肘以上肌肉正常，肘以下肌肉瘫痪，前臂置于胸前，伸指肌肌力减弱，食指伸肌肌力减弱显著；C8 节段损伤，外侧角的交感神经受累，可出现霍纳（Horner）征：眼睑下垂、眼球内陷、瞳孔缩小、无汗。手内在肌瘫痪。

（3）胸段脊髓损伤　双下肢肌肉瘫痪，上胸髓损伤可出现肋间肌麻痹呼吸困难，腹式呼吸为主。感觉平面改变对胸髓损伤水平的定位具有重要意义，T4 平乳头，T6 平剑突，T7 ~ 8 在肋下，T9 在上腹部，T10 平脐，T11 在下腹部，T12 在腹股沟部。T6 ~ 9 节段损伤，因腹直肌上段神经支配完好，而中下段受损，故该肌收缩时肚脐上移，称为比弗（Beevor）征。腹壁反射在 T6 节段损伤时完全消失，上、中、下腹壁反射消失，对应损伤平面分别为 T7 ~ 8、T9 ~ 10 和 T11 ~ 12。

（4）腰骶段（L1 ~ S2）脊髓损伤　该节段脊髓（腰膨大）是腰骶神经根发出处。表现为双下肢肌肉不同程度的迟缓性瘫痪，提睾反射、膝腱反射、跟腱反射消失，大小便障碍。皮肤感觉丧失区 L1 ~ 3 分别为大腿前面上、中、下 1/3，L4 ~ S2 分别为小腿内侧、足背、足底和大腿后侧。

（5）脊髓圆锥（S3 ~ 5）及马尾神经损伤　主要表现为排尿中枢损伤及肛门括约肌功能障碍，大小便潴留或失禁，会阴部有马鞍状感觉障碍区。第二腰椎以下骨折脱位，仅马尾神经损伤，且多为不完全损伤，出现双侧大腿以下皮肤感觉不对称，以大腿小腿后侧、足部及会阴部皮肤感觉减退或消失，小腿肌肉瘫痪。

【治疗】

1. 脊髓损伤　如合并颅脑、胸腹脏器及四肢大血管的创伤而威胁生命者，应先抢救生命。

2. 脊髓休克期治疗　此期着重于并发症预防。如泌尿系感染、肺部感染、褥疮等。

3. 药物疗法　脊髓损伤后，常有肿胀、出血和坏死等。在早期应进行全身性药物治疗。

（1）脱水疗法　常用脱水较强的药物有 20% 甘露醇。一般给药 10~30 分钟显效，可持续 3~4 小时。用量为 1.5~2.5g/kg，快速静脉输注，紧急时可在 5 分钟内 1 次注完。

（2）肾上腺糖皮质激素　一般选用甲泼尼龙（MP），抗炎症反应、抗氧化作用。早期采用甲泼尼龙治疗能减轻脊髓损伤缺血性的发展，但不能逆转其进展。用量及用法：首次 30mg/kg，作为冲击量于 15 分钟内静脉输入，间隔 45 分钟，然后每小时 5.4mg/kg，连续 23 小时，静脉滴入。

（3）单唾液酸四己糖神经节苷脂（GM-1）　用于急性脊髓损伤，可使感觉与运动恢复。用法：单唾液酸四己糖神经节苷脂 100mg，静脉滴注，每日 1 次，连续 18~32 天（一般为 20~21 天），其后如继续应用，可用 40mg，静脉滴注或肌注，连用 3 周。

（4）低分子右旋糖酐　低分子右旋糖酐能改善组织的微循环，减少缺血坏死，促进水肿消退，缩短治疗时间，有助于损伤脊髓功能的恢复，对中央性脊髓损伤效果尤佳。

（5）预防感染　预防感染应选用敏感的抗生素防治感染。

4. 条件允许可进行脊髓减压稳定脊柱的手术治疗。

5. 截瘫并发症的防治

（1）呼吸系统的并发症　截瘫平面较高而肺活量小于 500mL 者，可预防性气管切开。截瘫平面较低，在观察过程中呼吸变得困难，且有进行性加重，或继发肺部感染，气管分泌物增多，影响气体交换者应尽早气管切开。气管切开手术可以保证呼吸道通畅、呼吸阻力减少，无效腔缩小，吸痰方便，并可经由切开处直接给药。遇有呼吸停止时，可经由气管切开处进行人工呼吸，或使用自动呼吸器辅助呼吸。气管切开的位置应在环状软骨以下，第四气管环以上。

（2）泌尿系统并发症　留置导尿管持续引流。同时要防止尿液逆流，多饮水，每日冲洗膀胱，常清洁尿道口，及时更换导尿管，严防泌尿系感染。对尿潴留患者可针刺关元、气海、中极、曲骨、三阴交。对尿失禁患者除可针刺上述穴位外，还可选用百会、大赫、会阴、涌泉、委中、八髎等穴位。

（3）便秘　发生截瘫时，肛门外括约肌的随意控制及直肠的排便反射均消失，肠蠕动减慢，直肠平滑肌松弛，故粪便潴留，日久因水分吸收而成粪块，称为便秘。由于毒素吸收，病人可有腹胀、食欲缺乏、消化功能减退等症状。可采取口服缓泻剂，如番泻叶、麻仁丸、液状石蜡等；灌肠；针灸或刺激扳机点，如叩击尾骶部；手掏法：用戴手套的手指伸入肛门，掏出硬结大便。

（4）褥疮　脊髓创伤导致截瘫的病人自主神经功能及皮肤营养障碍，长期卧床使皮肤持续受压，加之大小便浸渍，容易发生褥疮。所以加强护理，使用气垫床，定时翻身。

（5）深静脉血栓和肺栓塞形成　双下肢功能锻炼，手术后尽快坐立，同时可使用低分子肝素防治深静脉血栓和肺栓塞形成。

第五节　脊髓开放性创伤

脊髓开放性创伤是指由开放性伤口，并发脑脊液或脊髓组织外露的脊髓创伤。主要发生在战时，平时少见。此类创伤伤情重，休克、感染的发生率和早期死亡率都较高。

【病因病理】

脊髓开放性创伤多发生于锐器伤及火器伤。创伤部位以胸腰椎多见。

锐器伤是由锐利的致伤物,如刀器刺入椎管内引起的脊髓损伤,创口处可有肌肉外露或脑脊液流出。

火器伤时,按致伤物的性质,可分为枪弹伤与弹片伤;根据伤道的特点分为贯通伤、非贯通伤和切线伤,均可造成不同程度的脊髓创伤;以椎管壁为标志又可分为穿透伤与非穿透伤。按伤道与椎管的关系,火器伤又可分为五种类型:椎管贯通伤、椎管非贯通伤、椎管切线伤、锥体伤、椎旁伤。脊髓可由枪弹或炮弹弹片直接穿过脊髓或马尾神经而造成损伤。有些弹片虽未直接损伤脊髓或马尾神经,但由于脊柱损伤后的骨折片刺伤或压迫脊髓,或因弹道邻近脊柱,由于震荡和热力的影响引起脊髓损伤。一般在脊髓圆锥以上多为完全性脊髓损伤,马尾部为不完全性损伤。

伤后脊髓可以完全断裂,有的为轻度挫伤和水肿,有的在硬膜下出现血肿,或在脊髓组织中找到碎骨片及异物,有的虽脊髓外观正常,日后却会留有永久性瘫痪。严重的火器伤可同时合并脊柱骨折脱位而使脊髓发生钝性创伤。无论是火器伤还是钝性创伤,白质中断裂的轴突受溶酶体或自噬溶酶体的作用,发生自溶而形成囊腔,断裂部分的出血可使囊腔扩大。单纯挫伤的脊髓可有薄壁血管的破裂,灰质出血,血栓形成及伤部血流减少而缺血等现象。此外,开放性脊髓伤可直接破坏脊髓实质及其供应的血管,合并化脓性感染可加重脊髓损伤。

【临床表现与诊断】

单纯的椎旁伤所致的脊髓震荡,表现为创伤节段以下的暂时性的脊髓功能障碍,脑脊液化验和动力学实验多正常。经过一般对症处理,于伤后数小时或数日后可逐渐恢复,大多不留任何后遗症。

脊髓开放性创伤可引起完全截瘫或不完全截瘫。以感觉减退,肌力3级或以下者为截瘫平面。脊髓开放性创伤所致的完全性截瘫,表现为受伤平面以下的运动、感觉和反射功能全部消失。肛门周围无感觉,肛门括约肌无主动收缩者为完全脊髓损伤,肛门括约肌有收缩或有感觉者为不完全脊髓损伤。

根据伤口位置、伤道方向、胸腹部症状及截瘫平面确定拍片范围,CT可显示胸腹腔脏器伤及椎体伤,MRI可显示脊髓损伤情况。

【治疗】

脊髓开放性创伤的救治,应强调急救、搬运、清创。脊髓开放性创伤常合并胸腹部及血管创伤,应首先抢救生命。注意保持好体位,颈椎伤严防窒息,尽早做好初期外科处理,对有适应证者争取早期行椎板减压术,修补破裂的硬脊膜,加强抗感染治疗,减少并发症,降低死亡率。

1. 注意防治休克。

2. 颈部脊髓创伤有呼吸困难时行紧急气管切开术。

3. 有尿潴留的脊髓损伤,应留置导尿管,预防感染。

4. 截瘫伤员应注意预防褥疮。

5. 局部处理 开放性脊髓伤伴有细菌污染,应尽早进行细微而彻底的清创术。

(1)切开伤道,彻底清除伤道内的异物、碎骨片、血肿,切除污染、挫伤和失活的组织,止血。

（2）清创减压要彻底，用生理盐水冲洗伤口，硬脊膜破口张力不大时应予缝合。如缺损较大时，应取未污染的脊筋膜修补，尽可能缝合硬脊膜，关闭伤口。

（3）脊髓断端的处理　对断裂的脊髓，将其上下端齿状韧带固定在一起，在胸段也可以将上下脊神经根固定在一起，使脊髓的切缘紧密接触，不留间隙。马尾神经断裂后应找出断端进行吻合，但要分清运动神经和感觉神经，否则效果不佳。

（4）硬脊膜的处理　硬脊膜有缺损或者由于脊神经肿胀缝合有困难时，应采用脊筋膜修补缝合。严密缝合，防止脑脊液漏出。为预防感染进入脊髓周围的蛛网膜下腔，应在硬脊膜外放置引流条，引流 24～48 小时，伤口分层缝合。

（5）椎板切除术　截瘫伤员的 X 线片显示椎管内存留有金属异物、凹陷骨折或者碎骨片时，应当切除椎板探查椎管。截瘫平面有进行性升高也是椎管探查的适应证。一般感觉障碍平面可以用来确定椎板切除的范围。探查脊髓发现其外观正常时，应扩大椎板切除范围，进一步查找受伤的脊髓。

6. 抗生素及破伤风抗毒素的应用　初步判断受伤环境和创伤部位的致病菌，选择使用敏感抗生素。伤后早期应用大剂量广谱抗生素，用药时机愈早愈好。尽早注射破伤风抗毒素。

7. 脱水剂及营养神经药　为减轻受伤脊髓水肿及出血、坏死等病变，要早期使用作用较强的脱水药物。如 20% 甘露醇。单唾液酸四己糖神经节苷脂（GM - 1）用于急性脊髓损伤，有利于脊髓神经功能的恢复。

第七章　胸部创伤

第一节　胸部创伤基本知识

胸部创伤是指各种暴力使密闭胸腔稳定结构以及其周围组织、内部组织、脏器受到损伤所引发的一系列症状、体征，常合并有气胸、血胸、大的血管和肺、心脏、食管、气管等创伤，创伤性窒息及膈疝、胸腹联合创伤等复合伤，死亡率较高。

一、胸部创伤分类

胸部创伤一般分为闭合性胸部创伤和开放性胸部创伤两类。

1. 闭合性胸部创伤　闭合性胸部创伤约占胸部创伤的 65%。依据其受伤组织、器官的数量及严重程度评估闭合性损伤的严重程度。常见原因有车祸伤、挤压伤、塌方压伤、钝器击伤、高空坠落伤、爆震伤等。其特点是胸膜腔与外界不相通。

2. 开放性胸部创伤　开放性胸部创伤多是由于锐器、火器等直接刺破胸膜，伤及到胸腔内部组织或经胸腔伤及腹腔内组织、脏器。其特点是胸膜破裂，胸膜腔与外界直接或间接相通。

二、胸部创伤常见症状

1. 疼痛　疼痛是胸部创伤最常见的症状。常因胸壁组织挫伤或肋骨骨折引发。"膈疝"时常出现放射痛。

2. 呼吸困难　常表现为气促、胸闷、发绀、端坐呼吸、烦躁、"三凹征"、窒息等症状。原因：呼吸道被分泌物、血块或被异物等堵塞；开放性或张力性气胸；血胸；巨大膈疝；肺实质严重挫伤、创伤性湿肺、气管或支气管断裂等导致呼气换气功能障碍；连枷胸引起的反常呼吸；纵隔摆动；创伤后急性呼吸窘迫综合征（acute respiratory distress syndrome，ARDS）。

3. 休克　胸部创伤常伴有休克。如休克症状进展迅速且难以纠正，应该考虑大血管或脏器损伤的可能；严重胸部创伤致胸膜、肺实质损伤；胸部开放性创伤，空气进入胸膜腔，对满布神经末梢的胸膜和肺产生强烈的刺激，以及由于纵隔摆动刺激肺门神经丛，引起呼吸循环功能紊乱而导致或加重休克（称为胸膜－肺休克）。

4. 咯血　气管或支气管损伤可直接咯出鲜血；肺实质损伤或肺爆震伤可咯出血性泡沫样痰。

5. 皮下气肿、气肿　皮下气肿是受伤部位肿胀，触之有握雪感，捻发音。气肿是外伤致肺、气管、支气管或食管的裂伤，空气经裂伤的壁层胸膜、纵隔胸膜或肺泡毛细支气管周围疏松间隙，沿支气管蔓延至皮下组织。胸壁皮下气肿最早出现，纵隔气肿先出现在颈根部。严重时（如存在张力性气胸）气肿可迅速沿皮下组织广泛蔓延，上达颈面部，下达腹壁、腹股沟区及阴囊。张力性纵隔气肿由于压迫气管及大血管而迅速产生呼吸、循环功能障碍。

6. 胸廓畸形 多根多段肋骨骨折可产生胸壁的软化，伴随呼气时胸壁向外凸出，吸气时胸壁向内塌陷而出现胸壁的反常浮动，称之为反常呼吸运动（见图 7-1）；创伤后胸壁软组织创口形成胸腔内外气体交换的活瓣，伴随呼吸使得气体进入胸腔多，排出受阻，形成高压性气胸，出现胸廓膨隆畸形，叩诊为过清音，气管偏向健侧，颈静脉怒张，可听到气体进出胸腔的吸吮音。

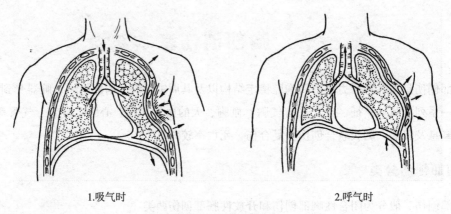

1.吸气时   2.呼气时

图 7-1 反常呼吸运动

7. 颈静脉怒张 颈静脉怒张是上腔静脉受压的主要体征。发生心包填塞、张力性气胸、纵隔巨大血肿、胸腔大量积血、积液；张力性乳糜胸等时，均可致静脉回流受阻（静脉压增高）出现颈静脉怒张。

8. 创伤性窒息 胸部及上腹部突然受到挤压暴力，胸膜腔内压力急剧升高，声门不能及时打开，气管及肺内空气外溢受阻，导致窒息。并引发胸腔内压力骤然升高，致使右心房血液经上腔静脉逆流，造成头、颈、臂部静脉压力迅速升高，毛细血管破裂，出现眼结膜充血，头、颈、上胸部、肩臂部皮下瘀血、瘀斑。严重者可出现视力障碍甚至失明、脑水肿、昏迷等症状。

三、胸部创伤的治疗原则

依据胸部创伤的不同伤情，关注生命体征，抢救生命。注重保护并恢复心、肺、肝、肾多脏器功能，以降低患者的死亡率和伤残率。需要多专业、多学科的联合救治。胸部创伤现场紧急救治应遵循 VIPCIT 程序：V（ventilation）为畅通气道，保证有效地通气和给氧。I（infusion）为保证静脉通道的及时建立，完成输血、输液，扩充血容量；P（pulsation）为心脏泵功能支持。创伤后，出现张力性气胸、心包压塞、肋骨骨折导致连枷胸等情况，均可造成心脏泵血能力的下降，甚至出现心脏泵功能的衰竭。因此要采取措施，尽快恢复心脏泵功能，包括心包穿刺、胸腔穿刺排气或胸腔闭式引流、纠正胸壁塌陷等。C（control bleeding）为控制出血。I（immobilization）可靠制动。T（transport）为安全转运。

1. 畅通气道，保证有效地通气和给氧 对于单纯的肋骨骨折、胸部挫伤等引发的呼吸困难予镇痛、吸氧、对症治疗以改善呼吸困难；呼吸道梗阻引发的呼吸困难，应迅速清除口腔及气管内分泌物,如痰、血块、胃内容物等,建立有效的呼吸通道;严重肺挫伤致呼吸困难,迅速进行人工或人工辅助呼吸,纠正体液的酸碱平衡紊乱,合理使用激素类药物,维持和改善呼吸功能。

2. 抗休克治疗,维持有效循环　胸部创伤常常出现呼吸、循环功能障碍。及时建立静脉通道、扩充血容量、纠正休克,维持有效循环,防止全身组织器官因缺血缺氧出现继发性损害。

3. 积极处理开放性气胸和张力性气胸　开放性气胸和张力性气胸迅速改变了胸腔内的压力,导致肺不张、纵隔移位,出现呼吸、循环功能障碍。

对于开放性气胸,立即封闭开放伤口。可以用消毒的厚敷料(多层无菌的凡士林纱布,外加厚纱布或棉垫),再用宽胶布绷带或胸带包扎固定。使开放性气胸变为闭合性气胸,按闭合性气胸进行处理。

对于张力性气胸,立即进行闭式引流。紧急或无条件的可以将粗针头连接有破口的橡胶手指套刺入第二肋间,以迅速减除胸腔内高压。

4. 连枷胸的处理　当胸廓受到直接或间接暴力时造成肋骨骨折,肋骨骨折可以造成肋间血管、胸膜、肺组织损伤,发生气胸、血胸;多根多处肋骨骨折将使局部胸壁失去完整骨性支撑而塌陷、软化,出现反常呼吸运动,又称为"连枷胸"。反常呼吸运动即吸气时软化区胸壁内陷,呼气时外突。"连枷胸"的发生率约占重创患者的20%,至少有2个相邻肋骨的多段骨折(多为超过两处骨折)或5根以上相邻肋骨骨折。如"连枷胸"病人合并第1、2肋骨骨折,则意味着病情极为凶险。第1肋骨骨折是胸部严重创伤的标志,58%合并主动脉损伤。对于无肺挫伤的连枷胸患者可以采用手术内固定;对于合并严重肺挫伤的连枷胸患者,出现ARDS或合并休克、颅脑损伤的昏迷患者应利用加压包扎及压迫法固定,以固定浮动的胸壁。尽早气管插管进行机械辅助呼吸,当严重肺挫伤和ARDS得到控制,而连枷胸仍然存在时采用手术内固定,稳定胸壁。

5. 胸部穿透伤和异物存留的处理　根据临床症状、体征、受伤姿势和伤道情况,评估创伤程度,判断有无心脏、肺门大血管损伤,异物存留位置,制订救治方案。对于心脏大血管穿透伤积极进行开胸手术是唯一有效的治疗手段。

胸部创伤异物摘除适应证:有症状的异物;无症状异物,存在游走和再损伤潜在危险性者均应手术摘除。

对于异物柄外露的处置:不可以轻易拔出伤器,以免出现致命性大出血或心包填塞。让患者安静,控制伤器外露部分的活动范围,紧急进行剖胸探查手术,取出异物。

6. 对血胸的处理　血胸多采用胸腔穿刺或胸腔闭式引流以排除胸内积血,有利于肺的膨胀及胸腔内负压的恢复,防止凝固性血胸、纤维胸及胸腔继发感染发生。应密切观察胸腔闭式引流的引流量和引流速度。若引流血量每小时超过200mL,持续3小时以上,提示胸腔内有进行性的活动出血,应进行手术探查。

7. 胸部创伤为主的多发伤　胸部创伤为主的多发创伤多为严重创伤。结合病史,对全身各系统进行全面查体,对伤情完成早期诊断和处理。有意识障碍的要警惕是否存在颅脑损伤;出现休克要追查是否存在多发骨折,胸、腹腔脏器损伤等;血尿是否合并泌尿系统损伤等。解决主要矛盾,动态监察病情变化,评判伤情,积极抢救生命。

8. 手术探查　手术的指征:①进行性血胸;②心脏大血管损伤引起的心包积血或心包填

塞；③严重的肺裂伤或气管、支气管损伤；④食管损伤或破裂；⑤膈肌破裂或膈疝形成；⑥胸腔内异物；⑦胸导管损伤。

第二节 气胸与血胸

胸壁创伤和胸腔内脏器创伤均可引发气胸和（或）血胸。

一、创伤性气胸

胸膜腔有潜在的负压腔隙，由壁层胸膜和脏层胸膜构成。各种原因使气体进入胸膜腔，均称为气胸。气体进入胸膜腔内，使胸膜腔内负压消失甚至变成正压，随着压力不断升高肺脏被压缩，纵隔发生移位甚至摆动，引发静脉回心血流受阻，出现不同程度的呼吸、循环功能障碍。

根据肺组织被压迫的程度气胸分为小量（肺压缩≤30%）、中量（肺压缩30%~60%）、大量（肺压缩≥60%）。

根据气胸的发生原因分为闭合性气胸、开放性气胸和张力性气胸。

（一）闭合性气胸

【病因病理】

胸部创伤伴发气胸多为闭合性气胸，常见于肋骨骨折的并发症。骨折的肋骨致肺裂伤，空气进入胸膜腔，软组织裂口随即封闭；或是小的胸壁穿透伤，空气经穿透伤口进入胸膜腔，胸壁伤道立即闭合，胸膜腔不再与外界相通；医源性损伤，如颈、胸部有创检查、操作或胸部针灸等。

闭合性气胸的胸膜腔内压仍低于大气压。胸膜腔积气量决定伤侧肺萎陷的程度。随着胸腔内积气与肺萎陷程度增加，肺表面裂口缩小直至吸气时也不开放，气胸则可趋于稳定。肺萎陷致肺呼吸面积减小，通气血流比率失衡，影响肺通气和换气功能。伤侧胸膜腔内压增加可引起纵隔向健侧移位，出现呼吸困难。

【临床表现与诊断】

有胸部外伤史。少量积气可无明显症状体征；中等量以上积气气胸可有呼吸困难、胸痛、胸闷、气短、气促，伤侧胸廓饱满，呼吸动度减弱，听诊呼吸音减弱或消失，叩诊呈鼓音。胸部 X 线检查可显示不同程度的肺萎陷和胸膜腔积气，有时尚伴有少量胸腔积液。

【治疗】

发生气胸时间较长且积气量少的病人，无需特殊处理，胸腔内的积气一般可在 1~2 周内自行吸收。大量气胸需进行行胸膜腔穿刺或行胸腔闭式引流术，促使肺尽早膨胀。

（二）开放性气胸

【病因病理】

开放性气胸是创伤致空气经胸壁伤口或软组织缺损处，随呼吸进出胸膜腔，伤侧肺萎陷，胸膜腔内压增高，纵隔向健侧移位，影响肺扩张。伴随呼气、吸气运动纵隔摆动（见图 7-2），引起心脏大血管扭曲以及胸腔负压消失，使静脉血回流受阻，心排出量减少。胸壁开放性创口愈大，引起的呼吸与循环功能紊乱愈严重。

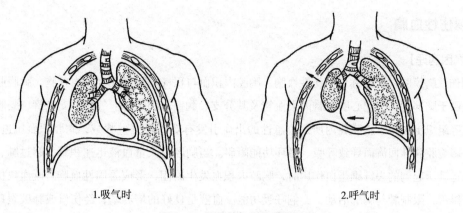

1.吸气时　　　　　　　　　　　　2.呼气时

图 7-2　开放性气胸的纵隔摆动

【临床表现与诊断】

患者常有胸腔穿透伤病史。创伤后出现明显呼吸困难、鼻翼扇动、口唇发绀、颈静脉怒张。胸壁有开放性伤口，气管向健侧移位，伤侧胸部叩诊鼓音，听诊呼吸音减弱或消失，严重者伴有休克。胸部 X 线检查可见伤侧胸腔大量积气，肺萎陷，纵隔移向健侧。

【治疗】

迅速封闭创口，变开放性气胸为闭合性气胸。用无菌敷料如凡士林纱布、棉垫等制作不透气敷料在患者用力呼气末覆盖伤口，并加压密封包扎。如转运途中呼吸困难加重应在患者呼气时开放密闭敷料，排出高压气体。

持续吸氧，扩充血容量，纠正休克；清创、缝合胸壁伤口，胸腔闭式引流；鼓励病人咳嗽排痰，预防感染；如疑有胸腔内脏器损伤或进行性出血，行开胸探查手术。

（三）张力性气胸

【病因病理】

张力性气胸是气管、支气管或肺创伤处形成活瓣，随吸气运动气体进入胸膜腔而不随呼气排出，积气逐渐增多，导致胸膜腔内压高于大气压，又称为高压性气胸。患侧肺严重萎陷，纵隔向健侧移位使健侧肺受压，腔静脉回流障碍。高于大气压的胸膜腔内压，驱使气体经支气管、气管周围疏松结缔组织或壁胸膜裂伤处，进入纵隔或胸壁软组织，形成纵隔气肿或面、颈、胸部的皮下气肿。

【临床表现与诊断】

极度呼吸困难、烦躁、意识障碍、大汗淋漓、发绀、心率快、血压低、颈静脉怒张、触诊气管明显移向健侧、皮下捻发音。患侧胸部饱满，叩诊呈鼓音，听诊呼吸音消失。胸部 X 线示：胸壁软组织影肿胀，胸腔严重积气，肺萎陷、纵隔移位，并可有纵隔影增宽。胸腔穿刺有高压气体外推针筒芯。

【治疗】

张力性气胸是可迅速致死的危急重症。明确诊断后迅速用粗针头穿刺胸膜腔减压，外接剪有小口的柔软塑料袋、气球或避孕套等，使胸腔内高压气体易于排出，而外界空气不能进入胸腔。进行闭式胸膜腔引流术，促使肺膨胀。待漏气停止 24 小时后，X 线检查证实肺已膨胀，可拔除插管。持续漏气而肺难以膨胀时，考虑开胸探查手术或胸腔镜手术探查。

二、创伤性血胸

【病因病理】

创伤致胸膜腔内积血称为创伤性血胸，胸腔内积血与积气同时存在称为血气胸。胸膜腔积血主要是由于胸部创伤引起心脏、胸内大血管及其分支、胸壁、肺组织、气管、支气管、膈肌和心包血管等组织出血积于胸膜腔内所致。急性的出血引发有效循环血量骤减，胸腔积血压迫肺脏、纵隔，影响腔静脉回流而导致呼吸、循环功能障碍。当胸腔内大量血液迅速积聚，超过肺、心包和膈肌运动所起到的去纤维蛋白作用时，胸腔内积血发生凝固，形成凝固性血胸。凝血块机化后形成纤维板，限制肺与胸廓活动，影响呼吸功能。血液是良好的培养基，经伤口或肺破裂口侵入的细菌，会引发感染，最终导致脓血胸。

具备以下征象则提示进行性血胸：①持续性心率加快、血压下降或虽经补充血容量血压仍不稳定；②闭式胸腔引流量为每小时超过200mL，持续3小时；③血常规检查示：血红蛋白数值、红细胞计数和红细胞压积进行性降低。持续大量出血所致胸腔积血称为进行性血胸。少数患者因肋骨骨折断端刺破肋间血管或血管破裂处血凝块脱落，延迟出现胸腔内积血，称为迟发性血胸。

【临床表现及诊断】

（1）有胸部外伤史。

（2）临床症状与体征。出血量小于400mL的血胸，患者一般无明显症状。患者会出现胸闷、憋气、疼痛、乏力；失血性休克表现；呼吸急促，肋间隙饱满，气管向健侧移位，患侧叩诊浊音，听诊呼吸音减低。

（3）胸部X线平片显示。胸腔积血量<500mL为少量，可以显示肋膈角变钝；胸腔积血量500~1000mL为中量，见液平面平肺门；胸腔积血量>1000mL为大量，血胸液平面超过肺门。平卧位胸片呈现不同程度的毛玻璃样改变。

（4）胸膜腔穿刺抽出血液。

依据病史、症状、体征及辅助检查可以明确诊断。

【治疗】

检测胸腔闭式引流液的血红蛋白量和红细胞计数与周围血相接近，且迅速凝固。应及时行胸腔镜下胸腔探查术，改善通气，抢救休克。胸腔镜具有创伤小、恢复快、疗效好等优点，已被广泛用于临床。

非进行性血胸可根据积血量，采用胸腔穿刺或胸腔闭式引流术治疗。

第三节　气管与肺部创伤

一、气管与支气管破裂

【病因病理】

气管及主支气管创伤可分为闭合性和开放性（穿透性）创伤，常见于胸部闭合创伤。

闭合性创伤常见的原因有：胸部受压瞬间声门紧闭，气管和主支气管内压力骤增引发破裂；胸部受挤压后前后径变小，使两肺移向侧方，气管分叉处强力牵拉导致主支气管起始部破裂；突然的减速和旋转产生的剪切力作用于肺门附近主支气管，在气管固定点出现较大的剪切力，撕裂支气管；头颈部猛地后仰，气管被过度牵伸可以导致胸廓入口处气管断裂损伤。

穿透性气管、支气管损伤与伤道或弹道路径有关，气管插管、气管切开、内镜检查和异物摘取等都可能导致损伤。

破裂部位最常见的是以气管隆嵴为中心的3cm处以内。按破裂程度可分为膜性撕裂、部分撕裂、完全断裂。

气管、支气管损伤后，大量气体迅速进入胸腔和纵隔，造成纵隔气肿和张力性气胸、肺水肿及出血等，引起呼吸和循环功能障碍；完全性主支气管或肺叶支气管破裂可引发一侧或一叶肺不张，直接影响换气功能；颈部气管伤常伴有甲状腺、大血管与食管损伤，胸内气管、主支气管损伤常伴有食管和血管损伤。

【临床表现与诊断】

常出现呼吸困难、气促、发绀、烦躁不安等；咳嗽及血痰；查体可见气肿迅速向颈、胸、面部扩散，形成广泛的皮下气肿，检查可触及握雪感或捻发感；纵隔胸膜破裂后出现一侧或两侧气胸，可呈张力性气胸表现，导致气管、纵隔移位，胸部叩诊呈鼓音，听诊呼吸音减低或消失；同时可伴有不同程度的血胸表现。特别是在安放胸腔闭式引流后，气体持续不断排出而呼吸功能仍不能改善的情况下，就要考虑气管、支气管破裂的可能。

检查以体格检查、胸部X线平片检查、CT检查为主。对于气管支气管树完整性的判断，气管镜最为可靠。

【治疗】

支气管镜下发现支气管较小的膜部裂口，而无明显漏气可以进行临床观察，一旦发现有并发症出现立即手术；明确气管破裂后首先建立有效的气道，保证通气功能，最好进行光导纤维直视下气管插管，以免盲目气管插管加重创伤；及时手术探查修补、修复吻合气管。

二、肺创伤

肺创伤常常是由于严重的胸部创伤所致。肺创伤包括肺爆震（冲击）伤、肺挫伤、肺裂伤和肺血肿。

（一）肺爆震伤

【病因病理】

肺爆震伤为闭合性创伤，是由于爆炸瞬间释放出巨大的能量，使爆炸中心处的压力和温度急剧增高，产生的高压气浪或水波浪暴力冲击作用于胸壁而导致。肺爆震伤的主要病理改变是肺水肿、肺出血、肺破裂、肺气肿、肺大泡和肺萎陷等。

【临床表现与诊断】

轻、中度的肺爆震（冲击）伤患者仅有短暂的胸闷、憋气、胸痛、咳嗽、咯血或血丝痰，少数有呼吸困难。重度可出现呼吸困难、咯血、泡沫血性痰甚至窒息；肺部查体叩诊实音，听诊呼吸音减弱或出现管状呼吸音和广泛的湿啰音等。

结合病史、症状、体征及胸部X线检查提示肺部有大片高密度影，血气分析、血氧饱和度监测以及B超检查等可以明确诊断。

【治疗】

限制活动，镇痛，保持呼吸道通畅；吸氧；防止肺水肿，保护心、肺功能；严重缺氧、

ARDS 的患者采用机械辅助呼吸；对于并发气、血胸的患者应及时行胸腔闭式引流；并发骨折及其他脏器损伤应及时予以相应处理。

（二）肺挫伤

【病因病理】

肺挫伤大多为钝性暴力引发肺和肺毛细血管组织损伤，在伤后炎症反应中毛细血管通透性增加，炎性细胞沉积和炎性介质释放，使损伤区域肺间质和肺泡水肿，严重影响肺泡换气功能，导致呼吸困难，出现低氧血症。

【临床表现与诊断】

轻者患者无明显症状，有的咳嗽时痰中带血；重者可出现频繁咳嗽、咯血，呼吸困难、发绀、心动过速、血压下降；严重肺挫伤的患者会出现 ARDS。胸部 X 线表现：轻者表现为局限条索状阴影或单个、多个散在片状、结节状阴影；严重者可呈现一叶、一侧或两侧肺有均匀的实质阴影。血气分析、血氧饱和度监测及 CT 检查等以辅助诊断。

【治疗】

肺轻度挫伤的患者可以对症治疗；对于肺挫伤较重的患者应采取镇痛、保持呼吸道通畅、吸入湿化氧气；对于严重呼吸困难的患者应尽快气管切开给予间歇正压人工呼吸；如为单叶肺挫伤严重的患者，非手术治疗无效时，可行肺叶切除。

（三）肺裂伤和肺血肿

【病因病理】

胸部挤压伤常造成肺实质深部裂伤，肺表面裂伤。肺裂伤伴有脏胸膜裂伤者可发生血气胸，而脏胸膜完整者则多形成肺内血肿。

【临床表现与诊断】

肺裂伤多有肺表面破裂，气体进入胸腔而出现血气胸。患者出现呼吸困难、发绀、咯血、血性泡沫痰，重者出现低氧血症。如出血较多，患者可出现休克症状。胸部 X 线检查：可显示胸腔积血、积气或肺不张。胸片出现斑片状浸润影，一般在伤后 24 ~ 48 小时更明显。CT 检查准确率高。肺内血肿大多在胸部 X 线检查时发现，表现为肺内圆形或椭圆形、边缘清楚、密度增高的团块状阴影，常在 2 周至数月内可自行吸收。

【治疗】

及时处理合并伤，保持呼吸道通畅，吸氧，限制过多晶体液输入，给予肾上腺皮质激素，低氧血症严重的患者要使用机械通气支持治疗。

第四节　食管和胸导管创伤

一、食管创伤

食管创伤较为少见，创伤性食管穿孔特别是胸内食管穿孔是一种迅速致死的消化道创伤。

【病因病理】

根据食管创伤致伤原因分为：食管穿刺性创伤和食管非穿刺性创伤。

食管穿刺性创伤常见于医源性创伤，可以发生在食管的任何部位。

食管非穿刺性创伤常见于剧烈呕吐造成的食管全层破裂；上腹部突然受到暴力致使腹腔内

高压导致剧烈咳嗽引发胸内食管破裂，极易发生纵隔感染。

按食管创伤的部位又分为颈部食管创伤、胸部食管创伤和腹部食管创伤。

【临床表现与诊断】

不同原因引起的食管创伤其症状和体征不同。而穿孔的部位、程度不同，及穿孔后就诊的时间不同，其临床表现亦不同。颈部食管破裂通常有颈部疼痛、吞咽困难、吞咽疼痛和皮下气肿。胸部食管穿孔常表现为胸痛（剑突下）、皮下气肿、不同程度的吞咽困难或吞咽后疼痛。如果裂伤部位与胸膜腔有交通，患者还会出现气胸和膈肌激惹症状和体征。食管腹部段穿孔常会有急性腹痛和腹膜刺激征等症状、体征。食管穿孔极易出现脓毒血症的表现，87% ~ 90% 以上的病例有发热，白细胞计数增高。

根据病史、症状、体征结合胸腹部 X 光片、CT 以及食管造影（评价食管损伤的金标准）等放射学评价；喉镜、食管镜等内镜检查明确诊断。有 Mackler's 三联征即呕吐、胸痛、下颈部皮下气肿时，更应迅速怀疑有食管穿孔的可能，并应做进一步检查。胸部创伤，特别是食管附近有创伤的病人，应常规检查是否有食管创伤。食管穿孔诊断较困难，一定要和胃或十二指肠溃疡穿孔、胰腺炎、心肌梗死、降主动脉瘤、肺炎、自发性气胸等鉴别。

【治疗】

食管穿孔的紧急处理是恢复或保持呼吸道通畅，吸氧，急症手术。

1. 非手术治疗

（1）适应证 ①患者症状轻，无全身感染征象；②溃疡性狭窄和贲门失弛缓症或食管静脉曲张用硬化剂治疗后，在扩张时引起的穿孔，食管周围有纤维化形成，能限制纵隔的污染；③从食管穿孔发病到诊断已间隔几天，但症状轻微；④穿孔较小的；⑤食管瘘和胸腔或腹腔无交通；⑥食管造影无造影剂溢出。

（2）非手术治疗方法 一旦怀疑食管破裂时，应立即停止经口进食、进水，尽可能地减少吞咽动作；胃肠减压；早期选用广谱有效抗生素预防感染发生；建立预防性的胃肠外营养或有效的胃肠道营养如空肠造瘘；及时纠正和维持水、电解质平衡。非手术治疗 24 小时症状未见好转或加重时则应考虑手术治疗。

2. 手术治疗

（1）适应证 诊断及时、明确，患者较年轻，全身情况较好，穿孔较大，穿孔伴有气胸、胸腔积液、纵隔气肿或脓肿、气腹、有异物存留，伴有食管远端狭窄和食管恶性疾病，以及非医源性疾病和食管破裂，应该优先选择手术治疗。

（2）手术治疗的原则 清除所有炎症和坏死的组织。根据不同的部位，选择适当的手术切口，闭合穿孔；矫正并除去食管穿孔远侧梗阻。当损伤发生在食管梗阻的近段或在梗阻的部位，或当诊断 >24 小时，直接修补损伤的食管则是禁忌的，而防止纵隔及胸膜腔的感染和维持营养是非常必要的。

二、胸导管创伤

胸导管起自乳糜池，沿脊柱前方在主动脉的右后方上行，穿膈主动脉裂孔入后纵隔，于胸膜外至第 4 ~ 5 胸椎平面时，跨至脊柱的左前方，出胸廓上口，进入颈根部，注入左静脉角。左侧静脉角有胸导管注入，右侧静脉角有右淋巴导管注入。同侧的颈内静脉和锁骨下静脉汇合成头臂静脉（又称无名静脉），汇合处的夹角称静脉角。

【病因病理】

胸部穿透伤或钝性伤、爆震伤、挤压伤均可损伤胸导管。由于胸导管相对地固定于脊柱前方,当脊柱突然过度伸展或脊柱骨折时均可以造成胸导管撕裂或断裂;胸部钝性伤、爆震伤、挤压伤、剧烈运动以及剧烈咳嗽均可使右膈肌脚猛烈收缩间接损伤胸导管;胸导管附近的手术操作或胸部穿透伤导致胸导管主干及其分支损伤,形成乳糜胸。创伤性乳糜胸的发病率比较高。

【临床表现与诊断】

胸部外伤后,病人突然发生气短、呼吸困难,甚至有发绀,心率增快,血压下降等症状,继而表现为胸腔大量积液,穿刺抽液为乳白色液;大量乳糜液积压肺和纵隔,引起呼吸困难。严重的出现颈静脉怒张,呼吸、循环功能障碍。持久的乳糜胸可引起纤维胸。

结合外伤史、症状、体征以及胸腔抽出液实验室检查可以明确乳糜胸的诊断。

【治疗】

1. 非手术治疗　胸导管损伤的早期或闭式引流后引流液较少,患者一般情况好,先考虑非手术治疗。及时纠正和防止代谢紊乱;对症治疗,密切观察病情变化。

2. 手术治疗　非手术治疗无效;病人日渐消瘦;每天引流量无减少趋势;已形成纤维胸使肺萎陷,严重影响肺复张的患者应采取手术治疗。

第五节　心脏和胸主动脉创伤

一、心脏创伤

心脏创伤可分为钝性与穿透性心脏创伤。钝性创伤是由于胸前区撞击、减速、挤压、高处坠落、冲击等暴力所致,心脏在等容收缩期遭受到钝性暴力的后果最为严重。穿透伤常见锐器、刃器或火器伤所致。

(一) 钝性心脏创伤

【病因病理】

1. 直接作用　暴力直接作用于心前区造成损伤,可伴有胸骨和(或)肋骨骨折。

2. 间接作用　腹部遭受强大的突然撞击或挤压暴力,腹腔内压力剧增,膈肌突然上升,胸腔负压骤变,腹腔内大量血液骤然涌入心脏和大血管引起心脏创伤或破裂。

3. 减速作用　高速运动的人体突受减速,因惯性作用,心脏可冲撞于前胸壁或脊柱引发损伤。

4. 挤压作用　心脏被挤压于坚硬的胸骨与脊柱之间而受到损伤。

5. 爆震作用　爆炸形成的冲击波所产生的骤然超压作用,使大循环的静脉血突然涌入右心,以致右心急性扩张,甚至破裂。强大的冲击波作用于胸壁以致心脏震伤。

钝性心脏创伤包括:①心包创伤,创伤致心包点状出血,继而发生心包积血。严重的可引起心包撕裂合并创伤性心包炎或破裂。单纯心包破裂很少见,一般合并于心脏其他部位损伤;②心肌挫伤,从小片心外膜或内膜下出血瘀斑,直至心肌全层撕裂出血、水肿和坏死等;③心脏破裂,多数发生在受伤即刻,引起出血或心包填塞,死亡;极少数为伤后数日或数周后突发严重胸痛和心包填塞;④创伤性心室间隔破裂,其发生机制类似于心室破裂,在心脏舒张末期和收缩早期心腔充盈和瓣膜均关闭时突受暴力使心脏压力骤升而引起的间隔撕裂；⑤瓣膜损伤，以主动脉瓣最多，撕裂或穿孔，其次为二尖瓣，常为腱索或乳头肌断裂；⑥冠状动脉损伤，多为左冠脉前降支裂伤；⑦创伤性室壁瘤，为心肌挫伤后引起的真性室壁瘤。心脏闭合伤常合并有胸骨、肋骨骨折及血气胸等。

【临床表现与诊断】

轻度心肌挫伤可无症状，中、重度挫伤可能出现胸痛、气促、心悸以及心律失常、急性左心衰、甚至急性心肌梗死的各种症状。患者可出现突然呼吸停止，血压极低。

1. 心电图　可出现 ST 段抬高、T 波低平或倒置，室性、房性期前收缩；心动过速等心律失常。

2. 血清心肌酶学检测　血清谷草转氨酶、肌酸磷酸激酶及其同工酶质量测定、心肌肌钙蛋白测定，有很高的特异性。

3. 超声心动图　可显示心脏结构和功能改变。食管超声心动图可减少胸部创伤时经胸探头检查的痛苦，还能提高心脏挫伤的检出率。

【治疗】

卧床休息、吸氧、镇痛、抗心律失常、预防和治疗心衰，适当补液严密监护等，防止并发症的发生。如果出现心包填塞应迅速进行心包穿刺减压。如果明确病人有心脏破裂、瓣膜穿孔、室间隔损伤、创伤性室壁瘤等手术指征，应及时进行手术治疗。

（二）穿透性心脏损伤

【病因病理】

穿透性心脏损伤多由火器、刃器或锐器致伤。火器致伤经常导致心脏贯通伤，多数死于受伤现场，异物留存心脏也较多见；刃器、锐器致伤多为非贯通伤。伴随近年心脏介入诊断治疗的普及，心导管手术所致的医源性心脏穿透伤有所增多，大多数心导管所致的心脏损伤部位在心房的心耳处。

【临床表现及诊断】

穿透性心脏创伤的病理生理及临床表现取决于心脏创伤程度和心包引流情况。致伤物和致伤动能较小时，心包与心脏裂口较小，心包裂口易被血凝块阻塞而引流不畅，导致心脏压塞。临床表现为静脉压升高、颈静脉怒张；心音遥远、心搏微弱；脉压小、动脉压降低的贝克三联征。迅速穿刺或手术解除心脏压塞并控制心脏出血，可以成功地挽救病人生命。致伤物和致伤动能较大时，心包和心脏裂口较大。心包裂口不易被血凝块阻塞，大部分出血流入胸腔，主要表现为失血性休克、呼吸困难。诊断依据：胸部穿透伤口位于心脏体表投影区域或其附近；贝克三联征或失血性休克和大量血胸的体征。

穿透性心脏创伤的病情进展迅速，依赖胸部 X 线、心电图、超声心动图、超声波检查，甚至心包穿刺术明确诊断。

【治疗】

已有心脏压塞或失血性休克者，立即施行开胸手术以缓解心包压塞，控制出血；迅速补充血容量；情况稳定后，修补心脏裂口。心脏介入诊治过程中发生的心脏损伤，多为导管尖端所致，口径较小，发现后应立即终止操作、拔除心导管，给予抗凝作用，病情紧急必须立即进行心包穿刺或手术治疗。对于穿透性心脏创伤经抢救存活者，应注意心脏内有无遗留的异物及其他病变，如创伤性室间隔缺损、瓣膜损伤、创伤性室壁瘤、假性动脉瘤或反复发作的心包炎等

NOTE

注意监察病情变化，及时处理。

二、胸主动脉创伤

胸部的动脉主干是胸主动脉。主动脉在主动脉弓弯向左后方达第4胸椎下缘时移行成胸主动脉，沿脊柱左前方下行，穿膈肌的主动脉裂孔到腹腔移行为腹主动脉。胸主动脉有壁支（肋间后动脉等）和脏支（食管支、气管支等）组成。胸主动脉的左侧有纵隔胸膜遮盖，左后方有半奇静脉，右侧上半有食管、胸导管和奇静脉。

【病因病理】

胸主动脉创伤多为直接暴力开放性创伤，立即致死，战争时多见。日常胸主动脉创伤绝大多数是由垂直减速、水平减速和（或）挤压暴力等闭合性创伤，伤后患者往往短时间内死于大量失血。胸内大血管创伤最常见的是主动脉破裂。胸主动脉破裂可分为：血管内膜破裂；血管内膜及中膜破裂；血管内膜、中膜、外膜均破裂。

【临床表现与诊断】

胸部创伤后患者突感胸前区闷、胀，胸骨后剧烈疼痛并放射到肩部，呼吸困难，休克等症状。常合并有多发肋骨骨折、胸骨骨折。胸主动脉内膜、肌层断裂而外膜尚未破裂形成瘤样扩张或搏动性血肿，即外伤性主动脉瘤，根据受压部位不同可产生呼吸困难、声哑、Horner 综合征等压迫症状。有半数患者出现"诊断性三联征"即上肢血压增高，脉压差大；下肢血压降低，脉压差小；X 线显示上纵隔增宽。

胸部 X 线检查可显示，纵隔阴影增宽，气管被推向右侧，左主支气管被向下推移，并可伴有血胸。胸部严重创伤如 X 线检查呈现纵隔阴影增宽，即使临床症状不明显，亦应高度怀疑胸主动脉破裂。主动脉造影使用导管经股动脉或右侧肱动脉进入到胸主动脉内可明确诊断。

胸主动脉开放性创伤因出血量多，伤情危急，不允许为明确诊断而进行胸部 X 线检查和主动脉造影术，以免延误抢救时机，仅能根据创口部位、弹道方向，结合心脏压塞、大量血胸或创口大量失血判定主动脉创伤及其部位而紧急手术。

【治疗】

高度怀疑主动脉破裂或经明确诊断后，立即手术是挽救患者生命的唯一希望。临床上怀疑主动脉破裂的患者，如呈现左侧大量血胸、重度休克，经大量快速输血，情况未能好转或纵隔阴影在数分钟或数十分钟内迅速增大，以及呈现心脏压塞症状者，应立即行剖胸术。如抗休克治疗后，血压尚较稳定，X 线检查显示纵隔阴影增宽，则可经主动脉造影明确诊断后施行手术。

第六节　胸腹联合伤

伴随着交通运输业、建筑业的发展，胸腹联合伤较以前明显增多。胸腹联合伤是指下胸部开放性或闭合性创伤，同时合并腹腔内脏器损伤和（或）膈肌破裂，称为胸腹联合伤。

【病因病理】

下胸部或上腹部的刀伤、刺伤、火器伤等锐器伤直接暴力引发的开放性创伤；如车祸、高处坠落、塌方等强大间接暴力致胸腹部闭合伤。

胸腔的负压与腹腔的正压之间的压差梯度，正常为 0.68 ~ 1.96kPa（5.10 ~ 14.70mmHg），用力呼吸时，梯度可超过 9.80kPa（73.50mmHg），强大的暴力作用于胸腹部，使腹腔内压力可增高 10 倍以上，这种突发增高的压力梯度集中作用于膈肌，可致膈肌破裂，使腹腔脏器或组织通过膈肌裂口疝进入胸腔，形成创伤性膈疝。临床上左侧较右侧多见。由于膈肌破裂，腹腔内脏器或组织经膈肌伤口疝入胸腔，而发生的病理变化：胸部局部产生逆向性呼吸运动，膈肌活动受限；疝入的腹腔器官及组织压迫肺脏产生萎缩，降低了气体交换量；纵隔受压移位影响血液回流；疝入胸腔内的组织器官，被卡挤发生血液循环障碍，引发组织器官缺血坏死或梗阻。

【临床表现与诊断】

结合胸腹部创伤病史，胸腹联合伤的临床症状、体征出现下列情况的多发伤患者，应考虑有胸腹联合伤的可能。

1. 胸部创伤后出现明显的呼吸、循环障碍或不明原因的休克。

2. 下胸部和（或）上腹部出现剧烈疼痛并向同侧肩背部放射。

3. 查体　发绀、低血压、呼吸困难；患侧胸部隆起，气管明显向对侧移位，颈静脉怒张，叩诊呈鼓音，听诊心音遥远、呼吸音减弱或消失；如疝入胸腔的为胃肠空腔器官，可闻及肠鸣音；腹部的特征为平坦或凹陷，若伴有腹腔实质性器官破裂出血，会出现腹壁压痛、腹肌紧张或腹部膨胀、肝浊音上界升高、腹部移动性浊音等体征。

4. 有胃肠梗阻的症状，而腹部平软或疑有气血胸且胸穿阴性。行胸腔穿刺或胸腔闭式引流发现有胃液、胆汁或混浊性液体，可以确诊。

5. 下胸部或上腹部伤口，伴有胸腹部内脏损伤的临床征象。

6. 下胸部肋骨骨折伴肝、脾、肾损伤的应考虑有膈肌损伤。

7. 胸部 X 线显示　膈上有不规则状阴影，阴影内可见气液平面或无明显气血胸引起的纵隔向对侧移位，以及膈肌升高或膈肌顶界限显示不清楚，首先考虑有膈肌破裂、膈疝形成的可能。

【治疗】

对于胸腹联合伤患者应积极采取抢救措施，遵循多发创伤急救原则，挽救生命。

1. 非手术治疗　保持呼吸道通畅，充分供氧；快速建立静脉通道，纠正低血容量性休克；置胃管行持续胃肠减压防止胃肠道胀气，增加腹内压，迫使腹腔组织器官经膈肌裂孔疝入胸腔，加重呼吸困难症状。置胸腔闭式引流管，既可引流胸腔内的积气、积血，减轻胸膜腔内压，又便于观察有无进行性出血和持续大量漏气情况；动态监察出血或出气情况；动态观察病情变化警惕实质性脏器破裂迟发性出血，一旦有手术指征，立即手术探查。

2. 手术治疗　经非手术治疗后病情仍恶化，完善术前检查及时手术探查。

多数胸腹联合伤者需剖腹、剖胸探查的目的在于清创、止血、探查、修补、清除异物。对于空腔脏器破裂进行修补、段切、吻合修复；对于实质性脏器破裂进行修补或切除以达到止血的目的。

剖胸探查术指征：①胸部创伤及腹部创伤均较重，患者呼吸、循环功能不稳定，难以进行腹部手术者。如张力性气胸或胸内出血，虽经胸腔穿刺或闭式引流，尚不能控制时；②心包积血，经穿刺后仍有心包填塞症状者；③气管、支气管或食管创伤；④下胸部或上腹部贯通伤；⑤胸腹伤伤势严重，但具体内脏伤尚未确定时；⑥胸腔内存有异物者。

剖腹探查术指征：①持续性出血的单纯肝脏或脾脏伤；②下腹部伤，患者呼吸、循环功能已稳定者；③腹内多发脏器损伤。

胸腹联合手术探查术指征：经胸或经腹切口探查不能同时解决胸部、腹部损伤的应积极采取胸腹探查。

第八章　腹部创伤

第一节　腹部创伤概述

腹部创伤为人体常见的急性创伤之一。腹部创伤由直接和间接暴力作用引起，直接暴力包括枪伤、刀伤、挤压伤、碰撞伤、踢打伤、坠落伤等，间接暴力包括突然急刹车时的惯性力，爆炸时的气浪或水冲击波等。在诊断及处理此类创伤时应注意如下几点：①腹腔内脏器有无创伤；②腹腔内是哪一类脏器创伤；③有无腹腔内多个脏器创伤，如肝脾肾同时破裂，或一个脏器多处创伤，如小肠多处外伤穿孔；④有无腹腔外脏器创伤，如颅脑创伤、胸部创伤、泌尿系统创伤及脊柱脊髓创伤等。举例一：前腹部被人用刀刺伤，除腹壁裂伤外，还可能存在腹腔内脏器破裂或大血管创伤；举例二：高空坠落伤，臀部着地，即可引起骨盆骨折，还因肠的惯性作用，可引起肠系膜根部血管破裂等。

腹部创伤有下列四种分类方法：①按腹部创伤是否与外界相通，分为开放性创伤（占少数）和闭合性创伤（占绝大多数）；②按腹部创伤部位深浅程度，分为腹壁伤和腹腔脏器伤；③按腹部创伤脏器复杂程度，分为单个脏器创伤和多个脏器创伤（即多发伤）或复合伤；④按腹部创伤性质，分为挫伤、切割伤、撕裂伤、断裂伤和脏器脱出伤等。上述各种创伤可单独存在，也常同时存在。一般情况下，闭合性创伤更易误诊和漏诊，临床上应高度重视。闭合性创伤中发生率由高到低依次为脾、肾、小肠、肝和肠系膜等；开放性创伤中发生率由高到低依次为肝、小肠、胃、结肠和大血管等；创伤发生率较低的有胰、十二指肠、膈和直肠等，原因是这类脏器解剖位置较深。

一、腹壁创伤

棍棒击伤、刀刺伤或车辆挤压伤等均可造成腹壁创伤。主要表现为患者伤处疼痛，身体向伤侧弯曲；锐性创伤可见伤口及出血；钝性创伤可见受伤局部皮下瘀血斑、局部肿胀、腹肌强直、压痛，触及凹陷感（肌肉断裂处），隆起疼痛性肿块。特别注意应尽早排除腹腔内脏器创伤。

二、腹腔脏器创伤

腹腔脏器创伤后病情复杂、危急，应争分夺秒地进行抢救，边问病史，边检查，边抢救。腹腔脏器创伤分为腹腔实质性脏器创伤和空腔脏器创伤。其特点为：①肝、脾、胰和肾等实质性脏器血运十分丰富，质脆，伤后易破裂，破裂出血常造成出血性休克而危及生命；②胃、十二指肠、空回肠、结肠、胆囊和膀胱等空腔脏器被其韧带和系膜固定；在充盈状态下，遭受外力作用时，此类脏器因不能避让而受伤，反之则不易受伤。腹腔脏器如合并有基础病变时，在外力作用下更易发生创伤，如病理性脾脏肿大受外力作用更易造成破裂出血。

1. 开放性（穿透性）腹腔创伤　以刀刺伤和枪弹伤为多见。伤者病情危急，怀疑腹腔内有开放性创伤，需详细询问患者受伤史，伤后处理情况，是否有肠管和大网膜脱出及还纳等情况。首先检查伤者有无出血性休克。腹部视诊：应注意腹部伤口部位、形态、深度、方向、入口与出口、出血程度和颜色等；注意腹腔内是否有异物存留（如衣物碎片或刀、子弹、弹片等致伤物）；注意是否有肠管、大网膜等内脏物脱出，是否有尿液或粪便外溢，是否有尿道口出血等；还应检查胸部、腰背部、肾脏和腹膜后大血管等。腹部触诊：应注意是否有皮下捻发音、压痛、反跳痛，是否有腹部肌肉强直。腹部叩诊：应注意是否有腹内移动性浊音，阴性患者应做腹腔穿刺或腹腔灌洗穿刺检查，以提高阳性率。腹部听诊：应注意是否有肠鸣音存在和血管杂音等。辅助检查：有超声、X线、CT、磁共振等辅助检查，可明确受伤脏器、受伤部位。对急性大出血患者应及时行剖腹探查术，既是诊断措施，又是抢救治疗措施。

2. 闭合性腹腔创伤　车祸、坠落伤、踢伤、棍击伤等所致钝性创伤较为多见，其创伤特点为腹腔内出血、腹膜后出血、弥漫性腹膜炎、腹膜刺激征。问诊：为明确诊断闭合性腹腔创伤，应详细询问病史，如受伤时间和过程、受伤部位和性质，伤后救治情况等，初步判断创伤脏器和严重程度；注意询问病史和查体应同时迅速进行。全身检查：注意是否神志清醒，有无休克，有无胸闷及呼吸困难，是否有其他合并损伤（如重要器官有无损伤，有无骨折等）。腹部视诊：注意腹壁是否有瘀血、挫伤、肌肉断裂，注意尿道口和肛门有无鲜血。腹部触诊：注意腹部有无肌肉抵抗感、压痛和反跳痛。腹部叩诊：注意肝浊音界是否缩小或消失（空腔脏器破裂穿孔时肝浊音界会缩小或消失），有无移动性浊音（腹内出血或膀胱破裂大量尿液渗入腹腔时常为阳性）。腹部听诊：注意是否有肠鸣音存在，有无血管杂音。直肠指诊：注意直肠或结肠情况。

3. 腹腔创伤的诊断

（1）诊断性腹腔穿刺术与腹腔穿刺灌洗术　对明确诊断具有重要价值，但穿刺阴性并不代表无腹内脏器创伤，此时应行腹腔穿刺灌洗术；如抽出不凝固血液为阳性，提示有腹腔内出血；如抽出黄绿色液体，提示有胆道或胆囊破裂；如抽出混浊液体，化验为脓细胞，提示有腹膜炎；如抽出黄色带有尿味液体，提示有膀胱破裂；如抽出液量很少或穿刺为阴性，为提高阳性率需做腹腔穿刺灌洗术；腹腔穿刺灌洗术是经腹腔穿刺将带有多个侧孔的细塑料管置入腹腔深处，向腹内缓慢注入生理盐水 500 ~ 1000mL，利用虹吸原理，使腹内灌洗液回流入输液瓶，取其液进行检查，包括肉眼及显微镜下检查（如涂片检查）、细菌培养加药物敏感试验和淀粉酶测定等；符合下列检查结果之一即属阳性：①肉眼见灌洗液含血液、或胆汁、或胃肠内容物、或确定为尿液；②显微镜下（灌洗液）计数 $RBC > 100 \times 10^9/L$，或 $WBC > 0.5 \times 10^9/L$；③灌洗液有细菌存在；④淀粉酶测定 > 100 Somogyi 单位。

（2）必要时行辅助检查　①化验检查：有助于观察白细胞、红细胞、红细胞比容、血红蛋白及血气分析等指标；②X线检查：发现膈下游离气带（图 8-1），提示有胃肠破裂；发现右侧膈肌升高，肝区阴影扩大，提示有肝脏损伤；腹部正、侧位片发现腹膜后积气，肾脏轮廓清晰，提示有十二指肠横部破裂；③CT、MRI 和超声波检查：有助于明确实质性脏器损伤情况；④腹腔镜：对腹腔内脏器创伤既可检查又可治疗，分为气腹和无气腹两类，可选用无气腹腹腔镜检查；CO_2 气腹的缺点可因 CO_2 气腹抬高膈肌，影响患者呼吸，或 CO_2 气腹引起高碳酸血症，或大静脉创伤时易发生 CO_2 栓塞。

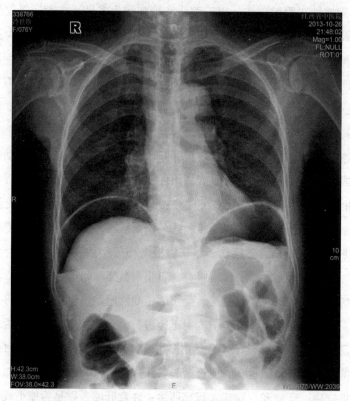

图 8-1   双侧膈下游离气体

第二节   急性创伤性腹膜炎

腹部创伤都有可能引起腹壁和（或）腹腔内脏器创伤，将外界细菌带入腹腔内，或腹腔内空腔脏器（如胃肠）破裂均可引起急性创伤性腹膜炎，如处理不及时，容易引起脓毒血症或败血症，甚至出现感染性休克，危及生命。引起腹膜炎的病菌很多，常为多种细菌混合感染；细菌从多到少依次为大肠杆菌、链球菌、葡萄球菌、肺炎双球菌、铜绿假单胞菌、变形杆菌及厌氧菌等。

【病因病理】

腹部创伤可引起腹膜炎；早期为非细菌性腹膜炎（即化学性腹膜炎），其原因为腹内脏器创伤，如胃肠破裂致其内容物如血液或胃肠液（化学性）刺激引起；后期则是细菌性腹膜炎，其原因为细菌感染引起，其炎症范围取决于创伤脏器类型、程度、创伤时间、机体抵抗力和细菌毒力以及治疗措施等。开始炎症一般为弥漫性腹膜炎，如创伤轻，时间短，机体抵抗力强，细菌毒力低，治疗措施得当，则炎症趋于局限，形成局限性炎症，或逐渐吸收而痊愈；如创伤重，时间长，机体抵抗力低下，细菌毒力强，治疗措施不当，则炎症可进一步恶化，形成化脓性腹膜炎，严重者出现感染性休克。

【临床表现与诊断】

1. 病史　有明确的腹部创伤病史。

2. 症状　患者腹部受伤后突发腹部剧痛，开始疼痛位于腹部损伤处，随后逐渐扩散至全腹，腹痛呈持续性，如刀割样或针刺样，腹痛常伴有腹胀、恶心、呕吐，呕吐呈反射性，呕吐物为胃内容物、胆汁或血性液体等；如未能及时处理，患者可出现极度虚弱，全身情况较差，急性痛苦貌，面色苍白，出冷汗，唇干、眼球内陷、皮皱无弹性，四肢厥冷等脱水症状，呼吸浅而快，发热，此时疼痛可不明显，甚或无痛，腹式呼吸减弱或消失；患者喜侧卧位，下肢蜷曲。

3. 体征　腹部视诊：开放伤见伤口和出血，可能有刀、刺等致伤物存留于伤口或腹腔内，也可能有大网膜或肠管外露、脱出等；闭合伤见腹部皮下瘀血或肿块。腹部触诊：可能有皮下捻发音，有腹肌紧张、明显压痛及反跳痛；其中以胆汁性腹膜炎引起的腹肌紧张最显著，血液刺激引起的腹膜炎肌紧张较轻。腹部叩诊：叩诊呈鼓音，肝浊音界缩小或消失，提示胃肠道破裂，腹腔内有游离气体存在；移动性浊音呈阳性，提示腹腔内有积血或积液。腹部听诊：肠蠕动音减弱或消失。直肠指诊：了解肛门直肠陷窝区是否饱满、有无触痛，如有可穿刺抽液化验检查；指诊不能确认直肠损伤时，可行直肠镜检查。

4. 腹腔穿刺　可疑腹内脏器创伤时，可行诊断性腹腔穿刺术，抽取积液化验；如腹穿阴性，临床上又不能排除腹内脏器破裂时，可行诊断性腹腔穿刺灌洗术，经穿刺针向腹腔内注入生理盐水，将灌洗液抽出送检，可提高其阳性率（详见上述）。

5. 辅助检查　腹部 X 线检查：病情允许时采用立位 X 线检查；胃肠破裂时见膈下游离气体；肝破裂时见肝区阴影扩大，右膈肌升高；脾破裂时见脾区阴影增大，左膈肌升高，活动度受限。超声、CT 或 MRI 检查：有助于确诊腹内实质性器官创伤和腹腔内出血等情况。直肠镜检查：有利于确诊直肠损伤。

6. 化验　血常规检查包括血红蛋白变化、血细胞比容、白细胞等，血生化及血气分析等。

【治疗】

腹部创伤的首要任务是抢救生命，其次是修复组织器官。穿透性开放性创伤和闭合性腹部创伤多需手术治疗。治疗方法有下列两种：

1. 非手术治疗　非手术适应证：①诊断尚未明确，在进行治疗的同时需密切观察病情变化；②病情稳定，腹膜炎症局限；③患者病情危重，或合并有严重基础疾病，不能耐受麻醉和手术治疗。非手术治疗包括：①绝对卧床休息，取半卧位（休克患者除外）、寒冷季节注意保暖；②禁食、胃肠减压；③保持呼吸道通畅，吸氧；④维持有效血容量，防止或纠正休克；⑤注意维持水、电解质和酸碱平衡；⑥合理使用抗生素；⑦对症治疗：止痛药物的使用要遵循其原则，如在未诊断明确或手术之前不可使用，以免掩盖病情；⑧做好术前准备。

2. 手术治疗　手术适应证：①已经确诊腹腔内脏器破裂或大出血，应立即开腹手术；②疑似腹腔内脏器破裂或大出血，应立即行剖腹探查术；③非手术治疗患者病情出现恶化或不能控制，应行手术探查。

第三节　胃创伤

【病因病理】

单纯闭合性胃创伤少见,而开放性胃创伤则多见,多合并肝、脾、横膈及胰等邻近脏器创伤,其病情严重而复杂。引起胃创伤的原因:①暴力:当胃处于充盈状态时,钝性暴力作用于中上腹部,易造成胃破裂;轻者可造成胃壁挫伤、血肿,继发感染,破溃甚至穿孔,引起急性腹膜炎;重者除胃破裂穿孔外,还可造成肝脾破裂,引起出血性休克。锐性暴力可直接作用造成胃壁裂伤或穿孔,胃内容物流至腹腔内引起急性腹膜炎;②吞食锐利异物或腐蚀性物质:也可造成胃壁裂伤或穿孔,但很少见;吞食强酸强碱等腐蚀性物质可造成食道、胃肠等消化道创伤,甚至穿孔;③医源性损伤:手术误伤、或胃镜检查等医源性损伤,可造成胃破裂或穿孔。胃破裂后致胃内容物流入腹腔内,早期引起化学性腹膜炎,继之因污染导致急性细菌性腹膜炎,并出现毒血症或败血症,感染性休克,病情十分危重;如患者抵抗力强,机体保护防御机制好,治疗及时、有效,炎症局限,其预后良好;反之则病情加重,预后不良。

【临床表现与诊断】

1. 病史　患者腹部或下胸部有外伤史,或吞食锐利异物,或手术,或胃镜检查。

2. 症状　患者伤后上腹部剧痛,迅速向全腹扩散,腹式呼吸减弱,不敢深呼吸,出冷汗,恶心,呕吐或呕血,呕出物为食物残渣或血液分泌物。

3. 体征　全身检查:急性痛苦面容,面色苍白,侧卧蜷曲位,呼吸浅快,胸式呼吸,四肢厥冷。腹部视诊:开放性创伤见腹部伤口和出血,或有流出胃内容物等。腹部触诊:腹肌紧张,全腹部压痛,尤以上腹部压痛明显、反跳痛。腹部叩诊:叩击痛阳性,肝浊音界缩小或消失,移动性浊音呈阳性;晚期腹部出现胀满而膨隆,叩诊呈鼓音。腹部听诊:肠鸣减弱或消失。

4. X线检查　70%～90%患者可见膈下游离气带,如为阴性,又高度可疑胃破裂穿孔,必要时经胃管内向胃内注入气体30～50mL后,左侧卧位数分钟,立位或坐位X线摄片检查,可提高其阳性率。

5. 化验　血常规检查白细胞及中性粒细胞升高等,提示感染。

【治疗】

胃创伤治疗的关键是全身抗休克、抗感染和手术治疗。原则上一旦确认胃破裂穿孔,都应手术治疗。治疗包括非手术和手术治疗两种。

1. 非手术治疗适应证　①胃壁挫伤;②空腹、小穿孔早期;③病情稳定,无腹膜炎或炎症局限。治疗方法:半卧位,禁食,胃肠减压,输液或输血,支持及对症处理,待肠蠕动恢复后,伤后5～6天可进流质饮食。

2. 手术治疗适应证　①开放性创伤;②胃破裂口较大,合并腹膜炎;③合并其他脏器损伤;④非手术治疗无效,病情逐渐恶化。

3. 手术方式　①单纯胃修补术,适用于胃裂口边缘整齐,血运良好且无张力;②胃整形修补术,适用于裂口多、边缘不整齐,血运差,有张力;③填塞大网膜加缝合修补术:适用于胃十二指肠交界处；④胃大部分切除术：适用于胃创伤广泛且严重患者；⑤脓肿切开引流术：适用于已形成局限性脓肿患者；⑥剖腹探查术：适用于未确诊，但有腹膜炎或腹内出血的患者。

第四节　十二指肠创伤

【病因病理】

十二指肠分为上部、降部、水平部和升部，其大部分位于腹膜后，位置较深，范围有限，出现创伤机会较少，其中以十二指肠降部和水平部多见；如出现创伤，常合并肝、脾、胰、肾及大血管等创伤。因十二指肠水平部位于腹膜后，其发生创伤，造成破裂穿孔时，不易被发现，常导致延误诊断和治疗，从而危及生命。引起十二指肠创伤的原因：①暴力：一是钝性伤，属于闭合性创伤，因十二指肠横部位于脊柱前方，暴力挤压或辗压腹部，造成十二指肠管被挤压于腰椎体上，导致其破裂穿孔；如伤时幽门括约肌紧闭，十二指肠空肠曲折曲，使十二指肠成为一闭袢性肠腔，暴力可使其薄弱区破裂穿孔；二是锐性伤，属于开放性创伤，刀、枪弹等可造成十二指肠破裂穿孔，其内胆、胰液和少量气体沿腹膜后组织间隙、肾周和升结肠沟流至右下腹、盆腔，引起急性腹膜炎；②医源性损伤：属于闭合性创伤的一种，手术或内镜检查与治疗时可能误伤十二指肠，导致其破裂穿孔；也有引起急性胰腺炎的可能。

十二指肠创伤诊断非常困难，常影响治疗，死亡率和并发症发生率都相当高，尤其合并胰腺、大血管等相邻器官创伤时死亡率更高。受伤后早期主要死因为严重合并创伤，后期主要死因为诊断不及时、治疗不当，可引起十二指肠瘘，导致感染、出血及衰竭。

【临床表现与诊断】

1. 病史　有右上腹部创伤、手术或胃镜检查史。

2. 症状　腹部伤后一段时间出现腹痛或右上腹疼痛、腰背部疼痛，并逐渐加重，有时引起睾丸痛和异常阴茎勃起，常伴恶心、呕吐。十二指肠前壁破裂穿孔导致腹膜炎，可立即出现剧烈腹痛，常较胃破裂危重；十二指肠腹膜后破裂时，可导致腹膜后炎症，出现腹痛及腰背部痛，呈渐进性加重，诊断困难时行背部疼痛区穿刺，抽出液送检。

3. 体征　视诊：局部皮肤红肿。触诊：可能触及皮下捻发音，腹肌紧张，右上腹及腰背部有压痛。叩诊：叩击痛呈阳性；肝浊音界缩小或消失，提示十二指肠前壁破裂，并可出现移动性浊音阳性；右侧腹部叩诊浊音区范围扩大，提示十二指肠腹膜后破裂。听诊：肠鸣音减弱或消失。

4. 辅助检查　X线检查：腹部正、侧位X平片可显示右肾区周围有气体存在；十二指肠前壁（腹腔内）破裂，立位X平片可见右膈下游离气体带。CT和MRI检查：诊断价值很高，可明确创伤部位、范围和性质。

结合患者有右上腹创伤病史，典型临床表现，以及相关辅助检查即可明确诊断。如诊断困难时，下列征象提示十二指肠创伤：①全身情况不断恶化，而腹部体征轻微；②右上腹或腰背部疼痛，呈持续性加重，出现睾丸和右肩放射性疼痛；③出现血性呕吐物；④直肠指诊：于骶前触及捻发音，常提示十二指肠创伤后溢出的气体已至盆腔腹膜后间隙；⑤化验：血清淀粉酶

NOTE

升高；⑥腹部 X 线平片：显示腰大肌轮廓模糊，还可显示腹膜后积气呈花斑状改变，并逐渐扩展；可向胃管内注入水溶性碘剂造影检查，发现造影剂外溢，提示十二指肠破裂；⑦CT 检查：见腹膜后、右肾前间隙有积气；⑧必要时手术探查或腹腔镜检查。

【治疗】

此类患者死亡率高，抢救成功的关键是全身抗休克、抗感染和及时得当的手术治疗。治疗分为非手术治疗和手术治疗。

1. 非手术治疗措施 主要有全身抗休克、抗感染、营养支持、对症处理和密切观察病情，并做好术前准备。

2. 手术治疗原则 一旦考虑十二指肠破裂穿孔的可能，应立即手术探查。手术方式：①单纯修补术：适用于十二指肠裂口不大、边缘整齐、血运良好、无张力患者；②带蒂肠片修补术：适用于十二指肠裂口较大，无法直接缝合者；③创伤肠段切除加吻合术：适用于十二指肠水平部和升部创伤严重，不宜直接修补者；④创伤修复加幽门旷置术：适用范围较广，对于所有十二指肠创伤修复后，为确保愈合，防止出现肠瘘而采取的一项有效措施；⑤浆膜切开血肿清除术：适用于十二指肠壁内血肿；十二指肠壁内血肿主要表现为上腹部不适，高位肠梗阻；如果经过 2 周的非手术治疗，肠梗阻症状仍未见好转或加重，应手术切开十二指肠壁内血肿，清除凝血块，修复肠壁，或行胃空肠吻合术。

第五节 小肠与肠系膜创伤

【病因病理】

引起小肠与肠系膜创伤的原因：①暴力：一是锐性暴力，小肠与肠系膜开放性创伤，多为枪弹、刀、木刺、钢筋等锐性暴力引起；开放性创伤造成腹壁、腹膜裂开，小肠破裂或脱出至腹腔外，或小肠系膜破裂出血，还常伴有其他脏器损伤或大血管伤，引起出血，严重者出现出血性休克；二是钝性暴力，小肠与肠系膜闭合性创伤，多为撞击伤、跌伤、辗轧伤等钝性暴力引起；战时可为爆炸伤，水波或气波冲击波损伤腹部，引起小肠破裂或肠系膜创伤出血等；闭合性创伤常因暴力直接作用，使肠管及肠系膜被挤压于脊柱或骶骨岬区，或因冲击力巨大，造成小肠与其系膜挫裂伤，小肠发生缺血性坏死而穿孔；三是惯性力，高空坠落伤，或举重用力过猛，腹内压力剧增，产生剧烈震荡和惯性力作用，导致小肠与其系膜被撕破，小肠发生缺血性坏死而穿孔；②医源性损伤：手术误伤肠管或分离肠粘连致肠管破裂、穿刺误伤肠管或长期放置硬橡皮管压迫肠管，致肠管缺血性坏死等医源性因素而造成继发性小肠破裂穿孔等，引起腹膜炎。

小肠创伤主要包括管壁挫伤和破裂，分为完全性与不完全性，或分为单处与多处。小肠创伤，尤其是开放性创伤，常为多孔道、多处肠管的贯通伤。小肠轻微挫伤多可自愈；小肠黏膜形成溃疡，瘢痕痊愈，有时会造成肠腔狭窄；小肠黏膜形成溃疡，病变继续发展，后期可出现迟发性穿孔。

小肠系膜创伤主要为小肠系膜挫伤，或挫裂伤，导致小肠系膜出血，引起出血性休克；肠系膜创伤累及小肠时，将会造成小肠破裂穿孔，或小肠因缺血性坏死而破裂穿孔，出现腹膜炎。

【临床表现与诊断】

1. 病史　有腹部创伤病史。

2. 临床表现　患者临床表现主要取决于小肠及其肠系膜创伤的程度，有无其他脏器创伤。小肠破裂后早期即可出现腹膜炎和腹膜刺激征，患者有腹痛、呕吐，腹膜刺激征阳性（腹肌强直、腹部压痛和反跳痛）、移动性浊音阳性，肠鸣音减弱或消失。伤情不同则表现不同：①开放性创伤，见腹壁伤口和出血，伤口和（或）腹腔内可能有致伤物存留，肠袢或网膜脱出；②小肠裂口较小，位于回肠末段，腹膜炎和腹膜刺激征可能非常明显，也可迅速恶化，也可局限；③小肠裂口大、多发，或伴小肠系膜撕裂，常出现休克，表现为面色苍白，出冷汗，四肢厥冷，血压下降，脉细数，呼吸短浅，多为胸式呼吸等；④腹部挤压伤，见腹壁瘀血、血肿，腹壁皮下气肿，腹肌断裂，肠型等。

3. 腹腔穿刺　如不能明确诊断，可行诊断性腹腔穿刺，如为阴性，可行腹腔灌洗，抽吸液检查，以提高阳性率。

4. 辅助检查　X线检查可发现膈下游离气体为阳性，提示小肠创伤，如为阴性，也不能排除小肠创伤；了解腹腔内有无金属异物。

【治疗】

1. 非手术治疗适应证　①小肠肠壁挫伤、血肿；②出现局限性腹膜炎，且趋于稳定。非手术治疗措施：禁食，胃肠减压，取半卧位，输液或输血，保持水、电解质和酸碱平衡，抗生素控制感染等；病情好转，肠蠕动完全恢复后，逐渐由禁食过渡至流质饮食，再到正常饮食。

2. 手术原则　一旦确诊小肠破裂，应尽早手术治疗。手术适应证：①小肠破裂穿孔引起的急性腹膜炎；②出现出血性休克；③肠管无裂口，但挫伤严重，或血运障碍，或肠管壁大血肿，或肠系膜创伤导致肠壁血运障碍；④开放性创伤导致肠袢或网膜脱出，或腹腔内有异物存留；⑤合并腹腔内其他脏器创伤；⑥非手术治疗患者病情恶化。

3. 根据患者不同伤情，选用不同手术方式　①小肠修补术：绝大多数小肠创伤可以行简单修补术；为防止肠修补术后出现肠腔狭窄，常采用间断横向缝合；肠壁小裂口行缝合修补；大裂口采用折叠全层缝合；②小肠破裂口大，或裂口边缘部分肠组织挫伤严重，或多处破裂口，或肠管大部分或完全断裂，或肠管无裂口，但有严重挫伤及血运障碍，或肠管内及其系膜有大血肿，或肠系膜创伤致肠壁血运障碍；肠段出现裂口或坏死，应切除该处肠段加端端吻合术；③肠管脱出者，应彻底清创和冲洗后，将脱出的肠管回纳腹腔，并予以引流。

第六节　结肠创伤

【病因病理】

结肠在解剖和功能上的特点表现为：①结肠内容物水分少，细菌数量多、毒力强，如处理不当，或病情严重，可导致严重感染，死亡率高；②升、降结肠较为固定，属于腹膜间位器官，其部分位于腹膜后，破裂后容易导致腹膜后间隙感染，常常漏诊；③结肠肠壁薄，血液循环差，导致其愈合力也差（与小肠相比较）。基于以上特点，所以结肠创伤后的治疗也有其特殊性。

病因与小肠基本相同；①开放性或穿透性创伤：多见，刀、枪弹和坠落时树枝等尖锐物刺伤等导致开放性或穿透性创伤；②闭合性创伤：高速行驶的汽车紧急制动，腹部被方向盘强力挤压导致结肠创伤，属于闭合性创伤；③医源性损伤：乙状结肠镜检查时误伤等。

【临床表现与诊断】

与小肠创伤基本相同，其发生率比小肠创伤低。结肠创伤表现为：①结肠破裂早期表现比小肠破裂时症状要轻，但晚期毒血症表现则比小肠创伤更重，容易出现腹膜后间隙感染；有时可见腹前壁气肿；②直肠指诊：骨盆骨折刺伤者有鲜血便，直肠指诊可有血迹；③腹腔穿刺或腹腔灌洗多为阳性；④X线检查见骨盆软组织或盆部直肠区有积气；⑤乙状结肠镜检查，必要时可根据病情选择，检查时可不必充气，应谨慎进行。

肠创伤患者有腹部创伤或骨盆骨折史，典型临床表现，结合相关辅助检查即可确诊。

【治疗】

结肠创伤破裂都应进行手术治疗，仅结肠挫伤可非手术治疗，非手术治疗与小肠创伤基本相同。

手术治疗分为一期修复手术和结肠外置（结肠造口术）加后期修复手术。一期修复手术适应证：①结肠裂口小；②腹腔污染轻；③全身情况良好。

一期修复手术禁忌证：①结肠破裂，腹腔污染严重；②全身严重多发伤；③腹腔内合并其他脏器创伤；④出血性休克，需要大量输血，且超过2000mL；⑤高速火器伤；⑥手术时间已延误；⑦伴其他严重基础疾病，如糖尿病、肝硬化等；⑧高龄。

一期修复手术是指一期修补结肠裂口，或一期切除结肠，行结肠吻合，主要限于右半结肠；常用手术方式：①一期修补术；②一期切除吻合术；③肠造口术或肠外置术；④一期修补加近端结肠造口术。少数患者可行一期修补或一期切除吻合术；多数患者需先行肠造口术或肠外置术，约3～4周后，患者病情逐渐好转时，方可关闭瘘口。

第七节　脾脏创伤

【病因病理】

脾脏是腹腔内最容易受损的脏器，闭合性和开放性创伤均可造成脾脏创伤，脾脏肿大者受到轻微外力作用即可造成其破裂。脾破裂在病理上可分为三型（表8-1）：脾脏被膜下和中央型破裂，其被膜完整，出血量受限，常无明显内出血征象，易漏诊；如血肿逐渐增大，或脾蒂扭转，或数天后恢复活动，可导致脾脏被膜破裂，引起急性大出血，出现出血性休克；如脾脏被膜未破，出血将停止，血肿机化而痊愈。真性破裂（完全性破裂）最严重，也最常见，常导致大出血，出现出血性休克。脾脏破裂的出血量与创伤部位、程度有关；脾脏裂口小，出血量较少、出血速度较慢，易漏诊；脾脏裂伤严重，或粉碎性损伤可造成急性大出血，出现出血性休克，甚至死亡。脾创伤分型和分级标准迄今尚未达成统一，2000年于天津，第六届全国脾脏外科学术研讨会制定了国内脾创伤分级标准（Ⅳ级分级法），见表8-2。

NOTE

表 8 - 1 脾破裂病理分型

病理分型	病理特征
被膜下破裂	破在脾实质周边部分，被膜完整，出血量受到限制
中央型破裂	破在脾实质深部，被膜完整，出血量受到限制
真性破裂	破损累及被膜，完全性破裂最为严重，也最常见，常造成大出血，引起失血性休克

表 8 - 2 全国脾脏外科学术研讨会制定的脾创伤分级标准（Ⅳ级分级法）

分级	标准
Ⅰ级	脾被膜下破裂，或被膜及实质轻微损伤，术中见脾裂伤为：长度≤5.0cm，深度≤1.0cm
Ⅱ级	脾裂伤，总长度>5.0cm，深度>1.0cm，但脾门未累及，或脾段血管受累
Ⅲ级	脾破裂伤及脾门部分，或脾部分离断，或脾叶血管受损
Ⅳ级	脾广泛破裂，或脾蒂、脾动静脉主干受损

【临床表现与诊断】

1. 病史 有左季肋区或左上腹部创伤史。

2. 症状 脾脏破裂病理类型不同，临床表现亦不同：①脾脏真性破裂主要表现为出血量多，全腹痛，以左季肋区最明显，凯尔（kehr）征阳性（血液刺激左膈肌引起反射性左肩痛，深呼吸时加重），反射性呕吐，很快导致出血性休克，出现昏迷，或循环衰竭而死亡；少数患者表现为出血量少，左季肋区剧痛和腹膜刺激征；②脾脏被膜下破裂和中央型破裂主要表现为左季肋区剧痛，深呼吸或咳嗽时会加重，无恶心呕吐。

3. 体征 腹肌紧张，压痛和反跳痛，脾脏肿大，脾脏浊音区扩大，移动性浊音呈阳性，巴兰斯（Ballance）征阳性。患者左侧卧位，右腰区叩击诊空音，如向右侧卧位，左腰区叩诊有固定浊音，称为巴兰斯征阳性。

4. 腹腔穿刺 一般可抽出血性液体，如为阴性，可行腹腔灌洗，以提高其阳性率。

5. 辅助检查 超声检查：易受腹腔内气体影响，检查方便，可反复在床边进行。脾脏被膜下破裂（血肿）患者超声波检查显示脾脏大，被膜下无回声或低回声区（提示血肿），或回声增强（提示凝血块和血块机化）。脾脏破裂，被膜完整患者超声波检查显示脾脏大，脾实质内见回声减低区（提示血肿），内见不规则回声增强团块（提示脾实质挫伤），脾脏轮廓中断，左膈肌升高，活动度受限。X 线检查：脾区阴影增大，左膈肌升高，活动度降低。CT 和 MRI 检查：显示脾脏创伤情况（如部位、范围和程度等）。

6. 诊断 患者有左季肋部受伤史，典型临床表现，结合相关辅助检查即可确诊；但要注意有无其他脏器的创伤。

【治疗】

随着人们对脾脏功能认识的进一步深入，大多数外科医生都遵循"抢救生命第一，保留脾脏第二"的原则。脾脏切除后的患者，尤其是婴幼儿，抵抗力减弱，易发生感染，甚至发生脾切除后凶险性感染，这种感染以肺炎球菌为主要致病菌。为提高抵抗，减少感染机会，儿童应尽量保留脾脏，脾切除后成人可行自体脾移植。

1. 非手术治疗 凡脾脏创伤，需在严密观察下治疗，保持血压稳定，高于 90mmHg，化验检查血红蛋白、血细胞比容等基本稳定，时间超过 24～48 小时，可进行非手术治疗。非手术适应证：①无休克表现；②容易纠正的休克，且纠正后处于平稳状态；③无腹腔内其他脏器合并伤；④B超、CT等检查确定脾裂伤表浅、局限。非手术治疗措施：禁食，绝对卧床休息，止血，抗休克，预防感染，支持、对症处理和做好术前准备等。

2. 手术疗法 凡脾脏创伤，病情危急，应及时剖腹探查。

（1）手术适应证：①非手术治疗无效，或病情逐渐恶化；②脾中心部破裂、脾门撕裂或有大量失活组织；③合并多发伤；④高龄患者，病情严重；⑤野战条件下或病理性脾脏破裂；⑥延迟性脾破裂（一般发生在伤后2周，也有更长时间，甚至达数月）；⑦已明确有可能保留脾脏者（主要是Ⅰ级、Ⅱ级创伤），根据不同伤情，采用不同的止血技术，如生物粘合止血、物理凝固止血、单纯缝合修补术、脾动脉结扎术、脾破裂捆扎术或部分脾切除术。

（2）主要手术方式：①单纯缝合修补术；②部分脾切除术；③全脾切除术；④脾破裂捆扎术；⑤脾动脉结扎术；⑥生物胶止血；⑦物理凝固止血；⑧自体脾脏移植术，适用于正常脾脏因创伤而全脾切除术的患者。

第八节 胰腺创伤

【病因病理】

胰腺解剖位置较深，位于腹膜后，创伤机会较少，但胰腺创伤后死亡率高达20%。病因：钝性暴力和锐性暴力均可造成胰腺创伤。①钝性暴力：腹部遭受冲击伤、拳击伤、踢伤或坠落伤等钝性暴力作用，常造成胰腺挫伤和裂伤；②锐性暴力：腹部遭受刀刺伤、枪弹伤等锐性暴力作用，常造成胰腺穿透性创伤；③医源性损伤：胆管或脾脏手术可引起医源性损伤。胰腺创伤一般分为下列四种类型：①胰腺单纯性表浅挫伤或胰腺实质挫伤（轻度），不伴有胰管破裂；②胰腺深部撕裂伤或尾部横断伤，伴有胰管断裂；③胰头横断伤或压碎伤，伴或不伴有胰管断裂；④胰十二指肠多发伤或胰腺合并其他脏器创伤（如大血管、胃、肝、脾、结肠和小肠等）。胰腺创伤后，容易并发胰液漏或胰瘘，有的形成胰腺假性囊肿。

【临床表现与诊断】

1. 病史 胰腺创伤多系上腹部遭受暴力作用，挤压胰腺，使其直接作用于脊柱，造成创伤；或由锐力作用造成。

2. 症状 胰腺创伤较轻，可能无症状，但多数表现为上腹疼痛，约数周后，可出现胰腺假性囊肿。创伤严重，会引起大出血，迅速出现出血性休克，也可能出血量不大；患者还表现为上腹部剧烈疼痛；胰液刺激膈肌，可引起恶心或肩部放射性疼痛，随着病情的进展，出现弥漫性腹膜炎，甚至感染性休克。

3. 体征 视诊：上腹壁皮下见不规则瘀斑，称卡伦（Cullen）征。触诊：腹肌紧张，上腹部有明显压痛和反跳痛，严重者出现弥漫性腹膜炎体征。叩诊：腹腔内出血量大，移动性浊音呈阳性。听诊：出现麻痹性肠梗阻，肠鸣音减弱或消失。

4. 化验 血胰淀粉酶升高，也可不升高。血胰淀粉酶和腹腔穿刺抽出液的胰淀粉酶含量升高，并非胰腺创伤所特有，很多疾病都可引起其升高。

5. 腹腔穿刺 腹腔穿刺抽出液呈血性，其胰淀粉酶含量多数升高，如高于1000索氏单位/

100mL，具有诊断意义；但也可无淀粉酶升高。

6. 辅助检查　①超声波检查：有参考价值，对胰腺创伤诊断可以反复进行，也可在床边进行检查，十分方便，但易受腹腔内气体影响；胰腺创伤时 B 超表现为胰腺回声不均匀，胰腺有积血或积液；②X 线检查：腹部 X 线平片见腹膜后肿块影，十二指肠袢增宽或结肠移位；如合并（腹膜后）十二指肠破裂，可见肾周积气；③磁共振（MRI）或 CT 检查：诊断价值较高，能清楚显示胰腺创伤情况，同时可显示其他脏器有无创伤。

【治疗】

1. 非手术治疗　半卧位，禁食，胃肠减压，抗感染，全胃肠外营养支持治疗，对症处理。预防及治疗外伤性胰瘘的药物有生长抑素八肽（奥曲肽）或生长抑素十四肽（施他宁）。

2. 手术治疗　手术原则：彻底止血、清除失活组织、处理合并伤、引流胰液。手术适应证：凡疑有急性胰腺创伤，应及时手术探查。

手术方式：①胰腺轻度挫伤，如包膜无破裂，仅作引流术；如包膜破裂，但主胰管未断时，应行缝合修补术加引流术；②胰头断裂，缝合其断端，切除部分胰尾，将胰尾远侧切断与空肠行 Roux－Y 形吻合术；③胰头与十二指肠均严重创伤，可行胰头十二指肠切除术，如胰头创伤不严重时，可行十二指肠憩室化手术；④胰体严重创伤，应结扎近端胰管，断端缝合，远侧断端与空肠行 Roux－Y 形端端吻合术；⑤胰尾创伤，可行胰尾切除术；⑥胰颈、体和尾部断裂或严重挫裂伤，行胰腺近端缝合加远端切除术。

第九节　肝脏创伤

【病因病理】

无论钝性和锐性暴力均可造成肝脏创伤，右季肋区或右上腹部受伤时更易伤及肝脏。肝、脾破裂在致伤因素、病理类型、临床表现都十分相似；但因肝破裂合并胆道系统损伤，可导致胆汁流入腹腔，引起胆汁性腹膜炎，故腹痛、腹膜刺激征较脾破裂明显；也可有血液经胆道进入十二指肠，导致患者出现呕血或解黑便。

按外伤因素和肝脏创伤程度不同，肝脏创伤分为三种类型（见表 8－3）。目前肝创伤的分级尚未统一，标准很多，如国内黄志强提出的肝外伤分级标准，见表 8－4，简单实用；又如1994 年美国创伤外科协会肝脏外伤分级法，见表 8－5。

表 8－3　肝脏创伤分型

分型	病理特征
被膜下破裂	仅肝实质表面损伤，少见
中央破裂	被膜完整，肝实质中央部破裂，肝内血肿较大，坏死范围较大，易感染，形成继发性肝脓肿
真性破裂	肝被膜与实质都破裂，表现为多发性线状裂伤或粉碎性破裂； 横贯左、右两叶的横向大撕裂，造成大出血，病情更为严重，死亡率极高

表8-4 国内黄志强提出的肝外伤分级标准

分级	标准
Ⅰ级	裂伤深度不超过3cm
Ⅱ级	伤及肝动脉、门静脉、肝胆管的2~3级分支
Ⅲ级	即中央区伤，伤及肝动脉、门静脉、肝总管或其一级分支合并伤

表8-5 美国创伤外科协会肝脏外伤分级法

分级	标准
Ⅰ级	血肿：位于被膜下，血肿<肝表面积的10% 裂伤：被膜撕裂，实质裂伤深度<1cm
Ⅱ级	血肿：位于被膜下，血肿占肝表面积的10%~50%；实质内血肿直径<10cm 裂伤：实质裂伤深度1~3cm，长度<10cm
Ⅲ级	血肿：位于被膜下，血肿>肝表面积的50%或仍在继续扩大 被膜下或肝实质部血肿破裂：实质血肿直径>10cm或仍在继续扩大 裂伤：深度>3cm
Ⅳ级	裂伤：实质破裂累及25%~75%的肝叶或单一肝叶内有1~3个Couinaud肝段受累
Ⅴ级	裂伤：实质破裂超过75%肝叶或单一肝叶超过3个Couinaud肝段受累 血管：近肝静脉损伤，即肝后下腔静脉、肝静脉主支
Ⅵ级	血管：肝撕脱

说明：上述分级中，如为多发性肝损伤，其损伤程度相应增加1级。

【临床表现与诊断】

1. 病史 腹部创伤史，特别是右季肋区或右上腹部创伤史，更易造成肝脏创伤。

2. 症状 肝脏开放性创伤见伤口和出血，或可能有致伤物存留于伤口内和（或）腹腔内，或可能合并其他脏器损伤，或可能有腹内脏器外露。肝脏闭合性创伤的表现主要为腹腔内出血和腹膜激刺征。肝脏真性破裂时出血严重，导致出血性休克，死亡率很高；肝脏被膜完整的肝破裂，其出血症状不如肝脏真性破裂明显，但可出现腹膜刺激征和反射性右肩牵涉痛（膈肌受刺激）；胆汁外漏时，出现急性腹膜炎；并发感染时，表现为高热等症状。

3. 体征 视诊：肝脏开放性创伤见伤口和出血，或伤物存留于伤口内和（或）腹腔内，或内脏器外露。触诊：腹肌紧张，有压痛和反跳痛，有胆汁性腹膜炎时，腹膜炎刺激征更重。叩诊：有内出血时，移动性浊音呈阳性，肝区有叩击痛。听诊：出现肠麻痹时，肠鸣音减弱或消失。

4. 腹腔穿刺 诊断性腹腔穿刺抽出不凝固血性液体，同时胆红素定量检查，有诊断价值。

5. 辅助检查 ①X线检查：肝区阴影扩大，右膈肌升高；②腹腔CT、MRI和超声波检查均可显示肝脏实质损伤部位、范围和程度。

患者有右上腹或右季肋部创伤史，典型临床表现，结合有关辅助检查即可确诊。值得注意的是，应警惕腹部其他脏器有无创伤，腹外脏器有无创伤。

【治疗】

治疗原则：被膜下肝破裂可在严密观察下行非手术治疗，其他类型肝破裂应手术治疗。

1. 非手术治疗 适应证：①血流动力学等指标稳定；②经补充血容量后病情处于稳定状态；③没有腹膜炎表现。治疗措施：①禁食，绝对卧床休息；②止血，抗休克，预防感染，支持处理；③做好术前准备和术前检查；④密切观察病情，注意生命体征和腹部体征等。

2. 手术治疗

（1）适应证：①非手术治疗无效，且逐渐恶化；②出血性休克；③胆漏或腹膜炎；④合并有腹内其他脏器损伤。手术原则：彻底清创，切除已失活肝组织，修补缝合伤口，可靠止血，消除胆汁溢漏以及建立可靠而畅通的引流。根据肝脏伤情，采用下列一种或多种手术方式进行手术。

（2）常用手术方式：①暂时控制出血，进一步探查伤情；②肝脏单纯缝合术；③肝动脉结扎术；④肝切除术；⑤纱布块堵塞法；⑥全肝血流阻断，缝补静脉裂口，适用于处理肝脏创伤累及肝静脉，肝后段下腹静脉破裂的患者；⑦胸腹联合切口，采用带蒂大网膜填塞，用粗针线将肝破裂伤缝合、靠拢，适用于处理肝脏创伤累及肝静脉，肝后段下腹静脉破裂的患者。

第十节　胆道创伤

【病因病理】

胆道创伤包括胆囊、胆囊管、肝外胆管和肝内胆管创伤。胆道创伤多数为多发性脏器创伤的一部分，单纯性胆道创伤比较少见。病因与肝脏创伤基本相同：①钝性暴力，多由踢伤、坠落伤和车撞伤等钝性暴力作用于上腹部，造成胆道创伤，常合并肝破裂、或胃、十二指肠破裂等；②刀、枪弹等锐性暴力作用，造成胆道和腹腔脏器创伤等多发伤（如肝破裂、大血管损伤等）；③医源性损伤，手术时因解剖结构变异、炎症、粘连或术者技术、操作失误、内镜诊治等均可造成胆道创伤。胆囊挫伤后，可发生迟发性坏死胆囊，造成胆囊破裂、穿孔，引起胆瘘。胆道创伤可引起胆汁外溢和出血，导致胆汁性腹膜炎，从而刺激腹膜，产生大量渗出液，出现低容量性休克；继发感染时，导致化脓性腹膜炎，甚至出现感染性休克。

【临床表现与诊断】

1. 病史　有上腹创伤或手术史。

2. 症状　伤后右上腹呈持续性剧痛，波及全腹，出现腹胀，迅速出现不同程度的休克。开放伤见伤口、出血，并有胆汁样物流出，常合并其他脏器外露。

3. 体征　开放性创伤见伤口、出血和胆汁样物流出，常合并其他脏器外露；腹肌紧张，有压痛和反跳痛，移动性浊音阳性，肠鸣音减弱和消失。

4. 腹腔穿刺　腹腔穿刺可抽出胆汁。

5. 辅助检查　X线、CT、MRI及超声检查等均有助于明确诊断，并了解有无其他合并伤。

6. 化验　腹膜炎时白细胞及中性粒细胞均升高等。

患者有腹部外伤史或手术史，或典型临床表现，结合辅助检查即可确诊。应注意胆囊延迟性坏死穿孔，一般发生在伤后7～10天左右，穿孔后出现腹膜炎表现。

【治疗】

胆道创伤患者一经确诊，原则上应手术治疗。胆道系统的创伤不同，手术方法亦不同，主要手术方法有：胆囊破裂缝合术、胆囊切除术、胆囊造瘘术、胆管端端吻合术、胆总管十二指肠吻合术、胆总管空肠Roux-Y形吻合术、胆管重建术、T形管引流术等。

胆囊破裂程度不同，胆囊手术方法亦不同：胆囊破裂，可行胆囊破裂缝合修补术，或胆囊造瘘术，或胆囊切除术。肝外胆管创伤，部分破裂者，可行缝合修补术；完全断裂者，可行胆管端端吻合术；均需放置 T 形管引流。胆总管下端损伤，可行胆总管十二指肠吻合术或胆总管空肠 Roux－Y 形吻合术。

第十一节　肾与输尿管创伤

【病因病理】

泌尿系统创伤大多是胸部、腹部、腰部或骨盆严重创伤的合并伤。男性尿道创伤最常见，肾和膀胱创伤次之，输尿管创伤最少见（膀胱及尿道创伤参见"骨盆骨折"）。

按创伤是否与外界相通，分为开放性和闭合性创伤两大类。前者多遭受锐性暴力作用而致伤，如刀伤、枪弹伤等，常造成肾和输尿管同时创伤，或伴有其他脏器创伤（如胸部或腹部等），此时创伤严重而复杂。后者多由腰或腹部遭受钝性暴力作用而致伤，如击伤、踢伤、坠落伤等；或间接暴力作用而致伤，如肋骨骨折引起肾脏创伤，骨盆骨折端可刺伤输尿管下1/3段。

肾脏患有肾囊肿、肾积水、肾结核或肾肿瘤等疾病时，遭受轻微暴力作用即可造成肾创伤。单纯性输尿管创伤很少见，多见于医源性损伤，如盆腔手术误伤输尿管，或内窥镜检查、逆行插管时误伤，或金属器械诊治时伤及输尿管等。各种暴力造成输尿管创伤。放射性创伤，如前列腺癌或宫颈癌接受放射后，可引起输尿管管壁水肿、出血、坏死，造成尿瘘，或形成纤维瘢痕组织，引起输尿管狭窄，造成输尿管梗阻。

肾脏创伤后病理特征：①肾挫伤，很常见，肾实质部分轻微创伤，形成肾瘀斑和（或）包膜下血肿，被膜和肾盂肾盏完整，创伤累及肾集合系统可有少量血尿，多可自愈；②肾部分裂伤，肾实质部分裂伤伴被膜破裂，形成肾周血肿；肾实质部分裂伤伴肾盂、肾盏黏膜破裂，出现明显血尿；③肾全层裂伤，肾实质、肾被膜和肾盂、肾盏黏膜均有破裂，形成肾周血肿、血尿和尿外渗；肾横断或碎裂，可造成部分肾组织缺血；④肾蒂损伤，少见，完全性或部分性肾蒂断裂常因大出血造成出血性休克而死亡；肾动脉突然遭受牵拉，引起动脉内膜断裂，形成血栓栓塞，造成肾功能丧失。这类创伤，右肾比左肾多见。

输尿管创伤后病理特征：①输尿管管壁部分断裂或缺损，多见；②输尿管完全断裂，出现尿外渗或尿瘘；③医源性损伤如手术时误伤输尿管，会出现尿路梗阻、肾盂积水等。

【临床表现与诊断】

泌尿系统创伤的主要临床表现主要为出血和尿外渗。大出血常引起出血性休克。血肿和尿外渗可能继发感染，严重者可致脓毒症、周围感染、尿瘘或尿道狭窄。

1. 肾创伤　肾创伤的临床表现与创伤程度有关，主要症状表现为休克、血尿、疼痛、腰腹部肿块、感染与发热等。具体表现为：①休克，肾创伤后大量出血，引起出血性休克；腹腔后神经丛遭受刺激，引起创伤性休克；如合并其他脏器创伤，休克更重；②血尿，血尿与创伤程度不成比例，多数患者表现为不同程度的肉眼血尿或镜下血尿；但是严重肾裂伤、肾蒂断裂或输尿管断裂，则不一定出现肉眼血尿；③疼痛，引起疼痛的原因较多，具体为肾区软组织创伤；肾包膜下血肿；血块通过输尿管出现肾绞痛；血、尿液渗入腹腔或合并腹部创伤，出现腹痛和腹膜刺激征；血、尿液外渗引起腰背部和腹部疼痛；体检见肾区饱满，肾区有压痛和叩压痛阳性；腹部有压痛、反跳痛，肠鸣音减弱或消失；④腰腹部肿块，血、尿液渗入肾周组织、腰肌痉挛，形成肿块，有压痛和肌强直；⑤感染与发热，血、尿液外渗常继发感染，形成肾周脓肿或化脓性腹膜炎，严重者出现全身中毒症状，如高热；⑥开放性损伤见伤口、出血，尿液从伤口内流出。

2. 输尿管创伤 输尿管创伤的临床表现与创伤的性质和类型有关，主要症状有：血尿、尿外渗、尿瘘和梗阻症状。①血尿：创伤后是否有血尿及轻重程度，与输尿管创伤程度不一致；器械检查或治疗伤及输尿管黏膜，引起血尿，多数血尿会自愈；输尿管完全断裂，不一定出现血尿；②尿外渗：一般在输尿管创伤当时或数天后出现尿外渗，尿液经输尿管创伤处流出，逐渐渗入腹膜后间隙，并刺激神经丛，引起腰痛、腹痛、腹胀、局部肿胀或包块、有压痛。如腹膜破裂后，尿液经输尿管创伤处流出，渗入腹膜腔内，引起腹膜刺激征。如继发感染，会出现寒战、高热等脓毒症；③尿瘘：一旦形成尿瘘，多经久不愈；形成尿瘘的原因为输尿管创伤处的尿液与腹壁创口，或阴道，或肠道创口相通；④梗阻症状：输尿管梗阻症状分为不完全性梗阻和完全性梗阻。不完全性梗阻多由输尿管狭窄引起，表现为腰部胀痛及发热等症状。完全性梗阻多为单侧输尿管不慎被缝扎或结扎引起，从而导致肾盂压力增高，患者出现发热、患侧腰部胀痛、腰肌紧张、肾区叩击痛阳性；不慎结扎双侧输尿管或孤立肾输尿管，可引起无尿；⑤疼痛：多为腰痛、腹痛；其原因为血尿液渗入腹膜后间隙；腹膜破裂，尿液可渗入腹膜腔内，引起腹膜刺激征。

3. 化验 血常规检查血红蛋白及血细胞比容持续降低，表明有活动性出血；白细胞及中性粒细胞增多，提示有感染的可能性。尿常规检查尿中多含红细胞。

4. 辅助检查 为明确诊断，应尽早进行影像学检查；目的是了解患者患侧伤情（如肾、输尿管和肾血管等创伤的部位、程度、尿外漏等），还要了解对侧情况，有无合并创伤。①CT检查：首选检查，了解伤侧无活力的肾组织，肾皮质裂伤、血肿范围（图8-2）和尿外漏情况，注意其与周围组织的关系；了解对侧的情况及腹腔内脏器有无创伤；②X线平片：肾脏创伤显示肾脏外形、腰大肌阴影消失，脊柱向伤侧弯曲；③静脉肾盂造影：伤肾造影剂排泄减少，肾脏及腰大肌阴影消失，脊柱向伤侧弯曲；伤侧见肾盂肾盏变形，肾和输尿管移位或不显影；肾脏严重裂伤及输尿管断裂可见裂口处造影剂外漏；输尿管被结扎可出现造影剂中止；④逆行肾盂造影：经膀胱镜向输尿管逆行插入导管，注入造影剂，可清楚显示肾和输尿管完整与否；如不完整，会出现造影剂外漏现象；本检查易致感染，一般不宜应用；⑤超声波检查：既可了解伤侧情况，又可了解对侧情况及腹内脏器伤情；肾破裂见肾周有积液征象，破裂处肾盂肾盏回声散乱；肾盂积血，可见肾盂肾盏光点分离；彩超还能了解肾脏血管及血流；⑥肾脏同位素扫描、磁共振及肾动脉造影检查：如伤者病情允许，可进行检查。

患者腰部或侧腹部有创伤史，或妇产科、盆腔、泌尿系手术或检查史，典型临床表现（肾创伤表现为休克、血尿、疼痛、肿块和发热等，输尿管创伤表现为血尿、尿外渗、尿瘘和梗阻症状等），结合相关检查即可确诊，还应注意有无其他脏器合并创伤。

【治疗】

无论是肾创伤，还是输尿管创伤，其处理与创伤程度直接相关。轻微肾挫伤及多数肾挫伤

NOTE

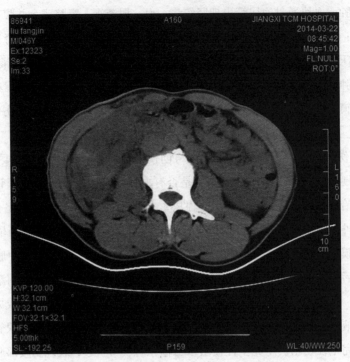

图 8 - 2 右肾挫伤：右肾明显肿大，其见出血

都可保守治疗而愈合，仅少数需手术治疗。输尿管创伤优先抗休克、处理其他严重合并创伤，再处理输尿管创伤，并尽早修复输尿管，确保尿液通畅，保护肾功能。输尿管挫伤或逆行性插管所致小穿刺伤，无须特殊处理。凡尿外渗者，都应彻底引流，防治感染。治疗分为非手术治疗和手术治疗。

1. 非手术治疗

（1）适应证：①闭合性肾挫伤，出血症状较轻，无其他脏器合并损伤；②输尿管挫伤或逆行性插管所致挫伤。

（2）处理措施：①出血性休克患者，应积极抗休克治疗，并做好术前准备；进一步明确诊断，注意有无其他合并伤；②应密切观察，绝对卧床休息2~4周；③止血、同时输液、输血等治疗，注意维持血压和脉搏的稳定，如患者血压已正常，应控制输血和补液速度；如血尿颜色由浓变淡，尿中红细胞逐渐减少，患者自觉症状好转，表明出血已停止；④防止继发感染；⑤止痛及对症处理；⑥警惕再次出血的可能性，一般情况下，肾挫伤4~6周趋于愈合，过早离床活动，可再次出血，恢复后2~3个月内不宜参加体力劳动等；⑦注意腰部包块的变化，定时观察血压和脉搏，血液和尿液变化等。

2. 手术治疗

（1）适应证 ①出血较多，出现出血性休克，不见好转；②明显尿外渗；③严重局部感染；④经非手术治疗24~48小时以内，血尿不见好转，腰部包块逐渐增大；⑤合并腹腔内其他脏器创伤。

（2）肾创伤手术方法 清创术、肾修补术、肾部分切除术及全肾切除术。伤肾仅被膜及实质部分裂伤采用缝合修补术。输尿管创伤手术方法是输尿管修补术、输尿管吻合术、输尿管膀胱吻合术及肾造瘘术等。

第十二节 腹部大血管创伤

腹部大血管创伤包括腹主动脉创伤，下腔静脉创伤，髂内、外动静脉创伤。腹部大血管破裂后，常因血管内压力过大，腔静脉管壁薄，收缩性差，出血难于自止，发生出血性休克，常来不及抢救而死亡。

【病因病理】

开放性或闭合性创伤均可造成腹部大血管创伤及其他脏器创伤。病因为：①开放性创伤：刀伤或枪弹伤等直接锐性暴力可引起开放性创伤；②闭合性创伤：汽车挤压腹部或骨折断端刺伤等直接钝性暴力可引起闭合性创伤；高处坠落时足部或臀着地，产生惯性力，形成间接钝性暴力，导致肠系膜血管撕裂；③医源性损伤：腹部手术分离粘连时可误伤或撕裂血管，或吻合血管处裂伤，或手术时结扎血管的线结滑脱等均可造成医源性损伤。

血管创伤可分为：创伤性血管痉挛、血管受压，血管挫伤、部分裂伤、贯通伤、完全断裂伤，创伤性动脉瘤、创伤性动静脉瘘等。造成血管创伤暴力大小及致伤物性质不同，出现的病理变化亦不同：①机械性因素损伤血管壁，可引起血管壁平滑肌反射性强烈收缩，并持续性痉挛，致血管腔狭窄，造成有关脏器供血障碍，出现缺血症状；②血管内膜挫伤，可促进凝血活酶释放，易于创伤局部形成血栓，同样造成供血障碍；③血管管壁挫伤，形成血肿，血管管壁弹力层断裂，致使管壁膨出，逐渐形成创伤性血管瘤，随时有破裂出血的可能性；④同时致伤一个鞘内的动、静脉，可形成动静脉瘘，即血液从动脉直接流入静脉；⑤血管完全断裂致血管口收缩，并形成血栓，可自行止血；但血管部分断裂者，却不易形成血栓，也不能自动止血，而导致出血性休克。

【临床表现与诊断】

1. 出血性休克 腹部大血管创伤后，可发生急性大出血，造成出血性休克，患者表现为表情淡漠，面色苍白，四肢厥冷，血压下降，脉细数，甚至出现神志恍惚或昏迷。开放性创伤可见伤口和出血，导致大量血液外流，如出现搏动性出血，提示大动脉破裂。闭合性创伤见腹部迅速膨满，腹肌紧张不明显，有压痛，但反跳痛，移动性浊音阳性，肠鸣音减弱或消失。

2. 合并伤 多易合并腹腔内脏器创伤而破裂，导致腹膜炎或腹膜刺激征。

3. 缺血 血管损伤后，其所供血的器官或肢体将会发生缺血变化，具体表现在：①血管壁受伤，导致血管壁平滑肌反射性强烈收缩，并持续性痉挛，引起血管腔狭窄，造成有关脏器供血障碍，出现缺血症状；②髂外血管破裂或栓塞，导致股动脉缺血，患侧肢体变凉，呈蜡黄色，股动脉搏动减弱或消失，感觉和运动功能丧失；③创伤性腹主动脉瘤，体检可于脐周或中上腹部触及膨胀性搏动性肿块及震颤，闻及血管收缩性杂音；创伤性腹主动脉瘤可导致足背动脉减弱或消失；如压迫髂静脉，将导致下肢肿胀和精索静脉曲张。

4. 腹腔穿刺 可抽出不凝固血液，提示腹腔内出血。

5. 剖腹检查 发现腹腔内有大出血，来不及检查时应行急诊剖腹探查，既可诊断又可治疗。

6. 辅助检查 如患者病情允许，可进行必要辅助检查，以明确诊断。辅助检查：①动脉造影：危急出血时，不宜行动脉造影检查；一般在怀疑动脉瘤或血管栓塞时进行检查；②X线检查：可发现异物、骨折和空腔脏器破裂、穿孔等合并创伤的情况；③CT等检查有助于明确诊断。

腹部血管创伤患者常有腹部创伤史或腹腔手术史，有典型临床表现，结合相关辅助检查可确诊。还应注意腹腔内是否有其他脏器合并创伤存在。

【治疗】

多数腹部大血管创伤患者都需要手术治疗，少数患者在严密观察下采取非手术治疗。

1. 非手术治疗包括：①密切观察病情、生命体征、腹部体征；②积极抗休克治疗；③积极做好术前准备；④患者条件允许时进一步检查，以明确诊断。

2. 手术治疗原则为一经确诊或怀疑腹腔内大血管急性创伤，导致大出血，均需紧急施行剖腹探查术。

（1）手术适应证：①已经确诊或怀疑腹腔内大血管急性创伤，导致大出血，发生出血性休克；②腹腔内有合并伤存在；③血栓形成；④易破裂的动脉瘤。常用手术方法：①血管破裂修补术；②动脉瘤切除术；③人造血管移植术；④动脉瘤旷置术；⑤人造血管旁路移植术；⑥血栓取出术等。

（2）具体措施包括：①边手术，边快速输血、输液；②进入腹腔后，迅速探查，压迫止血，并用吸引器吸净积血和清理术野，迅速找到出血部位，进一步阻断血流；③单纯血管破裂行单纯缝合修补；④下腔静脉破裂出血，可用无损伤血管钳临时止血或用止血带临时阻断下腔静脉出血部位的上、下两端，缝合修补血管伤口；⑤血管损伤后发生创伤性动脉瘤，可择期行动脉瘤切除术，并行人造血管移植术，或人造血管旁路移植术，或动脉瘤旷置及缝扎术；⑥出现动脉血栓栓塞，应阻断血流，切开血管，取出栓子，连续缝合血管壁切口；术中注意防止血栓游走，导致其他部位出现栓塞；术后抗凝血治疗，先用肝素3~5天后，改为口服香豆素类药物2周。

第九章　骨盆和会阴部创伤

骨盆部的创伤包括骨盆骨折，臀部软组织伤及盆腔内软组织、盆内脏器（直肠、膀胱）以及尿道、会阴部伤等。故可引起严重的出血、休克和感染。亦可因并发症和后遗症而造成一系列难以处理的泌尿生殖机能障碍。

第一节　骨盆与会阴部的解剖生理

一、骨盆的应用解剖

骨盆是躯干和下肢间的桥梁，是人类在直立姿势时躯干和下肢之间主要重力传导通道，并有保护盆腔内脏器的功能。

骨盆是由三块骨骼连接而形成。两旁各有一块髋骨，后面一块是骶骨，骶骨下连尾骨，尾骨是一块退化的遗留物，对骨盆的结构不起重要作用。

骶骨是由脊椎演变而成，是一块略呈三角形的骨骼，上面大，下面小，两旁各有一宽大的关节软骨面，称"耳状面"，与髂骨关节面相连接而构成骶髂关节。骶髂关节具有一般关节的结构，但不是一个运动关节，因为骶骨前面宽而后面窄，所以关节是由后内斜向前外，关节面也不在一个平面上，只能有稍许旋转活动。关节韧带极为坚强有力，故骶髂关节脱位少见。

髋骨在幼童期是由三块骨组成，即髂骨、坐骨和耻骨，其间有骨骺软骨相连接，16岁以后逐渐开始融合，至18岁三块骨融合为一个整体，两侧的耻骨在前面互相接触，借纤维软骨构成耻骨联合。耻骨联合形似关节，但没有关节软骨，而由纤维软骨和坚强的韧带相连接。因此当外力作用时，常可引起耻骨骨折，而不易发生耻骨联合分离。耻骨与坐骨相连接构成闭孔。坐骨有增厚的结节，在坐位时支持躯干。在髂骨、坐骨、耻骨三骨连接的外面有一圆形陷窝，即髋臼，它与股骨头构成髋关节。

骨盆的机能除作为骨盆内外诸肌肉的起止点和保护盆腔脏器（如膀胱、直肠等）外，并借其弓形结构在坐位和站立位时支持体重。

（一）骨盆可分为前后两部

1. 后部主要功能是支持体重，亦称为承重弓。承重弓又可分为：

（1）骶股弓　起于髋臼，上行经髂骨至骶骨，其机能为站立时支持体重。

（2）骶坐弓　起于坐骨结节，经坐骨上升支及髂骨后部至骶骨，其机能为坐位时承受体重。

2. 前部即联结弓　耻骨上升支与骶股弓连接，耻骨下降支和骶坐弓相连接，两侧耻骨相连，称为耻骨联合。前部的功能除稳定和加强骶股弓和骶坐弓外，还有保护盆腔内脏的作用，如膀胱、尿道和女性生殖器官。

骨盆诸骨为松质骨构成，在盆腔内及耻骨后弓有许多血管和丰富的静脉丛，故当骨盆骨折时出血较多，以致休克。

（二）盆腔可分为盆腹膜腔、 盆腹膜下腔和盆皮下腔

1. 盆腹膜腔是腹膜腔的延续部，无固定界限。男性盆腹膜腔内有腹膜内直肠部，进入盆腔内的小肠、结肠等。腹前壁与膀胱间的腹膜形成膀胱前皱襞，膀胱与直肠间的腹膜形成膀胱直肠皱襞，也称后皱襞。这两个皱襞的位置随膀胱的充盈程度而升降。而膀胱充盈时，前皱襞高于耻骨联合4～6cm，后皱襞距肛门约9cm；膀胱空虚时，前皱襞恰在耻骨联合上缘，后皱襞距肛门约4～5cm。这种变化与损伤时的范围和性质有关。

女性盆腔还有子宫及其附件和阴道最上部。子宫介于膀胱和直肠之间，将膀胱直肠凹分为两部，前为膀胱子宫凹，后为直肠子宫凹。

2. 盆腹膜下腔上面为腹膜，下面为盆筋膜。男性盆腹膜下腔有膀胱与直肠的腹膜外部分、前列腺、精囊、输精管及输尿管的盆部。女性还有子宫颈和阴道的开始部。

盆内大血管主要为髂内动、静脉，在腰大肌的内侧，向下、向外、向后下行，分为壁支与腹支，壁支供应盆壁和外生殖器，腹支供应盆腔内脏器。

神经为来源于第4～5腰神经和第1～3骶神经的前支骶神经丛。

3. 盆皮下腔在盆筋膜下面和皮肤之间，相当于会阴部，前为尿生殖器官，后为直肠末端。

二、膀胱的应用解剖

膀胱是泌尿系统中承上启下的器官，它的作用是存尿和排尿，它既有存尿的容量，也有排尿的力量，这都是我们在处理膀胱创伤时需要考虑的问题。

膀胱前边是耻骨联合，其间区叫膀胱前区，充满着蜂窝组织和静脉丛。此区易出血，又易感染。

上方为腹膜所遮盖，但前下方、后下方及侧面则没有腹膜。当膀胱极度充盈时，顶部超出耻骨联合之上，腹膜被推上去，因而在其上方与耻骨联合之间就没有腹膜遮盖，在此部位进行膀胱穿刺排尿，不会刺伤腹膜。

下方为尿道开始之处。在男性，膀胱口及尿道内口之周围，被前列腺紧紧包裹。当后尿道横断时，前列腺即可向上移位，为诊断尿道断裂的一个重要依据。在女性则与尿生殖膈相连。

三、尿道的应用解剖

尿道为膀胱通向外界的管道，男性较长，女性较短。尿道有两个明显的狭窄处，一个是外口部，一个是膜部。膜部狭窄、固定，尤其在已穿出三角韧带而未进入球部之处，有一个小区域缺少周围覆盖，因而易被器械穿通。

尿道有三处管径较粗，即前列腺部、球部和舟状窝部。

在后尿道损伤的处理或做手术时，应尽力保护前列腺段尿道的完整；在前尿道损伤时，常与阴茎同时受伤，必须注意保护阴茎海绵体的血循环。

四、直肠、肛管的应用解剖

直肠是大肠的末端，在第3骶椎上缘处上接乙状结肠，在骶、尾骨前面下行，于尾骨尖下

方与肛管相接。全长约12～14cm。

肛管长约3cm，其下端称为肛门，上端与直肠相连接。

肛门为肛管的外口，其位置在会阴部的中线，且处于肛门三角的中心，周围有肛门外括约肌和提肛肌等围绕固定。

直肠和肛管在盆腔中及会阴部的位置，依赖于若干肌肉、韧带、筋膜及其他组织才获得支持和固定，这些组织在临床上有一定的重要性，主要有下列几种：

1. **括约肌**　肛门括约肌控制肛门的开闭，由内括约肌和外括约肌两个部分组成。

2. **提肛肌。**

3. **直肠和肛管的周围间隙**直肠和肛周围共有五个潜在的间隙，三个在盆筋膜之下，肛提肌之上，其中两个称为盆腔直肠间隙，一个为直肠后间隙，另外两个间隙在肛提肌下面，称为坐骨肛管间隙。这些间隙一旦受伤或发生感染，易形成脓肿，由于发生在肛门周围又称为肛门周围脓肿，在临床上有其重要性。

直肠和肛管的血液分布主要是直肠上、下动脉，肛管动脉（痔下动脉），骶中动脉，直肠的神经支配与结肠相同，属植物神经（自主神经）系统的交感神经和副交感神经。由于直肠和肛管的神经分布不同，齿状线以上的直肠黏膜一般无痛感，但满胀或压捻时可感到不适，而肛管和肛门周围皮肤则感觉异常敏感，炎症或外伤刺激可引起剧烈疼痛，而且可以反射性地引起肛提肌和肛门外括约肌痉挛，甚至排尿困难和尿潴留。

第二节　骨盆创伤

【病因病理】

1. **直接外力**　任何直接冲击骨盆的外力，如高处坠落时臀部着地跌伤，车辆撞伤等，均可引起局限性骨盆骨折。

2. **间接外力**　如骨盆受到来自两侧或前后的挤压，外力作用于整个骨盆环时，则可造成骨盆环前后与两侧骨折，如车轮压伤、墙倒屋塌时砸伤常可发生骨盆骨折。

3. **肌肉强烈牵拉偶可引起骨盆撕脱骨折**　如髂前上棘、髂前下棘和坐骨结节的撕脱骨折。

【临床表现与诊断】

1. **全身表现**　骨盆骨折常合并有脏器损伤及大量内出血，患者常有神志淡漠、皮肤苍白、尿少、脉快、四肢厥冷、血压下降等失血性休克征象，多为伴有血管损伤内出血所致。因此应仔细检查全身情况，特别是血压、脉搏、腹部及尿粪常规检查，及时确定有无内脏损伤及内出血。

2. **局部表现**　患者骨盆部疼痛，且在骨折处最明显。卧位时疼痛减轻，活动时疼痛加剧。患者因疼痛不能站立、步行和主动活动下肢，可见有肿胀和瘀斑，畸形多不明显。有腹膜后出血者，腹痛、腹胀，肠鸣音减弱或消失。膀胱或尿道损伤可出现尿痛、血尿或排尿困难。直肠损伤时，肛门出血，肛门指诊有血迹。神经损伤时，下肢相应部位神经麻痹。骨盆骨折的局部体征有：

（1）骨盆挤压试验阳性。

（2）骨盆分离试验阳性。

（3）直接挤压耻骨联合处，产生疼痛，髂骨翼骨折因受到牵扯亦有疼痛。

（4）测量髂前上棘和内踝间距并与健侧对比，髋臼骨折合并股骨头中心型脱位者，该间距有缩短。

（5）髋臼骨折者，髋关节活动受限。

（6）如尾椎有明显压痛，可进行肛门指诊检查，从肛门内触摸可有压痛、异常活动或凹凸不平的骨折线。

3. 骨盆骨折的诊断

（1）患者有严重外伤史，尤其是骨盆受高能量挤压的外伤史。

（2）患者神志淡漠、皮肤苍白、四肢厥冷、尿少、脉快、血压下降等失血性休克的全身表现。骨盆部压痛、肿胀、瘀斑，骨盆分离挤压试验阳性，患侧肢体短缩等局部表现。

（3）辅助检查　骨盆部 X 线片（前后位、入口位、出口位）检查可显示是否有骨折，并可确定骨折部位及程度。有髋臼骨折时需拍斜位片检查。骨盆三维重建 CT 或螺旋 CT 检查更能从整体显示骨盆损伤后的全貌，对指导骨盆骨折的诊断及治疗有重要意义。

【治疗】

1. 抗休克治疗　骨盆骨折的患者常伴有不同程度的休克表现，多由失血和疼痛引起，为患者死亡的主要原因，早期有效的抗休克治疗对于挽救患者的生命尤为重要。因此在患者受伤现场，应立即展开创伤急救，除常规的紧急心肺复苏、止血包扎、补充血容量，吸氧、镇静止痛等方式外，于双侧髂窝及臀部放置棉垫后，用骨盆带或床单法对骨盆进行环形加压包裹，可以有效地稳定骨盆环、减少骨盆容量和降低搬运过程中再次损伤的风险，并可在一定程度上控制失血量。

2. 骨盆的外固定　骨盆的外固定装置可以有效地稳定骨盆环，减少骨盆容量以控制出血。目前常用的骨盆外固定装置有骨盆外固定架和骨盆 C 形钳（即骨盆复位钳）。骨盆外固定架适用于骨盆前环骨折，而骨盆 C 形钳则从两侧骶髂关节加压固定骨盆，可以同时稳定前后环。

3. 介入治疗和骨盆填塞　骨盆骨折患者，经补液输血和骨盆的有效固定后，血压仍无法稳定在较理想的范围内，通常伴有腹腔内或腹膜后大出血。可行骨盆部血管造影，若发现动脉源性出血，可行血管栓塞术。对于静脉源性导致的大出血，必要时行盆腔填塞可以有效降低失血性休克的死亡率。

第三节　膀胱创伤

膀胱是个体积较大的空腔脏器，在充盈时暴露在盆腔以上，所以受外伤机会较多，又因与神经、骨骼等各方面关联较多，故而也增加了受创伤的机会。

【病因病理】

1. 钝性损伤主要指外界的打击挤压等创伤。多发生在膀胱胀满时，因为膀胱在膨胀后体积增大、位置突起、内压升高，膀胱壁相应变薄易受伤破裂。骨折时，移位的骨折段可以挤压部分膀胱。膀胱受到钝性外力的撞击，膀胱壁未穿通，只在浆膜层、肌肉或黏膜有病理改变。出现瘀血斑、出血或形成小血肿。黏膜损伤较重或流血较多的，也可形成血块，影响排尿。若钝性外力较大时易导致膀胱破裂，尿外渗是膀胱破裂的主要危害之一。依尿的性质及其渗出的速度不同而产生不同后果。如缓慢渗出少量的无菌尿液，可能没有局部反应，即使腹膜内破裂，也可能不引起腹膜炎。但如果尿量大，渗出快，即使为无菌尿，也必定有局部反应，发生组织坏死。如为感染细菌尿液，则必会引起严重感染。

2. 穿通性损伤指膀胱壁全层被穿通。可由外向膀胱内穿破，也可以由膀胱内向外穿破。自外向内的穿通伤如：刀刺伤，耻骨或骨盆骨折端刺伤，手术剪钳、木柱、子弹和弹片伤等。此类伤，除战伤外，多在膀胱膨胀时发生。进入膀胱之路径，可以经耻骨上区，会阴或直肠及阴道内，或由闭孔处进入。自内向外的穿通伤多为医疗操作的各种器械所致，如探条、膀胱镜、电烙器等。膀胱内异物也能穿透膀胱壁，如女性自尿道异物插入。穿孔损伤穿通膀胱壁，可穿通腹膜外部分，也可穿入腹壁。如果膀胱空虚，如探条探通时，又未伤及较大血管，在穿破之后，很快闭合而无严重后果。如果有较大量的尿外渗或出血，就会出现紧急情况。

3. 破裂性损伤。最多见为弹片伤，能使膀胱壁有大块缺损，同时也多合并其他器官损伤。破裂系指较大的损伤出现尿外渗和出血，腹膜外破裂多由骨折端刺伤所致，绝大多数发生在侧前壁。腹膜内破裂指损伤在腹膜遮盖处，破口直接通入腹腔。此种破裂大多发生在膀胱膨胀时，暴力撞击来自腹前壁。因在膀胱膨胀时，腹膜遮盖处向上推移，但后下方及直肠前壁的腹膜反折并不上升，故在前方外力与后方直肠夹击下，腹腔成为最薄弱区，因此膀胱向腹腔"崩开"。破裂后，大网膜和邻近处的小肠祥向破口集合，封闭破口，如破口过大，渗尿过多，则难以封闭。

【临床表现与诊断】

1. 临床表现 症状表现与创伤的轻重，诊治时间和破伤位置（如腹膜外或腹膜内）等，均有密切关系。轻度挫伤可只表现一点局部的疼痛和压痛，严重破裂可以有极度的休克，或甚至迅速死亡。

耻骨区及下腹部疼痛显著。排尿感非常明显，排出少量血或血性尿。如果导尿有血块，表明有较多出血。在出血多或创伤重时，常出现休克。

腹膜外破裂常伴有耻骨骨折，耻骨支处有剧痛及明显压痛。下腹部疼痛明显。耻骨上区叩诊呈实音。时间久后，局部因渗出尿的感染而红肿，出现全身中毒症状，如发热等。

腹膜内破裂一般较腹膜外破裂症状为重，尤其在大量尿液进入腹腔时。这些尿液，或混有血液，对腹膜产生化学性刺激，而有剧烈腹痛。如尿液有感染，则症状更为剧烈。腹部有弥漫性明显的压痛及肌紧张。

2. 诊断 首先检查患者是否休克，是否有大出血，检查血压、脉搏、血色素等情况。

局部触诊有压痛和浸润区，叩诊有实音。有时触及骨折部。肛诊能触到盆腔内尿外渗的包块。尿外渗发生于腹膜内破裂者，有腹部压痛和腹肌紧张。发生于腹膜外破裂者，在尿液所能达到的部位有压痛及浸润。到晚期组织坏死感染后，局部表面红肿，有全身中毒症状。

3. 辅助检查

（1）X线平片检查 只要有条件，都应进行。它可显示是否有骨折，有无异物及其大小、位置等情况。

（2）导尿术 应严格无菌操作。观察导出的尿量、血色及有无血块。在插入导尿管时，如不能顺利插入，应考虑到尿道损伤。

（3）膀胱造影术 这是个简单而最可靠的诊断方法，应常规采用。为了避免造影剂进入膀胱周围组织引起刺激，通常用静脉注射造影剂，5%～10%碘化钠溶液，150～200mL。

NOTE

（4）膀胱镜检查术　应慎用。

（5）手术探查　可以确定诊断。

【治疗】

1. 非手术疗法　主要是对挫伤的治疗，包括输血、补液、镇痛等抗休克和抗感染措施。因挫伤发生的出血，一般会逐渐自行停止。存留导尿管持续引流，保持膀胱空虚，可使受伤组织得到休息，有利于恢复。也可以冲洗一两次，以防有血块积聚，堵塞管口，影响排尿。对小穿孔，在没有尿液外渗的情况下，如探条穿通伤可以插一个留置导尿管。膀胱镜穿通伤，因有大量液体外渗，保守疗法不够安全，应慎重判断。

2. 手术治疗　凡是膀胱壁有穿破，只要病人全身情况允许，都应立即手术探查。手术的主要目的是止血、引流外渗尿液及缝合破裂创伤。同时对异物进行搜索及取出，对失去活力的坏死组织要扩创清除。有的耻骨骨折，应予以整复。

（1）经会阴部的膀胱穿通伤，仍需用耻骨上膀胱引流管，缝合破损处。会阴部进行扩创，取出存在的异物，放置引流，缝合创口。

（2）经直肠的膀胱穿通伤，同样需要耻骨上膀胱引流管，缝合膀胱穿破处。结肠造瘘术常是必要的，因可减少形成膀胱直肠瘘的机会。

（3）经阴道穿破膀胱三角者，切开膀胱，缝合穿破处，放入膀胱引流管，缝合膀胱。必要时在阴道侧的破口处加一层缝合。

（4）对于将阴道前壁与膀胱三角，甚至连同尿道一并撕脱者，情况复杂，常需尿流转向，择期整形手术或再造手术。

第四节　尿道创伤

【病因】

尿道创伤的原因较为复杂，除本身受伤外，还可为其他创伤的并发症。

1. 钝性损伤最多见的为所谓"骑跨伤"，即自高处坠下，骑跨在一个坚硬的物体上，致尿道处在坚硬物体与耻骨弓下沿之间受到损伤。其他如脚踢在会阴部，也能产生同样的后果。骨盆骨折时，骨折段移位而挤压尿道，使之受伤。也有因骨折牵引架铁环的长期压迫或挫伤尿道。

2. 穿通伤系指尿道壁被穿通。可以由外向内穿通，也可以由内向外穿通。由外向内穿通者，较常见的如骨折断端的刺入、锐利尖刀伤等。由内向外穿通者以医疗器械为多，如尿道探条、膀胱尿道镜、尿道扩张器等。

3. 切割伤是用锐利刀片切割了尿道，多由自伤或他伤所致。阴茎一般会同时损伤。

4. 战伤除刺刀的切割伤外，子弹或弹片造成的创伤也不少见，且常与骨折等合并存在，一部分尿道组织可因炸伤而缺损。

【病理】

1. 新鲜创伤所致的病变

（1）挫伤　多发生在会阴部。表现为尿道壁未穿破，黏膜完整，没有尿外渗，但在局部渗血，会阴部肿胀。

（2）穿通伤 如穿孔不大，可以不发生尿外渗和明显的出血，穿孔处可自行闭合。如由外向内穿通的创口较大，组织损伤较多，则易有出血和尿外渗。

（3）破裂 破裂伤系指尿道壁有全层的破坏，破裂创口或纵或横，但管道未完全断开。发生于前尿道者，叫骨盆外尿道破裂；发生于后尿道者，叫骨盆内尿道破裂。此种创伤组织破损严重，创缘不整，失活组织较多，局部有渗血及血肿。最严重的是尿外渗，容易致感染及组织坏死。尿外渗的范围依破裂的部位而异。①前尿道破裂：若阴茎深筋膜未破裂，尿外渗将被局限在阴茎的范围内。若该筋膜也已破裂，而会阴浅筋膜未破裂，则尿外渗将自会阴前面，沿着内膜下面而达阴囊、阴茎及前腹壁浅筋膜深层的范围内。由于腹股沟韧带下面的筋膜相贴甚紧，所以外渗的尿不能进入股部。②膜部尿道破裂：真正的单纯破裂位于膜部尿道，三角韧带之间者少见。这种尿外渗，仅在会阴处出现一个小的突起。通常膜部尿道破裂，总是与前尿道或后尿道破裂合并存在。③后尿道破裂：其尿外渗的范围在膀胱前区、膀胱周围区、后腹膜后面的广泛区域，甚至达膈肌下面（见图9-1）。

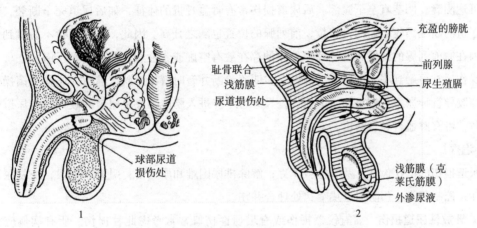

图9-1 1. 前尿道损伤（骑跨伤） 2. 后尿道损伤

（4）断裂 即尿道完全断开。因切割而断离者，多与阴茎同时损伤，出血较重，而没有尿外渗有关。断离段的阴茎和尿道情况，依受损时间的长短及组织保存的技术措施而有不同变化，其情况好者，没有组织损害，仍具备再植条件。

由破裂创伤而全断者，每发生于前列腺尖端处，其组织破损严重，既有出血、血肿，又有尿外渗。若尿道断端回缩，则使管腔阻塞而出现排尿困难。

2. 陈旧性尿道创伤所遗留的病变

（1）狭窄 这几乎是每个较重创伤的必然后果。可因尿道内灼伤或创伤所形成的瘢痕组织、尿道外瘢痕组织的牵制、骨折段的推移或压迫等所致。

（2）闭锁 以上所述几种情况，如程度严重，均能形成尿道闭锁。

（3）假道 在尿道部分或全层穿破后，如果所形成的盲管长期不能愈合，即形成假道，成为导致反复感染的病灶。

（4）瘘管 尿道壁穿通，与外部或其他器官（如阴道、直肠）相通，长期漏尿不愈合，成为尿道瘘。

上述病理变化，最终导致的后果有：①排尿异常：因狭窄及闭锁导致排尿困难，因瘘管或缺损导致尿流转向。②生育障碍：因瘢痕组织而影响射精管口。③肾功能损害：由于狭窄形成的梗阻产生反压力，影响尿流动力学，导致肾积水和肾实质萎缩，因而损害肾功能，甚至威胁生命。

【临床表现与诊断】

1. 休克　骨盆骨折合并后尿道损伤常出现休克，这是由疼痛和出血所引起的。

2. 疼痛　疼痛常在受伤部位，有时可放射到尿道外口。

3. 排尿困难　尿道黏膜挫伤或尿道壁部分裂伤，伤后仍可排尿。尿道断裂后即发生排尿困难或不能排尿，并出现尿潴留。

4. 尿道出血　是尿道损伤的重要症状，但出血量不多，常可自行停止。

5. 尿道阴道瘘或膀胱尿道阴道瘘　常见于女性尿道损伤。临床表现是尿自阴道流出，由于泌尿道与生殖道有病理性沟通，泌尿系将有不同程度的感染。

骨盆骨折并有会阴部损伤者，若有尿道出血，即应考虑尿道损伤的可能。尿道球部损伤时，会阴部有明显压痛。如受伤后未能及时治疗，尿液由尿道破裂处外溢，即出现尿外渗，其范围依损伤的部位而异。如尿道球部损伤，可见会阴部肿胀，皮下有血肿，表面呈现青紫。尿外渗可达阴囊、阴茎直至下腹部。后尿道损伤常有骨盆骨折的体征，如后尿道完全断裂，前列腺部尿道的断端因收缩而向上移位，前列腺的位置也随之升高。因此，直肠指检不易触到前列腺，因在原前列腺的位置有血肿和尿外渗的存在故有空虚或囊性感，并有明显压痛。

受伤后常可触到胀大的膀胱。为进一步明确诊断并暂时解决膀胱尿潴留，应在无菌操作下试行橡胶导管导尿术。较重的尿道损伤，导尿管不能进入膀胱，或由尿道的破口进入尿道外的血肿时，可有鲜血自导管滴出。

【治疗】

尿道损伤的治疗包括：及时抢救休克；解除排尿困难和尿潴留；引流尿外渗；恢复尿道的连续性；控制感染；预防尿道狭窄；处理合并伤。

1. 开放性尿道损伤　若有锐器损伤或有贯通性伤口常常考虑此种损伤。所有病例应立即做耻骨上引流和常规的清创处理。应警惕同时并有其他脏器损伤。建立尿液改道后，尿道损伤可按闭合性方法处理。

2. 闭合性尿道损伤　近年来有人认为，在开始时不做尿道器械操作，只做耻骨上改道，有使其恢复至接近正常解剖机会的优点，对尿道部分损伤者有可能自愈，完全断裂者在血肿吸收后移位的膀胱有可能下降，以后再做进一步处理。近年实践，已证明这是一种简单安全的方法。

不完全的尿道损伤，只需做耻骨上尿流改道。依据尿道造影的现象，多数需定期作轻柔的探杆扩张，也有病人在以后须做尿道内切开术或尿道成形术。

3. 尿道骑跨伤　在严密无菌条件下，如软质导管能进入膀胱，则破裂为不完全性的。如会阴部血肿不大，会阴部手术是禁忌的，只要耻骨上引流14天，尿道导管仅作支撑即可。

如导管不能通过尿道，或血肿很大，应经会阴切口加以显露，清除血肿，仔细扎血管。可用探针探查，前行、逆行或二头会师，用以显示撕裂的边缘，争取应用3-0号羊肠线行对端缝合。留置F12号导管支撑尿道7天，伤口分层缝合，并置放吸引性引流物48小时。耻骨上导管在14天后拔除，在除去耻骨上尿管一个月后，做尿道造影，如有需要应在麻醉下做轻柔的探杆探查，以后可按需要进行必要的处理。

第五节　直肠肛管创伤

直肠、肛管是消化道的末端，虽然长度不及 20cm，但因其位置深，损伤后并发症多，处理困难，故易给患者造成永久性痛苦。

【病因病理】

直肠损伤的原因很多，主要有下列几种：

1. 武器伤

2. 异物伤　指木柱、竹刺、铁棍、工具柄等所致的损伤。

3. 手术伤　多为盆腔内、会阴部、阴道内或骶尾部手术时误伤。

4. 器械伤　直肠内体温表、灌肠管或直肠镜，有时因操作不慎可引起肠壁的穿破。

5. 压榨伤　腹部受到突然挤压，如拳打脚踢或爆炸时气体冲击等，肠内的气体突然被挤入直肠，造成直肠内压力过高引起，可致肠壁损伤、骨盆骨折或合并直肠裂伤。

直肠损伤的病理改变取决于损伤的原因。一般情况下，由外向内损伤时范围多较广泛且严重；由内向外损伤时其范围一般较小，性质亦较轻微，预后尚好。肠壁不完全损伤，仅有黏膜和浆肌层损伤而未形成肠壁穿破者，一般后果多不严重；肠壁完全破裂而在直肠的后壁（腹膜外）或腹膜反折线以下者，可引起直肠周围炎；穿破在腹膜反折线以上者，几乎均可造成弥漫性腹膜炎，后果甚为严重。

【临床表现与诊断】

直肠损伤主要根据致伤的因素、受伤时暴力穿入时的方向和途径而诊断。若受伤时暴力由外向内，伤口又在会阴部或臀部等处，则直肠损伤的可能性很大，若损伤发生在腹膜反折线以上，则伤后立即出现腹痛和腹膜炎的症状。损伤在腹膜反折线以下，则疼痛一般不如前者剧烈，疼痛部位也不易确定，但肛门可能有流血现象。若受伤后出现排尿困难，或尿内有血和粪便，或尿自肛门和创口流出，则表示合并有膀胱损伤。

当疑有直肠损伤时，首先必须行直肠指诊，一般都能在直肠内发现血和尿。若症状可疑而指诊阴性者，可进一步行直肠镜检查，一般不难确诊。损伤后亦可行腹部或盆腔 X 线检查，有游离气体者有助于诊断，但无游离气体者，并不能排除直肠无损伤的可能。无论进行何种检查，对疑有直肠伤者，绝对不允许自肛门注入空气、水、钡剂和其他物质，以免感染扩散。

【治疗】

直肠损伤后尽早施行手术治疗，治疗的原则是行乙状结肠造瘘，使粪便转流及在直肠后间隙进行充分引流。

1. 腹膜外直肠损伤手术　腹膜外直肠损伤多发生在直肠下端和肛门括约肌，常合并有膀胱、后尿道等复杂损伤。对直肠下端伤的处理应先行剖腹探查手术，检查腹膜反折上方的直肠是否同时损伤，再于左下腹部做一双管式乙状结肠造瘘，转流粪便。清洗腹腔后，分层缝合腹部切口，然后在会阴部尾骨前方切开尾骨直肠韧带达骶骨前间隙，放入质软的橡皮管引流。

2. 盆腔内直肠损伤手术治疗　盆腔内的直肠上端被腹膜所覆盖，损伤后的治疗与左侧结肠损伤相似。

第十章　手部创伤

成书于春秋时期的《足臂十一脉灸经》记载描述了手掌部的穴位，手与健康的关系的研究在中医领域一直没有间断，仅民间健身而言，拍手，刺激手掌穴位能达到祛病强身的目的。由此可见手在全身各器官中的重要性，它与眼睛、大脑并称为人能具有高度智慧的三大重要器官。人类用手创造了世界，同样用手感知世界。手与外界的接触最多、最频繁，从而最易受伤害；手部外伤尤其是手部复杂外伤的急诊早期处理非常重要，积极、早期、正确处理，是伤手获得较好功能恢复的关键，也可避免二次或多次手术。如果损伤严重，不能在早期进行修复，正确的急诊处理也可为晚期修复创造条件。

第一节　手部创伤的定义及种类

一、手部创伤的定义

手部创伤是因物理或化学等因素导致手部组织器官的破坏。

二、手部创伤的种类

手部创伤的分类与总论创伤分类一致。由于手部解剖特点，手部创伤分类与手部创伤急诊处理及手部功能恢复均密切相关。为了便于临床治疗，手部损伤依损伤类型、表现特点又进行如下分类：

1. 压砸伤　这类损伤在建筑工地、机械操作的厂矿企业、交通事故中比较多见，对骨支架的破坏和软组织损伤均较严重，伤口不规则形状，神经、血管、肌腱的连续性存在，但有挫伤，手内在肌损伤严重。此类损伤的处理比较困难，预后较差，伤手多遗留严重的功能障碍，应引起足够重视。

2. 切割伤　日常生活中多见，一般为锐器所致、少数为电锯锯伤，伤口多比较整齐，常造成肌腱、神经、血管等组织的损伤，依据损伤的不同部位可表现出相应的功能障碍。

3. 撕脱伤　多数由印刷机、压胶机、和面机、脱粒机及交通事故造成；少数为机器操作不当、建筑工地塌方、交通事故等手部压砸瞬间伤者条件反射的保护性回抽所致。常引起指背手背皮肤撕脱或手指、全手皮肤的套状撕脱，深部组织裸露或损伤。有深部组织损伤者，预后较差。

4. 刺伤、子弹贯穿伤　战争、暴力事件中多见，特点为伤口不大，可伤及深部组织，必须仔细地检查，结合局部解剖，做出正确判断，避免漏诊。

5. 绞扎伤 多为车床、钻床、离心机、搅拌机等高速旋转的机器将肢体卷入造成，轻者只有皮肤撕裂伤，偶尔有骨折，早期常被忽视，数小时后由于出血或水肿可造成严重肿胀。严重时多造成皮肤撕脱，神经、肌腱扭转牵拉，肌肉及血管床广泛破坏，严重骨折，肢体离断等。此类损伤很难处理。笔者曾遇学龄前儿童用细钢丝互拉比手力导致拇指完全性离断伤。

6. 爆炸伤 爆破工地和鞭炮伤多见，常造成手掌侧不规则皮肤裂伤，组织损伤严重，可致屈指肌腱自抵止部断裂，亦可造成多个手指缺损。伤口污染严重，并存有大量异物。常合并不同程度烧伤。

7. 烧伤 火灾现场或高压电、煤气、火炉或热水等造成。软组织损伤广泛且严重，早期判断困难，治疗同样困难。预后欠佳，对于早期伤指伸屈功能尚存在的患者，尤其要重视。

8. 摩擦伤 高速旋转的皮带、砂轮以及交通事故的拖拉、一些特殊运动项目（如拔河）等，可以造成该类损伤，常伴有烧伤，需反复多次清创、植皮或皮瓣移植手术。

9. 咬伤 动物或人咬伤，创口较小，但较深。无论动物或人咬伤都要引起重视，动物咬伤需分清何种动物，除了彻底清创，还需到当地疾病控制中心做特殊处理。

第二节 手部开放性创伤的处理

一、现场急救

手部开放性创伤的早期处理以制止出血、减少伤口污染、防止创伤加重、迅速及时转送为目的，最终是为挽救患手功能恢复创造有利条件。

1. 综合评估 确认现场环境安全，没有后继损伤可能，如爆炸、机器、电击等，需要确认爆炸源已消除、机器已关闭、电源已切断。如是高速公路现场，必须确认已按照交通管理条例设置警示标志后方可进行抢救，以确保伤者和施救人员的安全。

2. 伤情判断 一般生活中遇到的手外伤以单纯手部损伤多见，在交通事故、工伤意外以及爆炸现场，往往是合并全身重要脏器损伤的多发伤或复合伤。在多发伤或复合伤情况下，必须首先判明有没有窒息、呼吸道堵塞、开放性气胸、心脏穿透、颅脑外伤和肝脾损伤等。处理原则是先救命后处理局部情况，即维持呼吸道通畅、心肺复苏、抗休克为首要任务。在积极抢救生命的同时，迅速判明手部创伤情况。

3. 局部处理

（1）止血 一般情况下，对各种类型和不同程度的出血，使用伤口局部压迫、加压包扎的方法可以达到止血目的。即使是桡动脉、尺动脉，甚至肱动脉损伤，如果压迫得当，也能有效止血。如果创伤较重，压迫包扎止血无效时，可使用止血带止血。

（2）包扎 对手部的开放性伤口，应及时用无菌敷料覆盖和包扎，以减少伤口污染的机会。切忌向伤口内加入任何药粉、油膏、药棉等，禁用碘酒、乙醇类灭菌液冲洗或涂擦伤口。

（3）固定 固定能有效起到制动目的，既能减少疼痛，又可保护伤手，避免在转运过程中因搬动、震动、牵拉、扭转或锐利骨折端移动等造成重要组织的继发性损伤。因此，对包扎好的伤手，应及时用小夹板、木板、硬纸板、支具等，总之需就地取材，将患手固定制动，固定范围应达腕关节以上。

4. 转送 在现场急救处理同时，应迅速电话通知医院。原则上应就近转送，但如判明手部创伤为复杂损伤或离断伤，应尽可能向有手外科专科医师的医院转送。转运过程中应尽可能做到快速、安全和减少痛苦。由于手部血循环丰富，严重外伤时出血较多，甚至可以引起失血性休克。转运时病人宜平卧位，抬高患肢。转运途中要密切观察伤员生命体征及伤情变化，及时做出处置，如用止血带方法止血，应记录止血带时间，每隔 1 小时应放松止血带 15 分钟。

二、急诊室救治

急诊室的任务是迅速进一步明确患者全身情况和手部创伤的初步诊断。对于任何危及患者生命的损伤必须迅速救治，在确保生命安全的前提下，应尽量减少病人在急诊室停留的时间。向患者、家属及相关人员了解受伤机制、现场抢救情况及送达医院前曾采取的处理措施，在快速检查后尽快做出初步判断，并告知患者或家属初步诊断和预备实施的治疗方案，立即进行救治。具体步骤如下：

（一）急诊室检查

1. 了解受伤机制 详细询问受伤的原因、时间、具体部位，伤后的症状及全身情况。受伤时手的位置，致伤的种类和性质，受伤后是否经过急救处理，如何止血包扎、固定以及转运情况。了解受伤前有无其他疾病等。同时，记录病人的姓名、性别、年龄、职业、电话、通讯地址、门诊号、X 线片号以及联系人的姓名和电话等。

2. 体检及手部组织损伤的检查 要求快速、全面、准确。给患者体检时，先查明生命体征有无变化，有无多发伤、复合伤和休克等，然后再进行手部创伤的检查。手部创伤检查应系统而全面，严格按照无菌操作要求检查伤口。应按视诊、触诊、特殊检查的顺序，依照皮肤、肌腱、神经、血管、骨骼的组织层次，逐一检查。以便在术前对手部重要组织的损伤全面了解和正确判断，为其处理做好充分的思想、物资和器材准备。

3. 组织损伤的初步判断及治疗方案的确定 仔细观察伤口的部位、性质、大小、形状、范围、深度、污染挫灭程度等情况，切忌因检查增加患者痛苦。根据以上的检查，做出手部各组织损伤的初步诊断，并确定大致的治疗方案。

4. 病情告知和沟通 了解受伤机制、病情，并快速、全面、准确地检查，做出初步诊断后，应将病情详尽告知患者、家属及单位相关人员，对于各种治疗方案及治疗后可能发生的各种并发症，二次或多次手术的可能性也应详细沟通。

（二）急诊室处置

完成初步检查和诊断后，进行必要的包扎和固定制动，迅速认真地做好手术前各项准备工作，并在与患者、家属、单位相关人员充分告知沟通后，转送手术室治疗。除了简单的手部皮肤切割伤可以在急诊手术间清创缝合外，任何伴有手部血管、肌腱、神经、骨损伤的患者，均应送到手术室由专科人员进行手术治疗。

三、手部创伤的诊断

手是人的器官又是人类的劳动工具，手的伤残不但影响人们的劳动和生活，也影响美观和社交。手外伤常见的致伤原因有刺伤、锐器伤、钝器伤、挤压伤及火器伤。不同的致伤原因对手的损伤程度、性质、范围不同，结合皮肤、肌腱、血管、神经、骨组织等进行细致检查做出诊断。

（一）皮肤损伤的初步检查及诊断

手部皮肤损伤即为手的开放性损伤。需要对手部皮肤损伤的情况进行全面的检查。

1. 了解创口的部位和性质 根据局部解剖关系，初步推测皮下各种重要组织如肌腱、神经、血管等损伤的可能性。

2. 皮肤缺损的估计 创口皮肤是否有缺损，缺损范围大小；能否直接缝合或直接缝合后是否影响创口的愈合；是否需要植皮；采取何种植皮方法；都需要通过细致检查做出诊断。

手部皮肤损伤检查的关键是对皮肤的活力进行判断，因为损伤性质是影响损伤皮肤活力的重要因素，如切割伤，皮肤边缘活力好，创口易于愈合。碾压伤可致皮肤广泛撕脱，特别是皮肤剥脱伤，皮肤表面完整，而皮肤与皮下的组织呈潜行分离，皮肤与其基底部血液循环中断，严重影响皮肤的存活，要引起高度的重视。那么如何来判断皮肤的活力？应掌握以下要点：

（1）皮肤的颜色和温度。

（2）皮肤的毛细血管回流试验。

（3）撕脱皮肤的形状和大小。

（4）撕脱皮肤长宽比例。

（5）撕脱皮肤为逆行或顺行。

（6）皮肤边缘出血情况。

如损伤局部皮肤的颜色和温度与周围一致，则表示活力正常。如损伤局部呈苍白、青紫且冰凉者，表示活力不良。毛细血管回流试验：按压皮肤表面时，皮色变白，放开按压的手指，皮色很快恢复红色者，表示活力良好。皮色恢复缓慢，甚至不恢复者，则活力不良或无活力。皮瓣的形状和大小：舌状皮瓣和双蒂的桥状皮瓣活力良好；分叶状或多角状皮瓣其远端部分活力常较差，缝合后其尖端部易发生坏死。皮瓣的长宽比例：撕脱的皮瓣除被撕脱的部分有损伤外，其蒂部所来的血供也会有不同程度的损伤。因此，皮瓣存活的长宽比例要比正常皮肤切取皮瓣时小，应根据皮肤损伤的情况而定，不能按常规的长宽比例来决定损伤皮肤的去留。皮瓣的方向：一般来讲，蒂在肢体近端的其活力优于蒂在远端者。皮肤边缘出血状况：修剪皮肤边缘时，有点状鲜红色血液缓慢流出，表示皮肤活力良好。如皮肤边缘不出血，或流出黯紫色血液者，其活力差。通过对皮肤活力情况的判断，以确定清创术时对皮肤的取舍。

3. 皮肤损伤依据上述检查情况做出初步诊断，分为切割伤、撕裂伤、撕脱伤、脱套伤、皮肤坏死、皮肤缺损等，对于特殊损伤如高温机器辗轧、火器伤等，在诊断中注明致伤原因。

（二）肌腱损伤的初步检查及诊断

肌腱是手部关节活动的传动装置，具有良好的滑动功能，肌腱损伤必将导致手部功能活动的严重障碍。

1. 肌腱断裂必将导致手的休息位发生改变，如屈指肌腱断裂时该手指伸直角度增大；而伸指肌腱断裂时表现为该手指屈曲角度增大，并且主动屈指或伸指功能丧失；如指深屈肌腱、指浅屈肌腱断裂，该手指呈伸直状态；如掌指关节伸指肌腱或伸腱扩张部断裂，该关节主动伸直受限或消失，掌指关节呈屈曲位；值得注意的是，同一关节功能有多条肌腱参与作用，其中一条肌腱的损伤可以不表现出明显的功能障碍。

2. 手部肌腱损伤的诊断最重要的是手部屈指肌腱的检查方法。固定患指的中节，让患者主动屈曲远侧指间关节，若不能屈曲，则为指深屈肌腱断裂；固定除被检伤指外的其他三指，让患者主动屈曲伤指近侧指间关节，如果不能屈曲则为指浅屈肌腱断裂；如指浅指深屈肌腱全断裂，则患指两指间关节皆不能主动屈曲；检查拇长屈肌腱功能则固定拇指近节，让患者主动屈曲拇指指间关节，但要注意，即使有拇长屈肌腱断裂，由于蚓状肌和骨间肌具有屈曲拇指掌指关节作用，而不影响拇指掌指关节的作用。

3. 伸指肌腱损伤的检查　伸指肌腱不同部位断裂，其相应关节不能伸展，并可出现手指畸形。伸指肌腱断裂则手指屈曲角度加大，该手指的主动伸指功能丧失。此外还会出现一些典型的畸形，如锤状指畸形等。

肌腱损伤的检查必须全面细致，需要逐个手指、逐个关节检查，以免漏诊。

（三）神经损伤的初步检查及诊断

手部外伤导致神经损伤，主要表现在手部感觉功能和手内在肌功能障碍。

手部运动和感觉功能分别由来自臂丛神经的正中神经、尺神经和桡神经支配。手腕和手指屈伸活动的肌群及其支配的神经分支均位于前臂近端。

（1）正中神经损伤　拇短展肌麻痹致拇指对掌功能障碍及拇、示指（食指）捏物功能障碍，手掌桡侧半、拇、示、中指和环指桡侧半掌面，拇指指间关节和示、环指桡侧半近侧指间关节以远的感觉障碍。

（2）尺神经损伤　骨间肌和蚓状肌麻痹所致环、小指爪形手畸形，骨间肌和拇收肌麻痹所致的 Froment 征，即示指用力与拇指对应时，呈现示指近侧指间关节明显屈曲、远侧指间关节过伸及拇指掌指关节过伸、指间关节屈曲以及手部尺侧、环指尺侧和小指掌侧感觉障碍。

（3）桡神经损伤　腕部以下无运动支，仅表现为手背桡侧及桡侧三个半手指近侧指间关节近端的感觉障碍。

依据上述的表现和神经支配的范围仔细检查可以做出初步的诊断。

（四）手部血管损伤初步检查及诊断

手部血管损伤很少为单纯的损伤，多合并有其他组织的损伤。手部血液循环丰富，除了完全或不完全性断指、断掌、断手及严重压砸伤外，一般外伤很少引起手部坏死。手部血管损伤及血液循环状况可以通过手指的颜色、温度、毛细血管回流试验和血管搏动来判断。如皮肤苍白、皮温降低、指腹瘪陷、毛细血管回流缓慢或消失，提示为动脉损伤；如皮肤青紫肿胀、毛细血管回流加快、动脉搏动良好，则为静脉回流障碍。

依据临床表现的主要特点，便可以迅速做出血管损伤的判断。

（五）骨与关节损伤的初步检查及诊断

在检查肌腱损伤的同时，即可观察是否有畸形，是否有掌、指骨折，掌、指关节是否脱位。在可疑骨、关节损伤时，应立即进行 X 线摄片检查，注意投照体位，手掌部需拍照正、斜位片。

四、初期外科处理

手部开放性创伤初期外科处理和任何其他部位的开放性创伤处理是相同的，彻底清创是基础。在彻底清创的基础上，争取一期组织修复重建，一期创面闭合，是尽可能恢复良好手功能的关键。如果损伤初期能够处理得当，使损伤组织可以得到一期修复，则疗程缩短，功能恢复得早。即便无法做到一期修复，也要在急诊初期处理时尽量为以后的修复创造条件。如果初期处置不当，将会因皮肤瘢痕挛缩、肌腱或手内肌粘连、骨与关节畸形愈合、神经变性等因素严重影响手部的正常功能。

第三节　开放性手部创伤的清创术

一、清创术的作用和重要性

三国时期华佗为关羽"刮骨疗毒"，是将深入骨内的毒液用刀刮除，达到治疗目的。刮骨疗毒传诵至今，被引申用来比喻意志坚强的人。事实上，华佗的刮骨疗毒做的就是一个清创术。清创术的作用就是将一个充满异物、污物、挫灭失活组织的开放性损伤的创面，通过外科手术彻底清除开放性创口内存在的异物、污物、失活组织，使其变成接近于无菌的外科伤口，并能达到及时闭合伤口，争取获得一期愈合。彻底清创，是手部开放性损伤处理的关键，唯有彻底清创才能防止感染，也唯有防止感染的发生才能有效治疗开放性损伤。能否做到彻底清创，与患者损伤时的环境、损伤程度、污染程度，以及损伤后距清创术的时间、清创术前的准备、手术者的清创方法等，都密切相关。

二、清创术的时限

开放性手部损伤宜争取在 6~8 小时内清创，但在污染不严重、天气较凉爽的季节可以延至 12 小时。若 15~18 小时后再行清创术，感染率显著增高。若时间延误或损伤严重，有感染可能的创口，虽可行清创术但不应闭合创面，可以采用湿敷或凡士林纱布暂时包扎的办法，也可在简单清创基础上使用持续负压引流装置（VSD）处理创面。等待感染控制，肉芽初步形成后再进行二期的创面覆盖处理。

三、清创术的术前准备

1. **麻醉的选择**　手部创伤的清创术应在手术室内按无菌手术要求进行，首先是选择麻醉的方式。如创伤仅局限于 1~2 个手指，可选用指根处的指总神经阻滞麻醉并加扇形浸润，应注意麻醉药液中勿加肾上腺素。范围稍广的手部创伤可应用腕部阻滞麻醉，即在腕部掌侧做正中神经及尺神经阻滞，在腕部桡骨茎突稍上方处做桡神经浅支的阻滞麻醉。较严重的手部创伤多选用锁骨上臂丛神经阻滞或腋下臂丛神经阻滞麻醉。若病人情绪过于紧张或手术时间长，亦可选用高位硬膜外或全身麻醉，小儿多用全身麻醉。

2. **伤肢清洗与术区备皮**　伤肢清洗与术区备皮是清创中不可缺少的重要步骤。麻醉成功后，把伤肢放置在清创架上，将创面用无菌敷料覆盖，先对创口周围健康皮肤进行清洗。清洗的范围即是术区备皮范围，应包括伤手至肘关节以上的部位。刷洗的方法与顺序：术者戴上手套，先用无菌纱布蘸乙醚或汽油拭去表皮污泥及油污，揩干后再行刷洗。用消毒软毛刷蘸消毒肥皂水刷洗，共三遍。第一遍刷洗，从伤口周缘开始刷至肘关节以上，时间约 5~10 分钟。刷洗时不要让肥皂水流入伤口内。随后用生理盐水或自来水冲洗。更换消毒软毛刷，刷洗第二遍，同样刷洗5分钟，再冲洗干净。刷洗第三遍时，更换手套、消毒软毛刷及肥皂水碗，刷洗完毕，用生理盐水冲洗。去除创面覆盖的无菌敷料，先用3%的过氧化氢（双氧水）冲洗伤口，再以生理盐水洗净，反复冲洗三遍，创面内一般只冲不刷，但如伤口内污染较重，异物较多，可选用软毛刷或用纱布团轻刷创面，尽量不损伤组织。最后用无菌纱布将皮肤揩干，剃除汗毛，修剪指甲。冲洗干净的开放创面使用碘伏浸泡3~5分钟可有效降低术后创面的感染。若需植皮或皮瓣者，供皮区尚需做同样皮肤的准备。

3. 体位与消毒铺巾　一般手部手术，不论大小，均应采取仰卧位，将患肢置于肩部外展70°~90°位，将清洗完毕的伤肢移至小手术台上。两下肢宜用约束带固定。术者与助手相对坐下操作。将术区消毒后，铺无菌巾单，在小手术台面上至少要铺四层巾单。另外，上臂缠止血带处要用纱布或小治疗巾包裹，并用两圈无菌巾单围绕。将伤手由洞巾穿出后平放在小手术台上。

4. 止血带的应用　较小的手部创伤，如残端修补、清创缝合等，出血不多时应尽量不用止血带。但较复杂的手术，如伴有肌腱、神经、骨、关节损伤时，上止血带常为必不可少的措施。在止血带下手术，可以减少伤口出血，有良好清晰的手术视野，便于辨认手部伤口内各组织的精细结构，以免误伤，可保证手术顺利进行，缩短手术时间。气囊止血带压力一般控制在患者收缩压为100mmHg。

四、清创术的手术步骤与操作程序

1. 冲洗创面，清除异物　用生理盐水冲洗创口内部创面，污染较重的予过氧化氢溶液清洗，然后再用生理盐水冲洗干净，反复冲洗3次。由外而内、由浅入深，仔细清除创面内异物、凝血块、游离小骨片。再次用生理盐水冲洗，时间应不少于5分钟，另铺一层无菌巾单。

2. 清创　清创是用锐利的手术刀、剪等，剪除创口内污染、挫灭、失活、坏死组织的手术操作。

3. 进一步伤口检查，确定组织修复方案　清创和诊断是一个动态的过程，清创的过程中，在清除坏死组织的同时，需进一步查明组织损伤的程度；必要时扩大创口，逐层检查。修正初步诊断，确定最合适的组织修复方案。

4. 冲洗浸泡，彻底止血　完成清创后，先使用无菌生理盐水冲洗创面，再用生理盐水稀释碘伏浸泡创面3分钟。如果清创术距受伤的时间较长或因某些特种类型的损伤，为减少厌氧菌感染的机会，可用3%的过氧化氢溶液浸泡创面。最后再用生理盐水冲洗1次。清创术中另一重要步骤是止血：需放开止血带，仔细检查创面是否有活动性出血点。如有可先用冰盐水湿敷；如冰盐水湿敷后仍有活动性出血，应予结扎或电凝止血。止血必须仔细彻底。若止血不彻底，术后血肿不仅会影响伤口愈合甚至会造成感染。

5. 更换器械　冲洗完毕后，更换清创时使用过的器械、手术手套、手术台上最上层已经污染的无菌巾单。术者再次使用稀释碘伏浸泡双手。如上述步骤完成清创后，再次反复冲洗的基础上，需再次检查伤口，确认清创彻底后，评估创面情况。至此，清创术结束。

6. 各种组织的早期修复　手部创伤经清创后，只要条件允许，均应争取一期修复各类损伤的组织，包括肌腱、神经等。一期修复时，各类组织解剖关系，易于辨认，且粘连机会少，手术操作容易，效果良好；治愈时间可以缩短，功能恢复快。修复顺序是从内向外：有骨折者，应先行骨折复位固定，然后修复破坏的关节囊、肌腱、神经等。手部血循环丰富，一侧的血管损伤，对手部血运影响不大，但有条件的应进行血管修复。

7. 创面的闭合 清创是防止感染的重要步骤，但清创后创面如不能妥善闭合，感染仍是不可避免的。一旦发生感染，肌腱、骨骼等即受到严重损害，并影响创面的正常愈合，进而会产生瘢痕挛缩而导致功能障碍。因此，如无特殊情况应及时闭合创面，这是预防手部开放性损伤感染的另一个重要措施。手部创面基本闭合方法：

（1）直接缝合适用于整齐的切割伤；对不整齐的裂伤，经清创后皮肤无缺损者，亦可直接缝合。缝合时针距及松紧度均应适中，针与创缘距为 0.2 ~ 0.4cm，针与针间距为 0.5cm 左右，以松紧能对合为度。针距过密、对合过紧、皮肤张力过大，均会影响血运及引流。

（2）减张缝合、植皮覆盖 对于简单的手部创伤，闭合伤口并不困难。但对较复杂的手部创伤创面，闭合伤口并非易事，在闭合伤口时应注意以下几个问题：①张力过大伤口的缝合。由于创伤后肢体肿胀较重，或创面有皮肤缺损，或因截指或截肢时残端的骨长度切除不够等原因，均可导致创口皮肤缺损，直接缝合皮肤张力过大。如果勉强缝合，则伤口皮肤因张力过大而影响血循环，造成伤口边缘或较大面积的皮肤坏死、或伤口开裂，甚至导致整个手术失败。解决的方法为减张缝合（缩短骨长度），植皮覆盖（游离植皮、皮瓣植皮）。②易发生瘢痕挛缩或肌腱粘连伤口的缝合。垂直越过手部掌指关节，在掌、背侧的直线伤口；平行于指蹼或与皮下肌腱并行的伤口，若直接缝合，晚期必将造成伤口处的皮肤瘢痕挛缩或肌腱粘连。因此，若伤肢皮肤血循环良好、伤口污染不重、伤后时间较短时，可利用"Z"字形皮瓣成形术，改变原伤口的方向以减少瘢痕挛缩或肌腱粘连的机会。

8. 放置引流 凡有肌肉损伤缺损或皮下留有空腔者，应放置橡皮片引流（24 ~ 72 小时后可拔除），再覆盖以松软的纱布，适当加压包扎。

9. 包扎固定 手部的骨关节损伤术后应包扎固定在功能位，肌腱、神经损伤修复后应包扎固定于无张力位。

第四节 手部各组织创伤的早期处理

一、手部皮肤缺损的早期处理

《左传·僖公十四年》："皮之不存，毛将安傅？"皮肤作为人体的器官在保护人体深部组织和维持人体内环境中起着相当重要的作用。手的特殊功能决定了手部皮肤在厚度、质地、结构上与身体其他部位皮肤的不同。另一个显著的特点是：皮纹和指甲。具体表现在：

1. 手掌、手指掌侧皮肤较他处皮肤厚韧，富有弹性，无毛发并有较厚的角质层，显得粗糙且移动性很小。背侧皮肤较他处皮肤薄而软。皮下组织很薄，与深层组织仅有少量的疏松结缔组织相连，有较大的移动性。掌侧皮肤损伤缺损后创口不易拉拢缝合，常需要植皮覆盖。掌侧皮下组织感染时，炎性渗出或脓液易积于组织间隔内，产生剧烈疼痛，不易引流，且容易向骨及腱鞘扩展，形成化脓性腱鞘炎和骨髓炎。手背指背的皮肤在手完全伸直时显得很松弛，并在关节背侧形成多个皱褶，可用手指将皮提起，但当握拳时，"多余"的皱褶消失，背侧皮肤变紧，这些特点为手指诸关节的屈曲提供了解剖基础。不注意这一特点，往往在背侧缺皮时，不适当地用伸直手指以达到直接拉拢缝合的方法，术后常因手背侧皮肤的紧张，影响掌指关节及指间关节的屈曲。由于手背侧皮肤与深层组织联系不紧密，使背侧皮肤经常容易产生潜行剥脱和撕脱伤。作为皮肤关节的皮纹，其方向和位置与手、掌的活动相对应，在处理手部创伤时必须熟悉掌、指横纹的特殊性。

2. 指甲是表皮衍生的一种特殊结构，起保护指端，提高指端敏感程度和增加手抓、握、捏动作的稳定作用，同时还可增加手的美观。

指甲结构复杂，当甲床损伤或缺损时，容易发生甲畸形。尤其是生发基质的损伤会引起甲生长障碍或严重的甲畸形。当指甲周围结构受损时，如甲上皮、甲下皮及甲皱襞等缺损很难完全修复，也易导致甲后皱襞的回缩、增厚，甲下皮处愈合不良常遗留游离缘下层面。

3. 手部创伤后的皮肤缺损若不能及时关闭的后果是感染、畸形愈合，最终导致功能障碍。如何在彻底清创后及时覆盖创面是手部外伤急诊处理的关键。手部新鲜的开放性损伤经过细致的清创、止血后，首先对创面做出准确的评估，包括皮肤缺损的部位、面积、皮肤缺损区域深部组织的损伤情况，是否有肌腱、血管、神经损伤，是否有骨折等；根据皮肤缺损在掌部背侧还是掌部掌侧、手指背侧还是手指掌侧，以及有没有累及指甲等，通过手术使创面得到及时的覆盖和愈合，可以预防感染、减轻水肿及促进肉芽形成。

皮肤软组织缺损的修复原则是，能用游离植皮的则不用带蒂皮瓣转移，能用带蒂皮瓣转移的则不用吻合血管的游离皮瓣移植，能就近的则不用远处的皮瓣。选择覆盖创面的术式依据是，创面的基本条件，有无骨质、肌腱及重要血管、神经裸露等。对于手部创面的皮肤缺损，同时要考虑缺损部位。目前显微修复重建已发展到穿支皮瓣的超显微修复，即"缺什么，补什么；缺多少、补多少"。对于创面基本条件良好、无深部组织修复的患者，可优先考虑游离植皮术。对于在手掌面及手指掌面的皮肤缺损，应尽可能地应用全厚片游离移植或足底内侧皮瓣等组织结构相近的皮瓣；在手背或创面过大时，可以中厚皮片游离移植。较小的骨端或骨面外露，可选择筋膜瓣覆盖后游离植皮。也可考虑局部皮瓣修复或局部皮瓣转移加游离植皮。当遇手部严重的挤压撕脱伤，伴开放性骨折、肌腱损伤、重要神经损伤时，可考虑复合组织瓣或组合皮瓣移植的修复方法。总之应根据手部创伤的不同部位及类型，以及手术人员掌握的技术程度，选择合适的手术方法。

二、手部骨与关节创伤的早期处理

1. 掌骨、指骨开放性骨折的处理　复位、固定、功能锻炼是骨折处理的基本原则，手部开放性骨折也不例外。通过复位、固定恢复骨骼正常解剖关系，再处理其他组织的损伤。手部骨折早期处理要点：早期解剖复位，牢固固定，早期循序渐进的功能锻炼、个体化对待。

2. 关节囊损伤的修复　尽可能修补关节囊，若有缺损，应用周围组织将其修补或覆盖。

三、手部血管创伤的早期处理

彻底清创、完成骨性手术后吻合血管（动静脉）。如遇动静脉损伤缺失无法对端吻合修复，要果断采用自体静脉移植来修复断裂的动静脉；如条件许可也可采用人工血管桥接修复动静脉。动静脉比例为1∶2。如静脉回流不佳，在修复深部动脉伴行静脉的同时，应修复较大的浅表静脉，即头静脉或贵要静脉。

1. 处理顺序　①彻底清创，寻找断端血管、肌腱、神经，并分别作标记；②骨折复位固定；③肌肉、肌腱缝合修补；④吻合血管，缝合神经；⑤创面覆盖。腕部及手掌部血管创伤的处理顺序与断手或断掌再植的处理顺序一致，需要做好每一步，一环扣一环，环环相扣，才能提高手术的成功率。

2. 处理要求

（1）快速明确诊断后，应争取6～8小时内手术，通过清创术清除创面内污染和挫伤组织，迅速完成骨支架重建和固定。显微镜下操作清创损伤血管，尤其血管内的凝血块务必清除干净。清创彻底后，镜下检查血管内膜，确认血管断端损伤组织是否具有活力。

（2）对较大的血管，缝合前去除血管口外膜，断端用肝素、利多卡因、生理盐水冲洗，必要时吻合口断端，用显微镊子进行扩张，然后进行准确地对端吻合，针距和间距均匀，垂直进针垂直出针，保持血管内膜轻度外翻。缝合的血管应有良好软组织的基底，并有良好的软组织及皮肤覆盖。

（3）清创彻底后检查血管断端张力，如发现张力过大，可通过两端血管的游离减少张力，必要时宜用自体静脉移植，自体静脉移植于静脉缺损时应顺置；自体静脉移植于动脉缺损时应将静脉段倒置，以免静脉瓣影响血液回流。如有血管痉挛，可用肝素、利多卡因、温生理盐水在血管内注射加压扩张，必要时肌注罂粟碱25mg。

（4）手部创伤如有严重循环障碍，应争取修复动、静脉，比例为1∶2或1∶3。静脉回流不足，术后肿胀较剧，如手部循环尚能维持，1周后因丰富的静脉再生，回流障碍即可解除，肿胀逐渐消退。

（5）抗凝剂只作局部使用，防止血管栓塞，不必全身应用。修复血管的成功关键在于正确处理创伤及高质量的血管断端吻合，而不在于抗凝剂的使用。在血管吻合成功后，术中使用低分子右旋糖酐500mL静滴，可提高术后吻合口通畅率。

（6）术后制动　术后敷料包扎及石膏托固定，可减少血管吻合口刺激，有利于预防血管痉挛和栓塞。患肢置放高于心脏平面，根据动脉供血及静脉回流情况，适当抬高患手或平放，可改善局部肿胀。

（7）术后处理　术后常规抗炎、抗凝、抗痉挛治疗，严密观察患手指端血液循环变化，并维持室温在26℃左右。若发生血管危象，应尽快判断是动脉危象还是静脉危象，一般动脉危象指端苍白、干瘪，针刺无出血；如是静脉危象，指端饱满、肤色暗紫，针刺有出血，为暗紫色。血管缝合后若发生血管痉挛，多系缝合质量欠佳或血管内膜损伤清创不彻底所致，若经过保暖、局部温盐水湿敷等处理仍不见好转时，应果断探查，并切除一段，重新吻合血管断端，若术后再度发生血管危象，仍应再次进手术室探查，必要时做血管移植来挽救。不论动脉或静脉发生栓塞，造成手的再次供血障碍，必须及时发现及时处理。

四、手部肌腱创伤的早期处理

手外科急救处理中，由于手是人类的劳动工具，肌腱作为动力传导在皮肤、骨、肌腱、血管、神经损伤的处理中显得更加重要。事实上，肌腱修复后再次断裂，或因肌腱粘连而再次手术在临床上较常发生，严重影响了手的功能。需要我们在施行肌腱修复手术前熟悉肌腱的功能解剖，了解肌腱损伤的创伤病理，熟练地掌握肌腱损伤的处理原则与操作技术，化复杂为简单并精细操作，力争使肌腱修复术后获得更理想的疗效。

（一）基本概念

1. 伸、屈肌腱在手部的分区   手指和拇指的屈肌腱根据其构造特点及处理原则，分为五区。屈指肌腱从前臂肌肉肌腱连接处起，经过腕、掌、指各段，至手指上止，浅屈肌腱止于中节，深屈肌腱止于末节，根据构造特点及处理原则，将其分成五个区域：Ⅰ区（在接近肌腱的止点处）；Ⅱ区（掌指关节平面至中节指骨指浅屈肌腱止点处，在手指纤维鞘管内，即"无人区"内）；Ⅲ区（在手掌内，到远侧掌横纹处止）；Ⅳ区（在腕部）；Ⅴ区（在前臂部）。见图10－1。

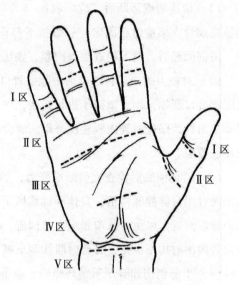

图10－1   屈肌腱分区

指伸肌腱自前臂背侧肌肉—肌腱交界处，至手指末节指骨基底背侧抵止处，根据其结构特点及位置不同也分为五区。Ⅰ区：由中央束在中节指骨基底背侧抵止处至两侧束、中央束延续的终腱止点。末节指骨背侧基底背侧，接近止点的一段肌腱较薄呈膜状，部分与远侧指间关节背侧关节囊融合。Ⅱ区：近节指骨近端至中节指骨基底背侧的指伸肌腱。此段肌腱分三束，即中央束和两侧侧束，在近侧指间关节背侧三束纤维融合构成薄而复杂的膜状结构——腱帽，腱帽中央部分纤维与近侧指间关节背侧关节囊融合。Ⅲ区：腕背横韧带远端至掌指关节背侧伸肌腱帽处。在掌指关节背侧近腱帽处，肌腱间多有联合腱。Ⅳ区：伸指肌腱位于腕背纤维鞘管内，有滑膜包裹，肌腱走行于不同的纤维鞘管内。Ⅴ区：从腕背鞘管近端至前臂肌肉—肌腱交界处。

除Ⅳ区肌腱外，伸指肌腱位置表浅，手术操作方便，术后效果较好。无论何区肌腱，在条件允许的情况下，均应一期缝合。由于伸肌腱在Ⅰ区、Ⅱ区和Ⅳ区的肌腱损伤较为特殊，下面将分别叙述。

2. 肌腱损伤手术切口选择或延长方法   一般手部肌腱创伤的急诊处理患者以开放伤多见，创口大小不一。肌腱的来回滑动完成手指伸屈，在损伤刹那手指伸屈的位置不同，往往导致开放创口和肌腱损伤断裂位置的不一致。因此，在急诊手术时，在清创彻底基础上常常需要作切口延长或选择新的切口，使损伤肌腱充分暴露以方便损伤肌腱缝合的操作。如果手部原始损伤的伤口很小，影响术中探查和修复损伤的肌腱时，可将伤口适当延长。应注意延长或另作切口时，如切口设计不当，例如切口垂直跨越手掌或手指横纹的切口，将会造成皮肤瘢痕挛缩及严重的肌腱粘连，影响手术的效果，甚至导致手术失败。见图10－2。

3. 缝合材料的选择   理想的缝合材料必须满足：肌腱断端缝合牢固，减少肌腱粘连，对组织反应小，柔韧性好，直径细和便于打结等要求。目前临床上一般常用的是3－0丝线或4－0聚丙烯缝线。也有厂家生产了专门用于肌腱修复的缝线。

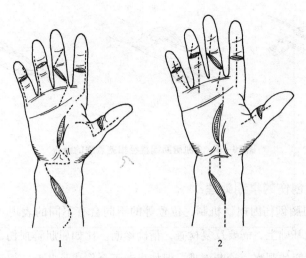

图 10 -2　1. 正确的创口延长和切口设计　2. 错误的创口延长和切口设计

4. 肌腱缝合的方法　肌腱缝合的方法较多，但不论选择哪一种肌腱缝合方法，切记肌腱的腱纤维走行主要由纵行纤维组成，在缝合肌腱时，应尽可能使肌腱的缝合口能承受较大的张力，缝合材料外露尽可能少，又不致使肌腱发生劈裂为原则。在众多的肌腱缝合方法中，经过多年的临床应用筛选，目前较常用而且公认比较稳固和达到肌腱断端对合良好的缝合方法有：单线或双线改良的 Kessler 缝合法和改良的 Bunnell 缝合法。如果是一条肌腱带动多条肌腱或者需将两条直径不等的肌腱进行缝合时，可选择肌腱编织缝合法。见图 10 -3、图 10 -4、图 10 -5、图 10 -6。

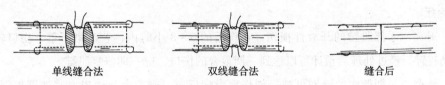

单线缝合法　　　　　　双线缝合法　　　　　　缝合后

图 10 -3　改良的 Kessler 缝合法

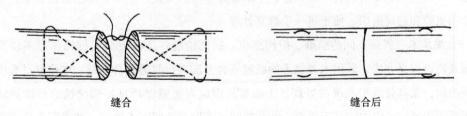

缝合　　　　　　　　　　　　缝合后

图 10 -4　改良的 Bunnell 缝合法

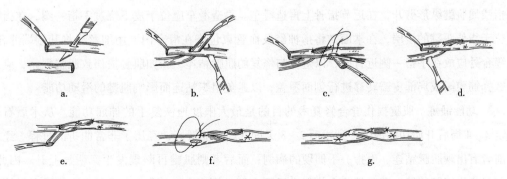

a.　　　　　b.　　　　　c.　　　　　d.

e.　　　　　f.　　　　　g.

图 10 -5　编织缝合法

①肌腱两断端直径基本相等情况下的缝合

NOTE

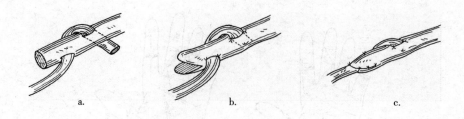

图 10 - 6   ②肌腱断端直径相差悬殊的缝合

（二）手部肌腱创伤的早期处理

1. 诊断   手部肌腱创伤因损伤机制、位置等的不同会有不同的表现，创伤外科医生在熟悉手部功能解剖知识基础上，需要反复检查，精确诊断。比如屈肌腱损伤，通过主动屈指功能的检查和手部姿势改变的观察，诊断不难。但如患者不合作或是儿童，误诊、漏诊发生概率较高，尤其是在手部损伤严重的情况下，伤口剧烈的疼痛会影响检查的效果。又如在检查当时，屈肌腱仅是部分断裂，患指可作主动的屈指动作，但不及时发现并加以修复，在伤后数天内肌腱仍有断裂的可能。因此，在手部开放损伤中，清创时需探查伤口深面的各组织，以确定有无肌腱、血管和神经等重要组织的损伤。

唯有仔细、全面地检查才能确认手部肌腱断裂的部位和区域、断裂肌腱的数目、创口污染程度、腱周组织损伤程度，以及是否伴有不稳定骨折等，依此明确肌腱是否早期处理及治疗方法，制订合适的治疗方案，达到最大功能恢复。

2. 治疗

（1）时间   手部肌腱的开放性损伤，在伤后的 6~8 小时内，若污染不重、伤口较整齐、皮肤损伤较轻，经过处理后预计可以达到一期愈合的伤口，应一期修复肌腱。

（2）清创   早期彻底的清创可减轻创伤后炎症反应，避免大量渗出血浆液聚集创口，是防止感染，避免造成术后肌腱严重粘连，争取良好预后的关键。在彻底清创的前提下，尽量保留正常的肌腱和腱周组织，便于进一步修复处理。

（3）重建术   根据不同的肌腱、损伤部位、损伤情况，严格遵照无创操作原则以及上述创口延长切口选择方法，采用术者熟悉的肌腱缝合方法进行肌腱缝合修复。在修复过程中要注意腱周组织，尤其是滑车系统的处理。①肌腱周围应有血液循环良好的疏松的且能滑动的组织，不可置于瘢痕组织中或贴于骨面；②在指间、掌指关节凹面或腕部，如滑车及横韧带已被破坏，则应利用周围组织进行重建。若当时不便于施行，可在二期修复时重建；③用掌长肌腱或指浅屈肌腱纵形劈开，在近节指骨上再造滑车。再造滑车应位于皮下绕过手指一圈，在指背应位于指伸肌腱的浅层，在掌面勿将指神经及血管束包绕在滑车内。用细丝线将其端端缝合，此缝合处应放在手指一侧近背面，以避免与修复的肌腱粘连；④如肌腱损伤致肌腱裸露，应果断选择筋膜瓣或局部皮瓣转移进行创面覆盖，以避免组织粘连而影响肌腱的滑动功能。

3. 功能锻炼   肌腱损伤缝合修复术的目的是最大限度地恢复手的伸屈功能。从术后石膏固定 3~4 周后开始功能锻炼，到术后 2~3 天即开始功能锻炼，经历了非常曲折的过程。经统计前者有出现肌腱粘连、患指、手僵硬的病例；而后者则肌腱再断裂发生率明显上升。因此，目前又主张回归传统，即肌腱缝合修复术后要求制动固定 3~4 周。在石膏或支具固定保护下的有限锻炼既能防止肌腱再断裂，又能预防肌腱粘连和患指、手僵硬的发生。

（三）肌腱缺损伤急诊处理

在手部肌腱损伤急诊处理时遇到肌腱缺损时，如创面洁净，清创彻底，创面皮肤软组织没有缺损，能一期关闭创口，并确认没有感染可能，可行一期肌腱移植修复肌腱缺损，较常用的是掌长肌腱或直径接近的人工肌腱。可对端缝合或编织缝合。

原则上，肌腱缺损一般不在开放伤时一期施行，应选择在伤口完全愈合后约1个月后进行。如若伤口有感染，则应在感染治愈后，炎症完全消失，关节被动活动可基本达到正常时，方可行肌腱移植术。

（四）手部肌腱损伤急诊处理一期修复的禁忌

在手部肌腱损伤急诊处理时如果遇到有下列情况之一者，不应一期修复断裂的肌腱。

1. 伤口感染或感染可能性较大者。

2. 缺少良好的皮肤覆盖、需要行皮瓣转移或皮瓣移植时。

3. 对动物咬伤的伤口。

4. 由压砸伤引起的开放性骨折。如冒险缝合肌腱，伤口感染后，将导致手术失败。

5. 手术医师缺乏处理肌腱经验时，建议先作简单清创处理后，转他院或由经验丰富的医师处理。

五、手部神经创伤的早期处理

在手指或手掌，神经伤很常见，大多为锐器伤，如刀、玻璃或罐头等割伤，以及撕裂伤、挫伤等。手指感觉对手的功能很重要，如无感觉，则不辨冷热、方圆，用力大小不准确，握物不稳，不能拿细小物件和做精细的工作，易发生烫伤、冻伤及外伤，手指无汗、萎缩等。

1. 处理和效果　腕管以下的神经损伤，修复效果一般都比较好，主要原因是神经支已多为纯运动或纯感觉纤维，而不是混合神经，其缝合后不存在神经运动纤维与感觉纤维对错的问题，神经纤维对位好，再生能力强，恢复较快。

2. 神经早期修复的指征和禁忌证　早期锐器切割伤，估计清创缝合后不致发生组织坏死及感染，神经本身断端整齐无缺损者，应一期缝合神经。断掌、断指再植时也应缝合神经。如骨骼、肌腱、神经同时断裂，先固定骨折，修复肌腱，再修复神经。指神经除末节的远侧外都可缝合，也应该缝合。如伤后的时间过长，伤情或污染严重，如炸伤，感染可能性大，应在伤愈后二期修复神经。

3. 神经的修复　手部感觉神经，正中神经支5条，尺神经指掌侧2条，背侧3条，桡神经支4条。运动神经，正中神经大鱼际支1条，尺神经深支1条。在手指侧方或掌侧显露指神经，向远侧和近侧游离，屈曲手各关节以克服神经短缩和消除吻合口处张力，一般用7-0或9-0无损伤缝线作为缝合材料，仔细辨认神经外膜上的营养血管（掌、指部要求在16~25倍显微镜下操作），避免扭转，准确对端吻合。经历了外膜、束膜、神经束的缝合后，目前回归到神经外膜缝合。神经缺损在4倍直径内一般选择一期缝合。术后处理，用前臂石膏托固定腕关节及各指于半屈曲位，固定时间约6周。

神经缺损较多，缝合后张力过大，容易造成神经缺血、神经内瘢痕增生。因此，对于神经缺损较多者可选用自体神经或人工神经（神桥）移植。是急诊一期移植还是在伤愈后1~2个月再行神经移植，由术者视创面清创后情况而定。

第五节   肢(指)体离断伤

1963 年，上海市第六人民医院陈中伟、钱允庆在国际上首例报告前臂完全离断伤的断肢再植，为世界近代医学的发展做出了巨大贡献，被誉为现代显微外科之父。在上世纪初医学界已有许多学者开始小血管吻合术的研究。

一、肢(指)体离断和断肢(指)再植相关概念

1. 完全性离断伤 肢(指)体因外伤完全离开正常位置，包括以下两种情况：

(1)肢(指)体完全离断，离断肢(指)体苍白，近端肢(指)体有活动性出血。

(2)肢(指)体未完全离断，有部分组织相连，但相连部分的组织已完全挫灭，远端肢(指)体尚完整，再植时需将相连的挫灭组织予以切除，近端肢(指)体有活动性出血。

2. 不完全性离断 是指肢(指)体远端与近端之间尚有部分软组织相连，如皮肤、肌腱、肌肉、神经及部分血管，不吻合血管远端肢(指)体不能成活。不完全性离断包括下面几种情况：

(1)有皮肤相连，其他组织均离断，相连皮肤内无血管，远端肢(指)体苍白，再植时需吻合动脉和静脉。

(2)有静脉相连，其他组织均离断，远端肢(指)体灰色，有缓慢毛细血管充盈。

(3)有动脉相连，其他组织均离断，远端肢(指)体暗紫色，远端某一部位切开放血后，肢(指)体暗紫变红色，再植时需修复静脉。

(4)有部分肌腱和神经相连，其他组织均离断，再植后能保留肢(指)体部分运动和感觉功能，再植时需吻合修复动静脉。

3. 热缺血时间 肢(指)体离断后在常温下保存，从离断到再植术后血循恢复的缺血时间。

4. 冷缺血时间 肢(指)体离断后经冷藏后保存，从离断冷藏到血循再恢复的时间。

5. 缺血再灌注损伤 再植术后，经一段时间缺血的离断肢(指)体，因突然恢复供血(即再灌注)时出现的微小组织损伤，主要是由活性氧自由基引起的。

二、肢(指)体离断的院前处理

肢(指)体离断的院前处理关键在于现场。可以归纳为以下几个要点：

1. 首先应注意伤员有无休克等危及生命的情况，有无其他部位的合并创伤，如有休克或其他危及生命的创伤，应迅速进行抢救。

2. 迅速明确断肢的残端有无活动性出血，如有活动性出血，应加压包扎。如局部加压包扎仍不能止血时，可应用止血带，对于使用止血带者，要记录上止血带的时间，每小时放松止血带一次，放松时间通常为 10~15 分钟。原则上不用止血钳止血，但如遇较大的动脉断端出血，局部加压或止血带止血无效时，可用止血钳将血管残端夹住止血，但不能因钳夹过多损伤近端的血管，以免影响血管吻合。

3. 发现断肢（指）后，应迅速电话联系、通知有再植能力的医院，确认生命体征稳定后应迅速转送。

4. 沟通　应做好患者、家属的沟通工作。帮助患者和家属消除紧张心理，并告知已及时联系转送，试行再植。将他们不切合实际的担心减小到最低限度。

三、肢（指）体离断的早期处理

1. 肢（指）体不全离断伤的处理　对于不全离断伤，应立即予夹板固定制动。以免因不全离断肢（指）体在搬运过程中的晃动，造成血管、神经、周围软组织的继发性损伤。

2. 肢（指）体全离断伤的处理　有条件的应将断离肢体冷藏在4℃左右环境下，以延长断肢的活力。发现断肢（指）后，可用灭菌盐水、林格溶液或其他生理溶液轻轻冲洗，清除过度污物和污染。然后用无菌纱布或其他清洁敷料包裹断肢（指），放入塑料袋内，然后密封，在塑料袋外放置冰块，在冰块外再包裹塑料袋。

四、特殊离断伤的处理

对于危及生命合并多发伤、复合伤的离断伤患者，必须把抢救生命放在第一位。如果是肢体离断，必须及时和患者家属沟通，放弃再植。如果是手指离断，因为指体没有较多肌肉，延时再植较少引起肾功能不全、肾功能衰竭等并发症。如果患者再植愿望强烈，可将离断指体冷藏，待生命体征稳定后再行断指再植。

五、断肢（指）再植的操作要点

1. 彻底清创　断技（指）再植的清创一方面要彻底，但又不能因清创损伤血管、神经而影响再植效果。

2. 再植顺序　骨支架重建、肌腱缝合修复、血管吻合、神经吻合、软组织皮肤缝合、关闭创口。

3. 血管吻合　腕以上血管可在头戴式放大镜或裸眼直视下缝合血管，6-0或8-0无损伤缝线，保持相等的针距和边距，垂直进针，垂直出针，确保血管吻合口轻度外翻。腕以上远血管，要求在双目双筒显微镜下缝合血管，9-0或更微细无损伤缝线，端端吻合或端侧吻合，视情况而定。

4. 先吻合动脉或先吻合静脉，没有硬性规定，根据术者习惯以及离断肢（指）缺血时间，可灵活掌握。

5. 断肢（指）再植，应遵循"宁试勿弃、宁短勿长、宁多勿少"的原则。宁试勿弃指的是创伤医生对断肢（指）再植的态度。宁短勿长是指在手术操作中，在处理骨组织时，宁愿选择多缩短些，以方便血管、神经的对端吻合。宁多勿少是指在血管吻合时，对一切可能吻合再通的血管，应予以吻合。但动静脉吻合数以保持在1∶2为宜。

6. 术后常规予以抗炎、抗凝、抗痉挛"三抗"治疗，严密观察指端血液循环变化。

第十一章   周围血管创伤

周围血管创伤较常见，约占创伤总数的3%。以前周围血管创伤主要采用结扎的方法处理，截肢率较高。近年来治疗以修复为主，而且周围血管创伤的诊断和处理水平也已经明显提高，不仅使截肢率大大下降，周围血管创伤导致的死亡率也明显降低。

第一节   周围血管创伤的分类和诊断

周围血管创伤有不同的类型，从致伤原因和暴力性质来看，大多数为切割伤、刀刺伤、火器伤等开放性损伤，而闭合性损伤较少见。临床见到的闭合性损伤一般是由于钝性损伤引起的血管栓塞或痉挛，或者是有移位的闭合性骨折和爆震伤等也可引起血管相应的损伤，另外遭遇冲击波损伤，往往会造成血管栓塞或破裂，应予重视。

一、周围血管创伤的类型

1. 血管断裂

（1）完全断裂   动脉断裂可引起喷射样大出血，常伴有休克；静脉断裂不出现喷射样出血，很少伴有休克；伤道狭小而曲折时，外出血较少或不显著，可形成较大的张力性血肿。因为有血管壁平滑肌和弹力组织的挛缩作用，血管收缩并促成血栓形成，可减少出血或使之自行停止；同时因大出血出现休克时，血压下降，较易发生血栓使管腔闭塞。动脉断裂还可导致肢体缺血，缺血程度取决于损伤的性质、范围、程度和部位。侧支循环可减轻肢体缺血状况，上肢侧支循环较丰富，对动脉突然断裂后肢体缺血的耐受力较强。而下肢侧支循环较差，动脉断裂后发生坏死的可能较上肢为多。

（2）部分断裂   血管伤可有纵行、横行或斜行的部分断裂，血管收缩使裂口扩大，不能自行闭合，常发生大出血。故有时血管部分断裂的出血比完全断裂更为严重。动脉部分断裂后，少数可形成假性动脉瘤或动静脉瘘。

2. 血管痉挛   血管因损伤、骨折端的压迫、寒冷刺激等均可引起血管痉挛，血管管道呈细索状，使血流受阻。痉挛主要发生于动脉，由于动脉外膜中交感神经纤维的过度兴奋，动脉壁平滑肌持续收缩所致。血管痉挛时远侧动脉搏动减弱或消失，肢体出现麻木、发冷、苍白等症状。血管痉挛反应可持续数小时或数十小时，较长时间的血管痉挛可导致血管栓塞，甚至导致肢体坏死。

3. 血管挫伤   血管因损伤、压迫可发生内膜和中层组织结构断裂、分离，组织卷缩，血管组织内出血，即为血管挫伤。如果发生动脉挫伤，不但伤后即可发生血管痉挛，血栓形成，还会在血管壁薄弱部位发生外伤性动脉瘤，可以因动脉内血栓脱落而形成栓子，阻塞末梢血管。同时因为没有外出血的临床表现，血管挫伤容易被忽视而漏诊。手术中如果发现动脉有饱胀感，外观失去正常色泽，触之较硬，且无搏动或搏动微弱，就应该考虑有血管挫伤。往往可以看到挫伤远段动脉变细，出现循环阻塞，引起广泛的继发性动脉痉挛。临床应根据局部和肢体循环状况判断是否手术切除损伤部分，做对端吻合或用自体静脉移植加以修复。

4. 血管受压 一般因为骨折、脱位、血肿、异物，或者夹板、石膏和包扎、止血带等引起，创伤程度和压迫时间密切相关。受压时间愈长，预后愈差。严重的血管受压发生在动脉时，常常使血流完全受阻，血管壁也会因此受损伤，引起血栓形成及远端肢体坏死。临床上血管受压常见于膝关节和肘关节的屈侧，因为该部位血管在解剖上较固定并容易受到其他组织压迫之故。

5. 假性动脉瘤 当发生动脉部分断裂而投射物入口较小时，动脉出血被局部组织张力所限，形成搏动性血肿；4~6周后因为局部组织机化而形成较完整的包囊，包囊壁内面被新生的血管内膜所覆盖，即可成为假性动脉瘤。假性动脉瘤一旦形成就会进一步压迫周围组织，使肢体远端血液供应减少。

6. 动静脉瘘 伴行的动、静脉在相同节段同时发生对应部位的部分损伤，其内腔发生直接交通，动脉血大部分不经毛细血管床而直接流入对应损伤部位的静脉，即形成动静脉瘘。这时因为肢体循环受影响，肢端脉搏立即可以减弱，但是早期易被忽视，后期因局部静脉压高，表浅静脉充盈，导致远端循环更差，就容易被发现并且得到诊断。如病变部位距心脏较近并且瘘口较大，常常可引起心血管血流动力学改变，甚至心力衰竭。

二、周围血管创伤的诊断

周围血管创伤的诊断依据是外伤史、临床表现和相应检查，必须做到诊断及时，部位准确，避免漏诊，及早处理。

1. 外伤史 充分了解创伤性质、受力部位和方向，对判断周围血管创伤有很大的帮助。

四肢主要血管径路的穿刺伤、切割伤、有移位的骨折、脱位及严重的软组织挫伤等，应考虑伴有血管损伤。当高速损伤发生部位邻近主要血管时，清创中应充分探查血管，有时虽未直接破坏血管，但高速损伤的冲击波仍可造成血管严重挫伤，导致栓塞或破裂。

2. 临床表现 主要根据创伤患者的临床表现即可对周围血管创伤做出诊断。

（1）**出血** 肢体主要血管断裂或破裂都会有较大量的出血。开放性的动脉损伤，出血呈鲜红色，多为喷射性或搏动性；如损伤的位置较深，可见大量鲜红色血液从创口搏动性涌出。闭合性的四肢主要血管损伤时，损伤部位肢体常因大量内出血而显著肿胀，时间稍长者可有广泛的皮下瘀血征象，有时可以形成较大张力性或搏动性血肿。

（2）**低血压及外伤性休克** 出血较多者因血容量减少，可出现低血压并导致外伤性休克。患者出现典型的外伤性休克症状，如大汗、面色苍白、脉搏快速而微弱等。

（3）**肢端血供障碍** 肢端脉搏消失或微弱，皮肤苍白，皮温下降，毛细血管充盈时间延长，疼痛，麻木，肢体远端无活跃性出血。

（4）**搏动性血肿** 闭合性动脉损伤或伤口小而深的开放性血管创伤，在伤口被血块或软组织堵塞时，可因内出血而形成搏动性血肿。这种情况多出现于股动脉、腘动脉、锁骨下动脉

NOTE

和腘动脉等，后期可形成假性动脉瘤。

3. 无损伤检查法　随着影像医学的发展，周围血管的无损伤性检查技术已日趋成熟，如数字减影血管造影、超声血管成像、超声血流流速描记、光电血流测定、核素扫描、磁共振显像等。一般应该根据不同情况选择应用。

多普勒（Doppler）血流检测仪对诊断血管创伤是一种简便的无损伤性诊断法，准确性高，即使在指动脉应用多普勒听诊法也能得出明确结果。

超声波血流探查可通过皮下 3cm 深以内的血管造影，显示血管的纵断和横断面，用以判断血流情况，对身体没有损害。

4. 动脉造影术　一般情况下不必做动脉造影，但是在诊断和定位困难时可做动脉造影，动脉造影术可显示动脉的多发性损伤。

创伤晚期的动脉损伤、假性动脉瘤或动静脉瘘，均应作动脉造影，以明确损伤部位、范围和侧支循环状况。

必须注意到动脉造影术可引起严重并发症，如动脉栓塞、出血、血肿、感染、肢体坏死和过敏反应，严重时甚至死亡，所以必须在适应证明确时谨慎进行。

5. 手术探查　对临床症状怀疑周围血管创伤可能性较大而不能确诊的病例，应早期手术探查，避免漏诊或延误处理而导致丧失肢体或生命。因为一旦延误诊治，远端血管床可发生广泛栓塞，致使血管修复不能完成；或者修复血管虽然通畅，但肌肉因长时间缺血而广泛坏死，最终仍不免截肢。因此只要高度怀疑肢体缺血，就不应消极等待观察或采取保守治疗，而应该果断积极地进行手术探查。

第二节　周围血管创伤的急诊处理

周围血管创伤急诊处理的目的首先在于挽救伤员的生命；其次是做好清创，力求保全肢体，减少残废；同时应处理好骨关节及神经等组织合并伤，以改善肢体功能。

一、急救止血

1. 加压包扎　周围血管损伤大多可用加压包扎法止血。用无菌纱布或洁净布类覆盖伤口，对较深较大的伤口宜用敷料充填，外用绷带加压包扎。加压的力量以能止血并且使肢体远侧仍保有血液循环为度。包扎后应抬高患肢，注意观察出血情况和肢体远侧血液循环状况。

2. 指压止血　指压止血属于短暂应急措施。对临床判断有肢体主要动脉损伤、出血迅猛需要立即控制者，可用手指或手掌压迫出血动脉的近侧端。应将血管压向骨骼表面，确定出血减少或者停止后，即用包扎法或其他方法以维持长时间止血。

3. 止血带　止血带使用恰当可挽救部分大出血伤员的生命，使用不当则可引起肢体坏死，或肾功能衰竭，甚至死亡。临床上经常有因止血带使用不当而造成严重后果者。

（1）适应证　股动脉、腘动脉和肱动脉损伤引起的大出血，不能用加压包扎止血时，应立即使用止血带。

（2）止血带的选择　充气止血带压力均匀、可以调节，是理想的止血带，但不便携带；

宽橡胶带式止血带接触面大、弹性好，携带方便，适用于急救现场应用。橡胶管止血带使用方便，止血效果好，但接触面小易损伤组织。布带、绳索等代用止血带压力不易掌握，损伤大，不宜使用。

（3）止血带的具体使用方法　详见本书第三章。

二、清创术

及时而完善的清创术，是预防感染和成功地修复周围血管组织的基础。应争取在伤后 6～8 小时内尽快做好清创。伤口用肥皂、过氧化氢（双氧水）及生理盐水冲洗，消毒铺单范围要大，上至止血带，下至肢体远端。

清创术应在充气止血带下进行，清创要求细致彻底，由浅入深，切除挫伤皮肤边缘及失活的皮肤、皮下组织、肌肉，清除血肿及异物，保护重要组织。如清创不彻底，即使血管修复完善，亦可因伤口感染或组织坏死，使血管外露、感染而导致失败。

做好损伤血管的清创，是取得血管修复成功的重要环节。如为周径 1/2 以下的锐器伤，一般不切断，准备行旁侧缝合。如为严重挫伤，应切除伤段，注意切除内膜分离部分至正常组织，避免切除过多正常血管，以致影响血管对端吻合。

三、血管结扎术

1. 动脉结扎的适应证

（1）肢体组织损伤广泛，不能修复血管或修复后也不能保存肢体，应结扎血管和截肢。

（2）病情危重，有多处重要脏器伤，不能耐受血管修复手术。

（3）缺乏必要的修复血管技术或输血血源，应结扎动脉断端，迅速转送到有条件的医院争取修复血管。

（4）次要动脉伤，如尺、桡动脉之一或胫前、胫后动脉之一断裂，另一血管完好，可试行结扎损伤血管。但如观察到结扎后肢体循环受影响仍应修复血管。

2. 动脉结扎法　结扎较大动脉时采用双重结扎，其近侧宜用贯穿法结扎。不全断裂的动脉结扎后应予切断，以免远侧动脉痉挛。不宜在有感染的伤口内结扎动脉，以防继发出血，应在稍高位正常组织处做切口结扎。

四、血管痉挛处理

要预防血管痉挛，如用温热盐水湿纱布敷盖创面，减少寒冷、干燥及暴露的刺激，及时清除异物的压迫等。疑有动脉痉挛者，可试行普鲁卡因交感神经阻滞，也可口服或肌注盐酸罂粟碱（0.03～0.1g）。如无效，应及早探查动脉。

发现动脉或动脉吻合后痉挛，常用的有效方法是血管内液压扩张法，即用无创伤性动脉夹夹住动脉的痉挛段两端，通过皮下注射针头向痉挛的血管内注射等渗盐水加压扩张，然后放松动脉夹。对于血管断端痉挛，用无创伤动脉夹夹住远端（或近端），将平头针置于断端内，捏住断端，向痉挛段推入等渗盐水进行扩张。也可将细小的止血钳插入血管断端，作轻柔的持续扩张。

如血管挫伤栓塞并有血管痉挛，需切除伤段血管，做对端吻合或行静脉自体移植修复。

五、周围血管创伤的修复

周围血管动脉创伤的修复，不论完全断裂、大部分断裂或挫伤后栓塞，均以切除损伤部分后行对端吻合效果最好。缺损过大不能做对端吻合，应用自体静脉移植修复。动脉锐器伤不超过周径 1/2 者可行局部缝合。

1. 血管部分损伤修复术

（1）适应证   锐器所致整齐切割伤不超过周径 1/2，血管组织本身不需清创者。

（2）禁忌证   锐器伤或挫伤，血管本身需要清创者，局部缝合可引起血管变形、狭窄栓塞，故应在清创后行对端吻合术。

（3）修复方法   先用无创血管夹分别将伤段两端夹住，再用肝素溶液冲洗管腔，去除凝血块，剪除少许不整齐创缘，用尼龙单丝根据伤情作纵行或横行连续缝合。注意尽量不缩小管径。

2. 血管对端吻合术   重要血管断裂，有条件均应争取做对端吻合术。行对端吻合术要求吻合处无张力。

用无创动脉夹夹住损伤血管两端，剪除血管断端的外膜，用肝素溶液（125mg 加入 200mL 等渗盐水）冲洗断端血管腔以去除血栓，保持血管组织湿润。吻合处不可有张力，吻合后屈曲关节，以进一步减少张力。直径 1.5mm 以上的血管应用间断缝合法，如修复手部掌弓、指总动脉和静脉等。两头连接无创性血管针，由管腔内穿过血管全层进行缝合，固定血管的两断端，以此作为两个定点，用同法简单间断缝合 6～8 针，对微小血管应在手术显微镜下放大 6～10 倍进行操作。

血管缝合完毕后，用等渗盐水冲洗伤口，先放松远端无创性动脉夹，使回血驱除空气，再放松近端无创性动脉夹。用湿热盐水纱布轻按血管吻合处数分钟，吻合处漏血即自行停止。如漏血过多，可加缝 1～2 针。如为主要的动、静脉同时损伤，可先修复静脉，或在动、静脉修复后同时松放动脉夹。

完成血管吻合术及止血后，应以邻近肌肉覆盖，不使血管裸露或直接位于皮肤缝线下。对易发生感染的伤口，在血管缝合及用肌肉妥善覆盖后，不缝皮肤，保持引流，伤口留待延期缝合、二期缝合或用植皮闭合创面。

3. 自体静脉移植术

吻合断裂血管时有缺损或估计对端吻合处会有明显张力，即采用自体静脉移植术。切取静脉的长度应较缺损部稍长，要取健侧而不可取用伤侧静脉，以免影响伤侧静脉回流。移植静脉的直径应尽量接近损伤血管的直径。如损伤血管较大（髂外动脉、股动脉和腘动脉，其直径可达 6～8mm），应取大隐静脉注射等渗盐水加压扩张，使管径扩大接近受损伤动脉的管径后，再进行缝接。

用静脉移植修复动脉时，因有静脉瓣存在，静脉瓣向心开放，故应将静脉倒置，使移植静脉的远端接在动脉管的近端。用静脉移植修复损伤的静脉，则应顺置。吻合时注意勿扭转血管。

（1）静脉移植段采取法   周围血管移植，目前公认只能采用自体静脉移植术。在健侧股上部和中部沿大隐静脉走向作长度适当的纵切口，显露大隐静脉。据所需长度结扎上、下端及其分支，夹住其两端，切下静脉，用肝素盐水冲洗管腔。作好其远近端的标记。移植时先吻合近端动脉，再将动脉夹放置到移植静脉的远端，使血流进入移植静脉，然后根据移植静脉在动脉压力下扩张延长后的长度，来决定移植静脉的长度。

（2）吻合方法　与对端吻合术相同，远近端均用三定点褥式缝合后做连续缝合。注意防止血管扭转。

4. 架桥式侧方血管移植术

（1）适应证　①因为创伤严重，血管修复后无法覆盖，而不修复又将导致肢体坏死者；②伤口处理较晚，可能发生感染或已有轻度感染，如不修复主要血管，肢体将不能成活者；③无感染伤口，但皮肤及深部软组织瘢痕多，血管阻塞，肢体远侧循环不良而影响功能者。

（2）方法　在伤肢近端正常组织处另做一切口显露主要动脉。取一段自体静脉，倒置后将其远端与主要动脉做端侧或端端吻合。绕过伤口做一切口或数个小切口，将移植静脉通过宽松的肌间隙或皮下通道至伤口远端，与该处主要动脉吻合。

六、深筋膜切开术

深筋膜切开术是处理周围血管创伤中常用的辅助手术。切开深筋膜可使血管、神经和肌肉等组织得到充分的减压，确保引流通畅，从而大大减少肢体和肌肉坏死的几率。尤其是对于处理较晚或者伴有肢体肌肉挫伤、局部肿胀严重的周围血管伤，需及早做深筋膜切开术。在施行血管手术的同时，切开深筋膜减压。有的学者主张深筋膜切开术应在修复血管前进行。

临床上施行小腿深筋膜切开术，可在小腿内侧及外侧分别做一纵行皮肤切口，经内侧切口对小腿后浅、后深筋膜间隙进行减压，经外侧切口对小腿前侧及外侧筋膜间隙减压。深筋膜切口要足够大，一般需切到肌腱与肌腹交界处。因为皮肤分段切口潜行分离切开筋膜间隙的方法不利于彻底减压和充分引流，不宜采用。深筋膜切开后的创面，待肿胀消退后可做二期缝合或植皮。

七、周围血管创伤术后处理

1. 妥善固定　固定手术处理后的邻近关节于半屈曲位4~5周，使缝合处没有张力。以后逐渐伸直；如使用管型石膏，应在石膏成型后即刻松解（包括松开环形包扎），以免肢体受压。

2. 体位适合　保持伤肢稍高于心脏平面，如静脉回流不足，可稍抬高。

3. 密切观察　密切观察伤肢血循环，如肢端温度骤降3~4℃，而肿胀不明显，多系动脉栓塞或血肿，应立即手术探查。如肢体肿胀发绀，而抬高患肢不能改善，多系静脉栓塞，应立即手术探查。

4. 防治感染　使用抗生素、彻底清创、良好引流是防止感染的基础。感染控制后应该根据伤口情况消除创面，即使发生感染，如能及时发现，给予充分引流，适当使用抗生素，仍可保证血管修复效果。

5. 抗凝药物的使用　血管修复的成功主要依赖细致操作和处理正确，不在于术后使用全身抗凝剂。多数学者不主张常规使用全身抗凝剂，以免增加出血危险。可以在局部使用抗凝剂，并经常冲洗血管及吻合处。吻合完成后，即用大量生理盐水冲洗伤口，以去除肝素及血块。

第三节　主要周围血管创伤

一、颈部血管创伤

严重外伤可能造成颈动脉或合并颈静脉损伤。常见的损伤类型为侧壁伤、撕裂伤或断裂伤。

【临床表现】

1. 出血　有大量出血或颈部周围组织内有迅速形成的巨大血肿时，可致休克。也可有小的非贯通伤或穿入伤合并有大血管断裂或穿孔时，仅见小量出血，甚至完全没有外出血的体征。

2. 神经系统表现　颈部血管创伤后大约四分之一的病人可出现神经系统症状，包括昏迷、失语、偏瘫、截瘫、面瘫等。

3. 其他器官损伤表现　颈部血管损伤常合并其他器官的损伤，以气管、食管、心胸脏器、臂丛等损伤多见，可出现呼吸困难、胸部激烈疼痛、声音嘶哑、麻木等。

4. 血肿　颈动脉和椎动脉的损伤同时伴有或不伴有颈静脉损伤时，其搏动性血肿多在伤后第2天出现，有些在伤后第5天或更迟出现。动静脉血肿一般比单纯动脉症状出现为早。

5. 全身性表现　出血严重者有心悸、气短、口渴、耳鸣、头昏、皮色苍白、脉搏快、血压低等症状。

6. 辅助检查

（1）颈部及胸部正、侧位X线摄片　了解骨折、异物的存留与大血管的关系。上纵隔和咽后间隙阴影加宽及气管移位等支持诊断。

（2）血管造影　对颅底及颈下段深处的血管损伤具有重要的诊断意义，因深部血管的损伤不会有外出血及向外扩张的血肿。血管造影一定要在患者情况稳定，血压正常，没有活动性出血的情况下进行。对于颈部其他部位虽然没有外在损伤而有高度怀疑时，也可进行血管造影。对于血管损伤的并发症（如假性动脉瘤或动静脉瘘），血管造影是更加可靠的诊断方法。但是必须注意到颈部血管造影有发生脑栓塞、脑神经麻痹及失明的可能，必须谨慎使用。

【治疗】

1. 治疗原则

（1）纠正休克，迅速补充血容量。如失血超过全身血量的30%，并在继续出血，需立即输液输血补充失血量；有酸中毒者，应同时纠正。

（2）全面系统的检查头部、胸部及上肢。如上臂及头部的脉搏情况良好，一般表示没有大的动脉损伤。对严重颈部血管创伤者决不能单纯处理颈部，牵涉其他器官与五官、颌面及胸外科有关时，应请相关科室医师会诊处理。

（3）早期应用破伤风抗毒素及抗生素，以控制感染。

2. 颈部血管创伤的处理原则

（1）表浅的血管损伤可用结扎止血的方法。

（2）大血管损伤的处理：①当颈总动脉、无名动脉出血时，首先应进行止血，压迫其中1

根或2根血管，以制止出血；②迅速输入适量血液和血浆；③维持呼吸道通畅；④输氧；⑤必要时采取紧急血管造影。

3. 颈部血管创伤手术处理的适应证

（1）**绝对适应证**　颈部伤口有活动性出血；口腔有活动性出血但无口腔的损伤；颈部血肿扩大；上纵隔增宽；颈部有收缩期杂音；颈浅动脉、面动脉或视网膜动脉无脉搏；进行性中枢神经系统的功能障碍（表示大脑血液循环障碍，如颈动脉主干栓塞）；穿过颈阔肌的外伤。

（2）**相对适应证**　穿入伤的行径接近大血管，侧位 X 线片，显示咽侧间隙增宽；颈椎横突损伤（怀疑有椎动脉受累）；血管造影阳性。

（3）**晚期适应证**　颈部大血管栓塞，有神志改变、偏瘫、失语失明、视野缩小；隐匿性出血、颈部肿块扩大、上纵隔增宽、锁骨上饱满、呼吸道受压；动静脉瘘出现脉压增宽，加压于血管时心动过速变慢，持续性收缩期及舒张期杂音；真性动脉瘤颈部有收缩期杂音；假性动脉瘤；椎动脉损伤，后颈部伤口出血，压迫颈总动脉仍不能控制，颈后三角部位有扩大的血肿或有颈椎横突骨折；从创口流出清亮油质或牛奶状物质，表示有颈下段的胸淋巴管损伤。

4. 颈部血管创伤的手术处理

（1）**颅底部血管损伤的处理**　显露颅底大血管的方法是通过乳突尖端做一切口，沿胸锁乳突肌前缘，直达舌骨大角的外侧面。然后将胸锁乳突肌拉向外侧，二腹肌拉向内侧，从颈静脉孔向下暴露颈动脉鞘直达颈动脉分支部位。可以用耳显微外科技术来填塞颈内动脉的鼓室段，对于颈内动脉近端出血的压迫止血，比从颅前窝进路要优越些。采用大的外耳道皮瓣，并将鼓膜分开，可在鼓岬前面很薄的骨板下面找到位于咽鼓管下面的颈内动脉。手术过程中用弯形手柄及小钻头磨钻打磨骨质，同时连续用水灌洗，可减少对耳蜗的损害。

（2）**颈部中段血管损伤的处理**　颈部中段的任何血管损伤，除颈总及颈内动脉外，其他血管的分支都可进行远端或近端结扎。颈内静脉颈外动脉及其分支，或椎动脉的结扎，一般不会发生并发症及死亡，因此可用结扎的方法来代替修复术或移植术。

（3）**颈下段血管损伤的处理**　胸腔出口的穿入伤可能损伤大的动脉或静脉。由于血管是在锁骨下，胸骨及肋间隙后，位置很深，因此在这些部位的手术操作比较困难，大出血时很难控制，必须有良好的视野，才能成功地止血及修复血管。

右侧锁骨下动脉损伤时，必须切断锁骨同时把锁骨头部与胸骨分开，这样可暴露右侧锁骨下动脉的起点及右侧颈动脉的颈下段。左侧锁骨下动脉及主动脉的出血可经过左侧第3肋间隙开胸来控制。无名动脉及主动脉弓升段的损伤，必须做胸骨柄切除术。同时在左侧第3肋间隙做切口可暴露左侧颈动脉及锁骨下动脉起点的损伤。对这个部位的血管损伤，由于出血的血管腔比较大，一般都采取侧壁修补术，不会发生阻塞。

血管的损伤部位不超过 1.5cm 时，宜用对端修复术。如超过 1.5cm，因自体静脉移植口径太小，可采用人造血管修复。对于大的静脉损伤，结扎是有效的方法，但不适用于动脉的损伤，因将其结扎后，即使不产生坏死，约有 30% 患者可发生血液循环不足的现象。

5. 颈部血管创伤的术后处理

（1）**血管痉挛的处理**　一般可用温水湿敷、2.5% 罂粟碱湿敷、1%～2% 普鲁卡因湿敷、或外膜剥离（动脉周围交感神经切除）等解除痉挛。顽固性动脉痉挛用节段性加压扩张法，将痉挛的血管暴露后剥离其外膜，从痉挛的血管近端开始，在间距 5cm 处夹住，并将其分支夹住，用较细的针头，将温热的肝素盐水溶液（肝素 65mg 稀释于生理盐水 1000mL 中）加压，由管壁穿刺注入。扩张后，逐段将血管夹下移，使痉挛血管逐段扩张。另外交感神经节阻滞、补充血容量和注意保暖也是防治血管痉挛的有效措施。

（2）抗凝剂的使用　修复后的血管易有血栓形成，部分学者主张术后常规使用抗凝剂。常用的抗凝剂是肝素和低分子右旋糖酐等。

二、锁骨下动脉创伤

锁骨下动脉伤易发生大出血，休克发生率高达 41%～65%，死亡率为 10%～35%。处理好锁骨下动脉伤是挽救伤员生命的关键。

右侧锁骨下动脉于胸锁关节后方起于无名动脉，左侧锁骨下动脉直接起于主动脉弓，于第 1 肋骨外缘延伸为腋动脉。前斜角肌内侧缘以内为第一段，前斜角肌后方为第二段，前斜角肌外侧缘至第 1 肋骨外缘为第三段。锁骨下动脉通过分支甲状颈干与肩部建立侧支循环，损伤后一般不易导致肢体坏死。

【临床表现】

胸部，颈根部，锁骨上、下区的外伤均可能发生锁骨下动脉伤。这些部位外伤后出现伤口大出血、胸内出血、纵隔血肿、颈根部和锁骨上下区搏动性或张力性血肿、伤部远侧动脉搏动情况、伤肢循环障碍和臂丛神经损伤等表现，即可考虑诊断。当损伤位于甲状颈干分支以远时，即使锁骨下动脉完全断裂，由于肩部有较好的侧支循环代偿，其肢体远端缺血症状也多不明显，桡动脉仍可能触及搏动，不可因此而误诊。

动脉造影适用于怀疑锁骨下动脉伤而病情稳定、非急需手术者，如假性动脉瘤、动静脉瘘病例。动脉造影有利于了解损伤类型、部位和手术设计。

【治疗】

1. 手术前治疗要点　迅速有效地控制大出血和恢复有效循环血量，锁骨下动脉伤引起的大出血，现场急救止血时最有效的方法是填塞压迫止血法。应及时恢复有效循环血量，从下肢进行输血、输液。

2. 手术切口选择　由于锁骨下动脉解剖位置特殊和锁骨下动脉伤的伤部、伤型不一，至今尚无一个切口能适用于所有锁骨下动脉伤的显露，须根据具体情况选择切口。应备好开胸器械，以应付不测，术中出现难于控制的大出血时，应立即开胸控制血管近端。

可以采用锁骨上下联合切口显露锁骨下动脉，仅适用于第二、三段损伤。锁骨上切口应切断胸锁乳突肌锁骨头和前斜角肌，以利显露近端，利用锁骨下切口显露远端。如局部有搏动性血肿形成或为近侧段锁骨下动脉损伤，不宜采用该切口。也可以采用胸骨正中劈开，结合锁骨上下联合切口。先在胸腔内控制血管近端，再显露远端修复血管。

3. 损伤血管的处理方法　锁骨下动脉和腋动脉在肩周有较多侧支循环，结扎锁骨下动脉后，一般不致引起肢体坏死，但常遗留肢体缺血症状，故锁骨下动脉损伤应争取修复。锐器致伤部分断裂可做旁侧缝合；血管断裂、挫伤栓塞所致的部分断裂应做对端吻合术；如缺损较多，对端吻合有张力时，应做自体静脉移植术。取大腿近端大隐静脉，液压扩张至外径 6～7mm 左右，移植修复锁骨下动脉。假性动脉瘤及动静脉瘘应早期切除，锁骨下静脉伤口如有可能应行修复。

三、肱动脉创伤

肱动脉损伤好发于儿童，发生后由于肘关节血管网血供不足，前臂以远肌群缺血性坏死发生率较高。

【临床表现】

1. 肱动脉下段损伤　临床上以儿童肱骨髁上骨折时多见，主要引起前臂及手部肌群的缺血性挛缩。

2. 肱动脉中段损伤　多见于肱骨干骨折，也可以因为致伤因素经肱动脉穿入导管及经皮穿刺等引起继发血栓形成，在此情况下，正中神经亦常常出现功能障碍。

3. 肱动脉上段损伤　较前二者少见，由于肩关节血管网的侧支较丰富，因此一旦发生，对肢体血供的影响较轻。

4. X 线检查排除其他损伤　患者应该常规进行 X 线检查，确认肱动脉损伤是否有其他因素的存在。

【治疗】

1. 消除致伤因素　对有移位的肱骨髁上骨折或其他部位骨折，立即给予复位，可以采取手法复位加克氏针骨牵引术，对比操作前后桡动脉搏动改变情况，确认是否已经解除压迫。

2. 手术处理　因肱动脉创伤后果严重，经过保守治疗不能解除压迫的，应立即进行手术。

3. 术后处理　由于该部位解剖关系复杂，在肱动脉恢复血流后，应注意对血管通畅情况的观测，更应注意尽力避免影响血管通畅的各种因素，尤其是肱骨髁上骨折复位后的再移位是造成肱动脉再次受损的常见原因。

4. 多数患者手术后肱动脉通畅预后较好，部分肱动脉受阻或被迫结扎，则可引起缺血性挛缩（Volkmann 挛缩）。

四、前臂动脉创伤

前臂动脉创伤多为利器切割或者车祸撞击，多见于青壮年。前臂动脉主要有桡动脉、尺动脉和骨间总动脉，以及在手部形成的掌浅弓和掌深弓。

【临床表现】

前臂动脉创伤发生以后，多数临床表现为手部血供受阻，尺动脉或桡动脉搏动减弱或消失，手指冷感，皮肤过敏及麻木等。如损伤波及掌浅弓，可出现雷诺综合征，后期出现小鱼际萎缩。动脉血管造影用来明确诊断前臂血管损伤的存在及损伤具体部位和程度。彩色多普勒超声方便，灵敏性及特异性高，可作为首选检查，同样可以明确诊断血管损伤及损伤部位和程度。

【治疗】

前臂血管损伤在彻底清创的基础上以手术修复为主。

对骨折及血管损伤应同时处理，注意肌间隔综合征。挤压造成的损伤，前臂软组织多同时受累，容易出现肌间隔综合征，一旦出现应及早将肌间隔充分切开减压，否则将丧失手部功能。

五、股动脉创伤

股动脉创伤常常因外伤或医源性损害导致，临床出现股动脉的挫伤、破裂或断裂，可继发股动脉血栓形成，股动脉刺伤可引起假性动脉瘤形成。

【临床表现】

1. 严重的股动脉开放性伤表现为喷射性大出血，可以很快导致失血性休克，甚至死亡。闭合性股动脉裂伤如管壁断裂或部分断裂，则大腿迅速出现进行性肿胀，可见与脉搏相一致的搏动（后期则无），同时出现患肢发凉、疼痛、麻木、足背动脉搏动消失。

2. 股动脉壁挫伤或内膜撕裂伤可因继发血栓或血管短暂痉挛出现下肢缺血症状，如肢体苍白、麻木等。股动脉假性动脉瘤表现为腹股沟区搏动性包块，进行性增大。如合并股静脉损伤，可导致股动静脉瘘，表现为患肢肿胀、皮温高，体检时可闻及腹股沟区杂音或震颤。

B超可大致了解股动脉损伤情况，有无继发血栓、假性动脉瘤及有无动静脉瘘；X线可明确有无股骨骨折；CTA或动脉造影主要用来明确股动脉损伤部位及指导手术治疗。

【治疗】

1. 手术前准备　股动脉创伤后肢体坏死率高，因此要求尽早恢复股动脉的血供。开放性股动脉损伤，应积极维持生命体征，尽可能控制出血，尽快完成手术。

2. 手术治疗　患者体位仰卧，切口自腹股沟韧带下1cm，沿股动脉搏动最明显处向远侧切开。根据股动脉损伤程度，可行股动脉局部修补，利用自体静脉或人工血管行股动脉重建术。如合并股动脉血栓，应取栓保证损伤部位远端的血管通畅；如合并动静脉瘘可行动静脉瘘结扎；如伴有股静脉损伤可同时行股静脉修补。

3. 其他综合治疗　股动脉开通后可能引发下肢缺血再灌注损伤，可适当应用脱水剂，如出现骨筋膜室综合征，应尽早切开减压。如有股动脉假性动脉瘤形成，可根据情况行压力治疗，瘤腔内注射凝血酶或进行动脉瘤切除，及股动脉重建术。

4. 围术期适当给予抗凝治疗，防止血栓形成。

六、腘动脉创伤

腘动脉创伤多由股骨髁上骨折，腘后部腓肠肌收缩造成骨折远侧端向后位移引起，外伤性膝关节脱位、髁部粉碎性骨折及对腘窝部的钝器伤亦是临床上常见的另一组原因。腘动脉紧贴股骨腘面和胫骨平台后缘的唇状突起，与腘静脉一起被包绕在一个结缔组织鞘内。腘动脉侧支使腘动脉环抱膝关节，其位置较为固定不移，故膝部创伤易并发腘动脉损伤。

【临床表现】

常见的腘动脉创伤临床表现，小腿以下发凉、疼痛、麻木等缺血症状，及足背、胫后动脉搏动减弱或消失为主，合并腘静脉损伤者可表现为小腿肿胀。严重者可发生骨筋膜室综合征。B超检查可大致了解动脉损伤情况，有无继发血栓、假性动脉瘤及腘静脉损伤等；X线检查可明确骨折状况；CTA或动脉造影主要用来明确腘动脉损伤部位及指导手术治疗。

【治疗】

1. 手术治疗　腘动脉创伤的处理必须及时，延误诊治将导致肢体坏死而截肢。处理骨折合并腘动脉伤时，不能施行闭合复位，也不能无目的地观察，而应迅速手术探查腘动脉，同时直视下复位骨折，以免加重血管创伤和延误对腘动脉创伤的处理。

2. 围术期治疗　围术期注意在控制出血后及时给予抗凝、抗血小板及适当的扩血管治疗，以使下肢缺血程度降至最低。

七、小腿周围血管创伤

小腿周围血管包括胫前动脉、胫后动脉及腓动脉。切割、锐器或击打均可致小腿部血管损伤。

【临床表现】

临床表现具有多样性，视受累血管的数量、部位及伴发伤不同，而在临床上出现不同的症状与体征。

1. 足背动脉搏动变化 为小腿周围血管创伤常见症状，胫前动脉受阻，足背动脉多消失；如果另外两根动脉受累，由于肢体的反射作用亦可引起胫前动脉痉挛，同样出现足背动脉搏动的减弱或消失。

2. 骨折和软组织损伤 能造成小腿周围血管创伤的暴力多较强烈，其引起的骨折及软组织损伤亦较明显，加之小腿的前后侧软组织分布差异很大，容易因为组织牵拉而加重病情。

3. 小腿肌间隔症候群 周围血管损伤后的痉挛及受阻，不仅直接造成肌肉及神经支缺血性改变，也加剧了肌间隔内的高压状态，因此小腿肌间隔症候群的发生率明显增高，两者可互为因果而形成恶性循环。

4. 其他检查 无法确诊者可行多普勒血流检测仪、彩色多普勒超声、CT 血管成像或数字减影血管造影（DSA）检查以明确诊断。

【治疗】

1. 手术治疗 小腿动脉创伤较大腿动脉创伤在处理上更为复杂紧迫，务必抢在肌间隔症候群出现之前明确诊断，立即施行手术。

胫后动静脉创伤时，患者体位仰卧，患肢外旋位；切口以患部为中心，清楚显露病变血管，针对性地进行各种血管修补和吻合手术。

良好处理血管损伤的同时，兼顾骨关节及软组织的处理，包括骨折的复位固定，对高压肌间隔的切开引流，皮肤及皮下的减张切开等，必须在发生不可逆转的病理改变以前完成处理。

2. 术后处理 由于小腿部位解剖关系复杂，并且常常软组织创伤严重，在恢复血流后必须密切注意避免影响血管修复的各种因素，尤其是密切观察小腿肌间隔区的压力情况，凡影响肢体远端血供的病变因素均应将其清除，并重建动脉的正常解剖状态与生理功能。一旦发生假性动脉瘤及动静脉瘘，目前处理技术已经比较成熟，可酌情选择相应术式在后期应用。

第四节 周围血管创伤的并发症

周围血管伤的并发症主要为创伤性假性动脉瘤和创伤性动静脉瘘，如能对急性血管创伤采取积极修复措施，则可避免这些并发症的发生。

一、创伤性假性动脉瘤

周围血管创伤发生以后如果动脉部分全层破裂，由于周围有较厚的软组织，伤道小而曲折，或经包扎止血压迫，血肿与动脉相通形成搏动性血肿。在伤后 1 个月左右，血肿机化形成外壁，内面为动脉内膜细胞延伸形成的内膜，称为假性动脉瘤。

【临床表现】

创伤肢体局部有肿块，并有膨胀性搏动，可打到收缩期震颤，听到收缩期杂音。压迫动脉近侧可使肿块缩小，紧张度减低并停止搏动。假性动脉瘤可冲击压迫邻近器官，如神经、骨骼等，造成损害。

有些患者表现为创伤肢体局部肿胀不很明显，病变中心邻近皮肤发热、病变中心区域疼痛而搏动不强，可能被误诊为脓肿而行切开引流，引起严重后果。

为了确定假性动脉瘤的部位、范围和数目，可行动脉造影术。应在该动脉高位穿刺造影，也有穿刺动脉瘤造影的。经动脉瘤穿刺要防止压力过大而引起破裂。

【治疗】

根据情况切除动脉瘤直接吻合、修补或行静脉移植。不需等待侧支循环建立即可手术，一般在伤后 1~2 个月，待伤口愈合，皮肤健康，周围组织水肿消退后进行。有破裂或破裂危险者，应紧急手术。

术前抬高伤肢，以防动脉瘤扩大破裂。注意测量肢体周径，观察其发展，预防感染。手术时先显露动脉近端，准备无创动脉夹控制出血。可能时在充气止血带下显露。

（1）动脉瘤切除对端吻合及血管移植术　在较大的动脉，切除动脉瘤囊壁后，做对端吻合术较为理想，但如缺损太多，可用静脉移植术。

（2）结扎切除术　较小的动脉（如尺动脉、桡动脉、胫前动脉、胫后动脉）瘤，在压迫阻断动脉瘤的血运后，观察远端循环状态，如较正常，可行动脉近端及远端结扎术和动脉瘤切除术。

（3）动脉瘤囊内血管修复术　如动脉瘤较大，周围粘连多，囊壁分离困难并有危险（可能伤及其他器官），可先阻断瘤囊近端及远端血流，切开瘤囊，清除血块后将动脉裂口做连续缝合封闭，切除多余的囊壁，将残留囊壁折叠缝合以加强修复的血管。

二、创伤性动静脉瘘

动脉和伴行的静脉在相邻处同时受到部分损伤，使动静脉发生直接交通，动脉血大部分不经毛细血管床而直接流入静脉，遂形成动静脉瘘。尤易发生于同一鞘内的动静脉损伤。

【临床表现】

发生周围血管创伤的肢体远侧可有供血不足，伤部肿胀，静脉压增高，浅表静脉曲张充盈，局部温度较高，但由于缺血，远侧皮温降低、缺血，可发生溃疡、出血，甚至皮肤坏死。伤部可摸到和听见连续性震颤和杂音，收缩期增强。瘘（瘤）大者可压迫邻近神经引起相关症状。如瘘孔小而远离心脏，全身症状常不明显。瘘孔大而近心脏者，动脉血经短路回心脏，心脏因负担加重而逐渐扩大，心率加快，甚至发生心力衰竭。如压迫瘘孔近侧，则心率变慢。

【治疗】

实施治疗前应该做动脉造影，确定病变部位和范围。做好术前准备，改善心脏状况，预防感染。

手术方法虽有多种，但最好是切除动静脉瘘，修复动脉和静脉。沿动、静脉病变上下作纵向切口，游离近侧及远侧动、静脉，用无创性动脉夹夹住，以控制出血，先动脉后静脉。如假性囊瘤仍有血液充盈，应注意有无动脉或静脉侧支联系。注意剥离假囊时尽量不损伤血管正常部分，以便对端吻合；如长度不够，可采用自体静脉移植术。在修复动脉的同时修复同名静脉（如股动脉和股静脉）。如静脉较小，阻断后证明不影响静脉血回流，可予以结扎。

手术修复后，心血管改变可迅速恢复，心力衰竭症状消失，血压回升，心率减慢，静脉压下降。局部及肢体肿胀消退，肢体远端循环恢复正常。

第十二章　周围神经损伤

周围神经损伤主要是由于外伤、产伤、骨关节结构发育异常、铅中毒等原因引起的该神经支配区域出现感觉、运动障碍和营养障碍。临床以外伤最为常见，包括战时及平时损伤。本章节主要讲述由外伤引起的周围神经损伤，最为常见的主要有尺神经、正中神经、桡神经、坐骨神经和腓总神经，其中上肢神经损伤较下肢常见。四肢神经损伤常合并骨关节、血管、肌腱等损伤。本章主要介绍周围神经损伤的诊断与治疗、手术方法及术后处理等内容。

第一节　周围神经的解剖生理

周围神经由三种神经组成，即脑神经、脊神经和自主神经。每一节段的脊神经都在椎间孔附近由感觉神经根和运动神经根汇合而成，共组成 31 对混合性脊神经。31 对混合性脊神经从脊柱两侧离开各自的椎间孔分布到同侧躯体和肢体，包括 8 对颈神经、12 对胸神经、5 对腰神经、5 对骶神经和 1 对尾神经。

脊神经出椎间孔后即分为前支、后支和交通支，是由运动、感觉和交感神经三种纤维组成的混合神经。前支较为粗大，主要分布于躯干的前外侧和四肢的肌肉及皮肤，除了胸段保持明显的节段性外，其余前支分别组成颈丛、臂丛、腰丛和骶丛等。后支细小，发出肌支，支配颈、背及腰骶部肌肉；发出皮支，支配枕、颈、背、腰、臀部皮肤，其分布具有明显的节段性。

第二节　周围神经损伤的原因

周围神经损伤多见于各种开放性损伤和闭合性损伤，也可由内外源性毒素、胶原病、代谢性疾病及化学因素引起。本节主要论述创伤引起的周围神经损伤。

一、闭合性损伤

1. 挤压伤　石膏和夹板局部压迫，昏迷或麻醉时肢体压迫也可造成神经损伤，骨折脱位也可挤压神经造成损伤。

2. 牵拉伤　过度的牵拉可导致周围神经损伤，如臂丛神经牵拉损伤。髋、肩关节脱位可合并神经牵拉伤。

3. 挫伤　钝性暴力击打、骨折脱位移位均可引起神经挫伤。

二、开放性损伤

1. 锐器伤　如刀、玻璃等锐器刺伤或割伤，多发生在上肢，如手、腕及肘关节等处，造成正中神经、桡神经或尺神经损伤。一般伤口污染不重，边缘较为整齐。

2. 撕裂伤　钝器损伤如机器绞伤、车轮碾伤等，造成神经断裂甚至一段神经缺损，伤口多不整齐，而且软组织损伤较重。

3. 火器伤　常合并开放性骨折，软组织损伤重，污染严重。

三、其他损伤

如物理性损伤、药物注射性损伤和医源性损伤等。

第三节　周围神经损伤的分类

1943 年，Seddon 提出神经损伤的分类，具体如下：

一、神经失用

指周围神经较轻的挫伤或受压，轴突保持完整，伴有髓鞘的局部节段性轻度水肿或碎裂。生理性的神经传导功能暂时中断，但数天或数周后神经功能完全恢复。

二、神经轴索断裂

神经损伤较重，多见于挤压伤、骨折脱位压迫伤、较轻的牵拉伤。神经轴突中断，但神经内膜仍保持完整，损伤的远侧段可发生瓦勒变性。表现为神经完全性损伤，但近端再生轴突可沿着原来远端神经内膜管长至终末器官，因此可自行恢复。

三、神经断裂

神经损伤严重，多见于开放伤、暴力牵拉伤及严重缺血性损伤，可发生完全断裂或不完全断裂。完全断裂者，临床表现为运动、感觉完全丧失，并有营养性改变；不完全断裂者表现为不完全性瘫痪，早期亦可表现为完全性瘫痪，日后部分恢复。神经断裂不能自行修复，必须修复神经。

第四节　周围神经损伤的诊断

一、诊断要点

【临床体格检查】

在询问病史症状的前提下，对神经系统进行临床检查，以判断有无神经损伤，及损伤的部位、性质和程度。

1. 损伤部位检查 检查有无伤口。如有伤口应检查伤口的深度和范围、软组织损伤程度。如伤口愈合应该检查瘢痕的情况，及有无动脉瘤或动静脉瘘等。

2. 肢体姿势 尺神经损伤后出现爪形手，桡神经损伤后出现腕关节下垂，正中神经损伤后出现猿手畸形，腓总神经损伤后出现足部下垂。

3. 运动功能检查 神经在某一平面断裂后，损伤平面以远神经的所有运动功能都消失，所支配的肌肉均麻痹，肌张力消失。根据肌肉瘫痪程度判断神经损伤情况，一般用6级法区分肌力。

M_0级：无肌肉收缩；

M_1级：肌肉稍有收缩；

M_2级：关节有动作，可完成不对抗地心引力的水平活动。

M_3级：肢体可以完成对抗地心引力的活动，但不能对抗阻力；

M_4级：能对抗一定的阻力完成关节的活动，但肌力较健侧差；

M_5级：正常肌力。

4. 感觉功能检查 神经的感觉纤维在皮肤上有一定的分布区，检查感觉减退或消失的范围，可判断神经损伤的节段。目前临床上常用英国医学研究会1954年提出的感觉功能评定标准。

S_0级：完全无感觉；

S_1级：深痛觉存在；

S_2级：有痛觉及部分触觉；

S_{2+}级：痛觉和触觉存在，但有感觉过敏；

S_3级：痛觉和触觉完全；

S_{3+}级：痛、触觉完全，且有两点辨别觉，但距离较大（7~11mm）；

S_4级：感觉完全正常，两点辨别觉<6mm，实体觉存在。

5. 反射 神经损伤后可出现深反射减退或消失，如股神经损伤导致膝反射减弱或消失；肌皮神经损伤导致肱二头肌反射减弱或消失。

6. 营养改变 神经损伤后，自主神经功能障碍表现其支配区皮肤温度低、无汗、光滑、萎缩、指甲起嵴，呈爪状弯曲。

7. 神经干叩击试验 神经损伤后或损伤神经修复后，在相应平面轻叩神经，其分布区会出现放射痛和过电感，这是神经轴突再生较髓鞘再生快，神经轴突外露，被叩击时出现的过敏现象。这一体征对神经损伤的诊断和判断神经再生的进程有较大的意义。随着再生过程的不断进展，过敏点将不断向远侧推移，可在远侧相应部位叩击诱发此过敏现象。

【辅助检查】

1. 电生理学检查 电生理检查是近50年发展起来的诊断技术，它将神经肌肉兴奋时发生的生物电变化引导出来，加以放大和记录，根据电位变化的波形、振幅、传导速度等数据，分析判断神经、肌肉系统处于何种状态。目前临床上常用的有肌电图、神经传导速度及体感诱发电位。

NOTE

2. 影像学检查

（1）X 线片   X 线片不能直接显示周围神经损伤情况，但 X 线片可清楚地显示骨折、关节脱位的征象，可根据骨折脱位的类型确定有无周围神经损伤及损伤的部位和机制。如髋关节后脱位可造成坐骨神经损伤，而肩关节脱位可导致臂丛神经损伤。

（2）脊髓造影   脊髓造影对臂丛神经损失及根性撕脱有一定的诊断价值，可显示患侧蛛网膜下腔扩大、造影剂从根鞘处向外渗出等现象。

（3）CTM   脊髓造影结合 CT 扫描技术进行影像学诊断，可提高敏感性。

（4）磁共振成像（MRI）   MRI 能从不同方向、不同角度对神经根的走行进行扫描显示。

3. 超声波检查   随着超声仪器的发展和分辨率的提高，使用高频线阵探头可清晰地显示主要外周神经的分布、走行及形态，并可协助诊断不同类型的外周神经疾病，如创伤性神经瘤、神经肿瘤、周围神经卡压。

二、鉴别诊断

1. 中枢神经损伤   两者均可出现感觉、运动障碍。性质上中枢神经损伤属上运动神经元损伤，肌张力增高，有时呈现痉挛，常无肌萎缩，腱反射增高至亢进，病理反射阳性，无电变性反应。而周围神经损伤属下运动神经元损伤，肌张力降低，呈弛缓性，常出现肌萎缩，腱反射减弱或消失，病理反射阴性，有电变性反应，故可鉴别。

2. 格林 - 巴利综合征（Guillian - Barre 综合征）   两者均可出现神经根根性疼痛，四肢瘫软，以及不同程度的感觉障碍，四肢腱反射减弱或消失，植物神经（自主神经）功能障碍。但格林 - 巴利综合征多无明确外伤史，先有 1 ~ 3 周的呼吸道或胃肠道感染史，急性或亚急性发病。四肢对称性迟缓性瘫痪，病情危重者可出现呼吸肌和吞咽肌麻痹，呼吸困难，吞咽障碍危及生命，可有脑神经障碍；脑脊液检查，蛋白升高，细胞数不高或轻度升高，呈"蛋白 - 细胞分离"现象，故可鉴别。

3. 低钾血症   常见症状为肌无力和发作性软瘫，受累肌肉以四肢最常见，但可累及呼吸肌而出现呼吸困难，神经浅反射减弱或完全消失，但深反射、腹壁反射较少受影响；低钾可使心肌应激性减低，出现各种心律失常和传导阻滞，心电图示：最早表现为 ST 段压低，T 波压低，增宽，倒置，出现 δ 波，Q - T 时间延长，补钾后上述改变可改善；血清钾浓度下降，<3.5mmol/L，故可鉴别。

4. 血栓闭塞性脉管炎   患者多具有典型的间歇性跛行，在行走一定距离后出现腿疼，以小腿腓肠肌为甚，休息后缓解或消失，一般无坐骨神经走行的压痛点，腱反射无改变，直腿抬高试验阴性，足趾苍白、冰冷，足背动脉减退或消失；X 线片或血管彩色多普勒超声检查可提示患肢动脉壁内有钙化。

5. 多发性神经病   无明确外伤史，常由遗传、感染、代谢障碍以及营养缺乏引起；临床上以四肢远端对称性感觉、运动及自主神经功能障碍为特征；电生理示肌电图和神经传导速度常无变化；脑脊液检查正常。

6. 其他   肩周炎、肱骨外上髁炎疼痛为局限性，均可引起上肢疼痛，但无感觉障碍；肢体活动时疼痛加剧，一般有明确压痛点，故可鉴别。

第五节　周围神经损伤的治疗

和处理其他损伤一样，周围神经损伤的初期处理应当从认真检查生命体征开始。如果病情需要，应采取适当措施预防心肺衰竭和休克，全身应用抗生素及破伤风抗毒素。一旦确定主要内脏的损伤范围，并且开始应用恰当的抢救措施，即应检查周围神经损伤情况，仔细判断具体的神经功能障碍。

一、开放性神经损伤的治疗

对伴有周围神经损伤的开放性伤口，应在适当的麻醉下进行彻底清创，去除异物及坏死组织。如果伤口是清洁的锐器伤，如条件允许应立即行一期神经修复。反之，如果患者的一般情况不允许修复，或其他环境因素造成过多延迟，应在伤后 3~7 天内再行神经吻合。

若开放性创伤为爆裂伤、摩擦伤或挤压伤，伤口被异物严重污染，应当彻底清创，用无菌敷料覆盖伤口。如果能找到神经断端，用缝线或钢丝做标记，以便后期易于辨认。如果没有明显的神经缺损，将神经端对端无张力地对合固定，预防两断端回缩，以利于后期修复；如果神经有缺损，把断端缝到周围软组织上，预防回缩。根据损伤部位，用软组织覆盖伤口，软组织愈合后再修复神经，通常在损伤后 3~6 周修复。

二、闭合性神经损伤的治疗

闭合性神经损伤需要仔细检查残余功能，并记录具体的神经功能障碍。初期疼痛减轻及创伤愈合后，应当开始受累肢体各关节的早期活动。如病情需要，在不影响神经、肌腱修复的前提下，开始轻度的被动活动。肢体所有关节要保持柔顺，防止软组织挛缩。锻炼有助于肢体软组织保持良好的生理状态，当神经再生时，康复更顺利。电刺激肌肉的特殊效果仍然不清楚。无论治疗方案的细节如何，患者都必须主动参与，防止挛缩，增强神经支配正常的肌肉肌力。同样，周围神经损伤的肢体不能长期固定。可间断使用静力性和动力性夹板支持关节，预防关节挛缩。

闭合性骨折合并周围神经损伤时，通常不要早期手术探查，应等待神经再生。采用定期的肌电图检查和神经传导速度测定，以及经常的临床检查评定受伤肢体神经功能的恢复情况。相反，如果没有原发神经损伤的闭合骨折，经手法整复或石膏固定后出现神经损伤症状，应早期探查神经。

三、神经损伤修复法

神经损伤修复的手术治疗原则是越早越好，最佳修复时间是 1~3 个月内。但时间不是绝对因素，部分晚期神经修复也可以获得一定的疗效。神经修复的切口比其他任何外科手术切口更为重要。每一个切口应可以向损伤的近端和远端充分延长，并尽可能沿着神经走行延伸。在显露神经损伤部位之前，一般先显露损伤部位的近端，然后从远端向损伤段显露，这样解剖和显露会比较容易，损伤残留在瘢痕中的神经及分支的机会就少一些。神经锐性损伤在早期清创时，即可进行一期神经吻合手术。如为火器伤，早期清创时对神经不做一期修复，待伤口愈合后 1~3 个月，再次手术吻合神经。

1. 神经松解术   神经松解术有神经外松解术和神经内松解术两种方法。前者主要是解除外界压迫，如骨端，同时游离和切除神经周围瘢痕组织。神经内松解术除神经外松解外，还需要进一步切开或切除病变段神经外膜，分离神经束之间的瘢痕粘连，切除束间瘢痕组织。

2. 神经缝合术   神经缝合术可分为神经外膜缝合、神经束膜缝合和神经外膜束膜联合缝合法。神经外膜缝合术和神经束膜缝合术各有优缺点和适应证，神经外膜缝合术较简便易行，但神经功能束的对合较差。神经束膜缝合较复杂、技术难度较大，如能达到神经功能束对接，将会提高修复效果，但临床实践上，至今术中仍无鉴别神经两断端神经束功能性质的快速可靠方法，因此束膜缝合存在误差的可能，并且广泛束间分离容易损伤束间交叉支，术后束间瘢痕也较多。根据临床报道及动物实验结果，证实神经外膜缝合术在多数情况下可以获得较好的疗效。见图 12 - 1，图 12 - 2。

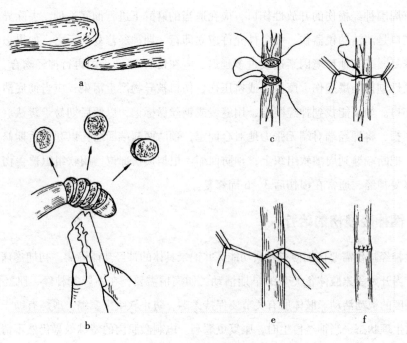

图 12 - 1   神经外膜缝合术

（a. 显露近远侧神经断端；b. 切除假性神经瘤至正常神经组织；c. 缝合神经两侧定点线；

d. 牵引定点线，缝合前面；e. 翻转神经，缝合后面；f. 神经缝合完毕）

3. 神经移位术及神经移植术   神经的弹性有一定限度，如缝合时张力过大或须过度屈曲关节才能缝合，手术后缝合处易发生分离或损伤，或因过度牵拉而引起缺血坏死，导致神经束间纤维组织增生，影响神经的修复。故如缺损过大，用游离神经和屈曲关节等方法仍不能达到无张力的吻合，应考虑神经移位术和神经移植术。

（1）神经移位术   手外伤后，可利用残指神经修复其他手指的神经损伤（图 12 - 3）。正中神经或尺神经感觉支损伤缺损，可采用桡神经浅支移位修复。臂丛神经根性撕脱伤，可采用膈神经、副神经、肋间神经及健侧 C7 神经根移位修复。

（2）神经移植术   神经移植时，多采用自体次要的皮神经修复指神经或其他较大神经，常用的腓肠神经、隐神经、前臂内侧皮神经、股外侧皮神经及桡神经浅支等。可取 20 ~ 40cm 长的神经做移植用，但不可用同侧桡神经浅支修复尺神经，以免手麻木区过大。

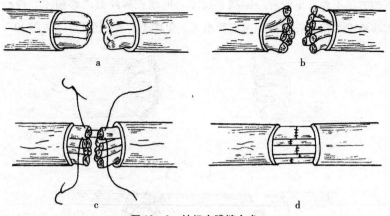

图 12 - 2　神经束膜缝合术

（a. 环形切除神经断端的外膜 1cm；b. 分离两断端的神经束，切除神经束端瘢痕；c. 缝合相对应的神经束膜；d. 缝合完成）

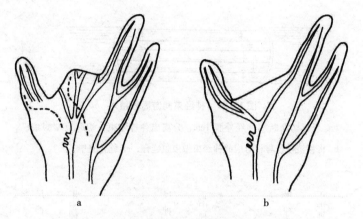

图 12 - 3　转移手指残余神经，修复拇指两指神经

（a. 切口；b. 神经转移后）

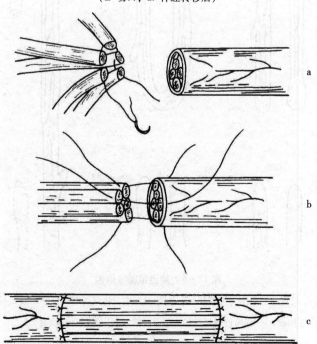

图 12 - 4　电缆式神经游离移植术

　　神经移植的方法主要有单股神经游离移植术、电缆式神经游离移植术、神经带蒂移植术、神经束间游离移植术、带血管蒂神经游离移植术。见图12-4、图12-5、图12-6。

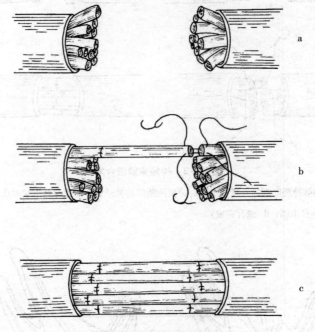

图 12-5　神经束间游离移植术

（a. 环形切除断端神经外膜1cm，分离出各神经束，切断束端瘢痕；
b. 将移植神经与相对应的神经束做束膜缝合；c. 缝合完毕）

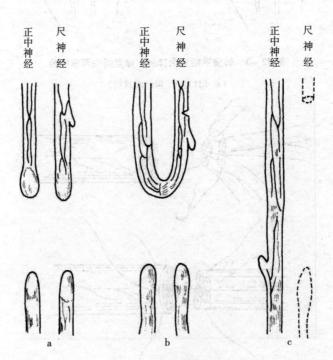

图 12-6　神经带蒂移植术

（a. 尺神经和正中神经损伤；b. 切除神经瘤，将两近端吻合并切断尺神
经近侧段；c. 游离近端尺神经，带蒂移植与正中神经远端吻合）

四、功能重建

周围神经损伤功能重建主要包括以下几个方面：①防止瘫痪肌肉过度牵拉，采用适当的支具将瘫痪肌肉保持在松弛位置，如桡神经瘫痪可用悬吊弹簧支具，足下垂用防下垂支具等；②保持关节活动度，可预防因肌肉失去平衡而引起畸形，如腓总神经损伤足下垂可引起跖屈畸形，尺神经损伤可引起爪状手畸形，应进行被动活动，锻炼关节活动度，一日多次。如发生关节僵硬或挛缩，尤其是手部，虽神经有所恢复，肢体功能也不会满意；③用电刺激、激光等方法保持肌肉张力，减轻肌肉萎缩，防止肌肉纤维化；④体育疗法：采用按摩和功能锻炼，防止肌肉萎缩，促进肢体功能恢复；⑤保护伤肢，使其免受烫伤、冻伤、压伤及其他损伤；⑥采用营养神经药物，保护中枢神经细胞，促进神经轴突生长。

第六节　主要周围神经损伤

一、臂丛神经损伤

臂丛由 C5～C8 和 T1 神经的前支联合而成（图 12-7）。臂丛的形成起于斜角肌的远端，在此处 C5～C6 神经根组成上干，C7 延续单独组成中干，C8 和 T1 神经根组成下干。3 个干形成后在锁骨后面向外侧走行，每个干再分成前股和后股。3 根后股组成后束，上干和中干的前股组成外侧束，下干的前股单独延续为内侧束。有腋神经、肌皮神经、正中神经、桡神经、尺神经五大分支，分别支配相应的肌肉及皮肤。

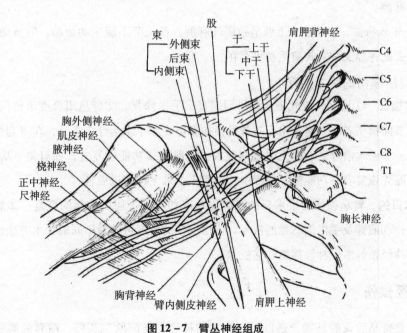

图 12-7　臂丛神经组成

（一）损伤机制

牵拉性损伤是臂丛神经损伤的主要机制。成人大多数继发于车祸伤，头肩部呈分离趋势，臂丛受到过度牵拉；或者工人工作时上肢被机器、皮带或运输带卷入，人体本能反射向外牵拉造成臂丛损伤；臂丛损伤也可见于颈部枪弹伤、刀刺伤及手术误伤等。

（二）分类

一般分为上臂丛损伤（Erb 损伤）、下臂丛损伤（Klumpke 损伤）和全臂丛损伤。

（三）诊断

臂丛损伤的诊断，包括临床、电生理学和影像学诊断，对于须行手术探查的臂丛损伤，还要做出术中诊断。根据不同神经支损伤特有的症状、体征，结合外伤史、解剖关系及特殊检查，可以判明受伤的神经及损伤平面、损伤程度。臂丛损伤诊断步骤如下。

1. 判断有无臂丛神经损伤   有下列情况时应考虑臂丛损伤存在。

（1）上肢五大神经（腋、肌皮、正中、桡、尺）中任何两支的联合损伤。

（2）手部三大神经（正中、桡、尺）中任何一根合并肩关节或肘关节功能障碍（被动活动正常）。

（3）手部三大神经中任何一根合并前臂内侧皮神经损伤（非切割伤）。

2. 确定臂丛损伤部位   临床上以胸大肌锁骨部代表 C5 ～ C6，背阔肌代表 C7，胸大肌胸肋部代表 C8、T1。上述肌肉功能存在问题说明损伤在锁骨下，即束支损伤。这是鉴别损伤在锁骨上或下的重要依据。

3. 定位诊断   确定上臂丛、下臂丛及全臂丛神经损伤

（1）上臂丛损伤（C5 ～ C7）   腋、肌皮、肩胛上神经及肩胛背神经麻痹，桡、正中神经部分麻痹。

（2）下臂丛（C8、T1）损伤   尺神经麻痹，臂内侧皮神经、前臂内侧皮神经受损，正中、桡神经部分麻痹。

（3）全臂丛损伤   早期整个上肢呈弛缓性麻痹，各关节不能主动活动，但被动活动正常。由于斜方肌受副神经支配，耸肩运动可存在。

（四）臂丛损伤的手术治疗

1. 手术指征   ①臂丛开放性损伤应早期探查、手术修复。②臂丛闭合性牵拉伤、压砸伤，如已明确为节前损伤者应及早手术。对节后损伤者可先非手术治疗 3 个月，在下列情况下可考虑手术探查：非手术治疗后功能无明显恢复者；呈跳跃式功能恢复者，如肩关节功能未恢复，而肘关节功能先恢复者；功能恢复过程中，中断 3 个月无任何进展者。

2. 手术目的   臂丛损伤的手术目的，优先顺序如下：①屈肘功能的恢复；②肩关节外展功能的恢复；③前臂及手内侧感觉的恢复。依据损伤的程度可选择不同的手术方法，包括一期神经吻合、神经松解术、神经移植和移位术。

二、桡神经损伤

桡神经是臂丛后束的延续，是以运动为主的神经，支配肱三头肌、前臂的旋后肌、腕伸肌、指伸肌和拇伸肌。该神经损伤最常见于肱骨干骨折，其次是枪击伤。桡神经修复后再生的效果比上肢的其他神经都要好，主要原因是桡神经是一条运动神经，其次是它支配的肌肉不参与手的精确活动。

【临床表现】

桡神经支配的肌肉可以准确地检查，因为其肌腱或肌腹或两者均可触到，这些肌肉包括肱三头肌、肱桡肌、桡侧腕伸肌、指总伸肌、尺侧腕伸肌、拇长展肌及拇长伸肌。桡神经损伤后导致伸肘及前臂旋后障碍，并有典型的垂腕畸形。没有经验的检查者常因患者仅在屈指情况下能伸腕而被误导，因而检查者应注意鉴别。肱骨中段及以远的桡神经损伤不会明显影响肱三头肌。在桡神经深浅支的分叉处损伤，肱桡肌和桡侧腕长伸肌仍有功能，因而上肢可以旋后，腕关节能够背伸。在肘关节近侧，桡神经对原位电刺激非常敏感，而在其他部位则不然，结果也不准确。

相比之下，感觉检查并不重要，即使神经在腋窝离断也是如此，因为该神经通常没有感觉自主支配区。如果有自主支配区，则通常在第 1 骨间背侧肌表面，第 1、2 掌骨之间。但检查结果通常极不恒定，除桡神经在肘关节分叉处近侧完全离断以外，感觉检查均不能提供任何确切证据。

【治疗】

以手术治疗为主，如果术中发现桡神经缺损较多，一般采用束间神经移植修复桡神经缺损，但也有广泛游离桥接神经缺损的报道。

三、正中神经损伤

正中神经在腋部由臂丛的内侧束和外侧束合并而成，其损伤常引起痛性神经瘤和灼伤性神经痛。正中神经损伤常由撕裂引起，多见于前臂和腕部，上臂的正中神经损伤可源于相对表浅的裂伤、止血带过紧或肱骨骨折；靠近腋部的正中神经损伤常伴有尺神经、肌皮神经和肱动脉损伤；在肘部，肱骨髁上骨折或肘关节脱位可能累及该神经。在腕部，正中神经可因桡骨远端骨折或腕骨的骨折脱位造成损伤。

【临床表现】

在前臂和手部，由正中神经支配的，可比较准确检查的肌肉包括：旋前圆肌、桡侧腕屈肌、指深屈肌、拇长屈肌、指浅屈肌和拇短展肌。在检查时正常肌肉的代偿运动容易引起混淆。一般来说，如果前臂能主动抗阻力维持在旋前位，说明旋前圆肌是正常的。如果腕关节主动维持在屈曲位，并可触及桡侧腕屈肌的收缩，则该肌是完好的。同样，如果腕关节处于中立位，拇指内收位，拇指的指间关节能抗阻力维持在屈曲位，则拇长屈肌是有功能的。要逐步检查每个手指的指浅屈肌，检查时其余各指维持被动伸展位。虽然拇指的对掌功能难以确立，但如果拇指能主动地维持掌侧外展位，并可触及拇短展肌的收缩，即可确认该肌是有功能的。

正中神经感觉支配区的变异也易引起混淆。一般来说，拇指、示指（食指）和中指的掌侧面、环指桡侧半的掌侧面，示指和中指远节背侧面均有正中神经支配。正中神经的最小神经支配区是示指和中指远节的背侧面和掌侧面。

【治疗】

正中神经损伤都可能需要手术治疗，闭合正中神经缺损的首选方法是束间神经移植，但下列方法有时可能有用。通过广泛神经游离、沿着神经主干反向游离其分支以及屈腕和屈肘，可以闭合肘关节近端 8 ~ 10cm 的神经缺损，和肘关节以远 12 ~ 15cm 的神经缺损。如果损伤在旋前圆肌以远，将神经移置该肌之前可以获得更多的长度。在前臂中部的大面积毁损性损伤常需

NOTE

要做神经移位，在这类损伤中，大部分到指浅屈肌的肌支都遭到破坏，因此没有必要考虑这些肌支。

正中神经修复后的运动功能极为重要，然而，没有正中神经感觉支配的手几乎是没有用的。即使感觉恢复到最好者，实体辨别觉仍可能有障碍。在理想情况下，正中神经吻合后约有50%的患者可恢复痛觉和触觉及一定程度的实体辨别觉。此外，在相同理想条件下，约有90%的患者前臂长屈肌的运动功能可恢复至有用的程度。如损伤在上臂，鱼际肌恢复有用功能的患者则少得多，约占总数的1/3。

四、尺神经损伤

尺神经由 C8 及 T1 神经纤维组成，起至臂丛内侧束，其走行的任何部位均可由子弹或撕裂伤而引起断裂。如果损伤在上臂，毗邻的其他神经及肱动脉也可能损伤。在上臂中段，尺神经相对受到保护。在上臂远端和肘部，经常由肘关节脱位、髁上或髁骨骨折造成损伤。伴有骨折或脱位的尺神经损伤可由原发性创伤直接引起，或由骨折的反复复位所致，亦可由伤后一段时间形成的瘢痕造成。该神经最常见在前臂远端和腕部受伤，原因可能是枪击伤、切割伤、骨折或脱位。平时生活中，腕部尺神经损伤大多由切割伤造成。

【临床表现】

尺神经在肘关节近端离断引起下列肌肉麻痹，尺侧腕屈肌、小指和环指的指深屈肌、第3、4蚓状肌、所有的骨间肌、拇收肌和小鱼际肌。尺神经在腕部断裂常引起尺神经支配的全部手内肌麻痹，除非在掌部存在连接尺神经及正中神经的解剖变异。尺神经在腕部断裂时通常仅有拇对掌肌、拇短屈肌的浅头及第1、2蚓状肌保留功能。

临床上，仅有3块肌肉，即尺侧腕屈肌、小指展肌和第1骨间背侧肌可以准确地检查。这些肌肉或肌腹的收缩容易看到或触摸到。尺神经支配区的肌肉萎缩以及小指和环指的爪状畸形，通常是这些肌肉麻痹的确凿证据。然而，如果尺神经在肘关节近端损伤，由于小指和环指的指深屈肌也同时失去神经支配，可能不出现爪状手畸形。

感觉检查通常简单明了，但解剖变异可能引起不易理解的检查结果。只需要检查小指的中节和远节，这是尺神经的主要支配区。该处对针刺毫无感觉则强烈提示尺神经完全断裂。

【治疗】

以手术治疗为主，尺神经走行的任何部位均可被吻合，其缺损比其他神经更容易闭合，主要原因是它可移至肘前窝获得长度。如果损伤在前臂肌支以远，通过游离和移位神经、屈腕和屈肘、神经内分离其运动支以及牺牲关节支，可以闭合 12～15cm 距离的神经缺损。如果必须移位神经并屈曲腕关节和肘关节，则需要使用塑形的石膏夹板从腋部到掌指关节的后侧固定。如果损伤在前臂，并且仅需屈腕即可闭合缺损，则使用塑形的石膏夹板从肘关节远端到掌指关节的后侧固定腕关节。

尺神经的运动功能恢复比感觉功能恢复更为重要。尺神经吻合后约有50%的患者有望恢复指、腕长屈肌的功能，以及骨间肌和小鱼际肌的部分有用功能。仅有5%的患者恢复骨间肌的自主功能，16%的患者可恢复独立的手指运动功能。

五、坐骨神经损伤

坐骨神经由 L4～5 和 S1～3 神经根组成，是全身最粗大的神经，其起始处直径大约为

15mm。经坐骨大孔穿出骨盆，坐骨神经一般经梨状肌下孔穿至臀部，亦有少数情况出现坐骨神经分为两股，一股穿梨状肌，一股出梨状肌下孔，或分成多股穿出骨盆。坐骨神经损伤多见于锐器伤、髋臼骨折、骨盆骨折，以及髋关节脱位特别是髋关节后脱位。

【临床表现】

1. 运动 如损伤部位在坐骨大孔处或坐骨结节以上，则股后肌群，小腿前、外、后肌群及足部肌肉全部瘫痪。如在股部中下段损伤，因腘绳肌肌支已大部发出，只表现膝以下肌肉全部瘫痪。

2. 感觉 除小腿内侧及内踝隐神经支配区外，膝以下区域感觉均消失。

3. 营养 往往有严重营养改变，足底常有较深的溃疡。

4. 电生理检查 典型的神经电生理表现为患侧神经传导速度减慢，波幅下降；体感诱发电位潜伏期延长，波幅下降，波间期延长；坐骨神经支配的肌肉肌电图检查多为失神经电位，而健侧正常。

【治疗】

臀部坐骨神经损伤是周围神经损伤最难处理和效果最差的损伤之一。其各段损伤与局部解剖关系密切。治疗应持积极态度，根据损伤情况，采取相应的治疗方法。切割伤等锐器损伤，应一期修复，行外膜对端吻合术，术后固定于伸髋屈膝位 6～8 周；如为髋关节脱位或骨盆骨折所致的坐骨神经损伤，早期应复位减压，解除压迫，观察 1～3 个月后，根据恢复情况，再决定是否探查神经；如为火器伤，早期只做清创术，晚期足踝部功能重建可改善肢体功能。

六、腓总神经损伤

腓总神经为坐骨神经的分支，由 L4～5、S1～2 的神经纤维组成。由于腓总神经位置浅表，在腓骨颈部，又在骨的表面，周围软组织少，移动性差，易在该处受损。如夹板、石膏压迫及手术误伤，膝关节韧带损伤后合并腓总神经损伤也较为常见。自坐骨神经分出后，沿股二头肌内侧缘斜向外下，穿过腘窝外上方，到达股二头肌腱和腓肠肌外侧头之间，经腓骨长肌深面绕过腓骨颈，分为腓深神经及腓浅神经两支。支配腓骨长短肌、胫前肌、瞬长伸肌、趾长伸肌、瞬短伸肌、趾短伸肌及小腿外侧和足背皮肤感觉。

【临床表现】

1. 运动 由于小腿伸肌群的胫前肌、瞬长短伸肌、趾长短伸肌及腓骨长短肌瘫痪，出现足下垂内翻。

2. 感觉 腓总神经感觉支分布于小腿外侧和足背，故该区感觉消失。

3. 营养 足背部易受外伤、冻伤和烫伤，影响功能。

4. 电生理检查 患侧腓总神经传导速度减慢，波幅下降，F 波或 H 波反射潜伏期延长；SEP 潜伏期延长，波幅下降，波间期延长；腓总神经支配的肌肉肌电图检查多为失神经电位，而健侧正常。

【治疗】

腓总神经损伤应尽早治疗，多可通过神经直接吻合进行修复，如果神经缺损过大，可考虑选用自体腓肠神经移植修复。临床治疗表明，伤后 3 个月内手术的效果最好。闭合性腓总神经损伤尽管有自行恢复的可能，但也应尽早探查，行神经松解术、吻合术或神经移植术，如无恢复，可转移胫后肌腱或行踝关节融合术以改善功能。

七、胫神经损伤

胫神经位于股部及小腿深部，发生损伤的机会较少。贯通伤时可伤及胫神经及其主要分支，常在内踝和跟腱之间受损。胫神经至坐骨神经分出后垂直下行，在腘窝中线下行至腘肌下缘，进入比目鱼肌的深面，称为胫后神经。胫神经有运动支至腓肠肌、比目鱼肌、跖肌、腘肌、胫骨后肌、趾长屈肌和踇长屈肌。下行至跟腱与内踝之间，通过屈肌支持带，分成足底内外侧神经，支配足底肌肉及足底皮肤感觉。

【临床表现】

1. 运动 胫神经支配小腿后部及足底肌肉，损伤后足不能跖屈和内翻，出现仰趾外翻畸形，行走时足跟离地困难，不能快走。足内肌瘫痪引起弓状足和爪状趾畸形。

2. 感觉 感觉丧失区为小腿后外侧、足背外缘、足跟及各趾的跖侧和背侧，故称为拖鞋式麻痹区。

3. 营养 足底常有溃疡不能走路，严重影响功能。

4. 电生理检查 患侧胫神经传导速度减慢，波幅下降，F 波或 H 波反射潜伏期延长；SEP潜伏期延长，波幅下降，波间期延长；胫神经支配肌肉的肌电图多为失神经电位，而健侧正常。

【治疗】

根据损伤情况，做神经松解、减压或缝合术，一般效果较好。足底感觉很重要，即使只有部分恢复，亦有助于改进足的功能和预防溃疡。

第十三章 灾难创伤急救

第一节 灾难基本知识

一、灾难的定义

灾难医学（Disaster medicine）兴起于20世纪80年代，世界性的灾难问题推动了该学科的发展。1989年12月，第44届联合国大会通过了经济与社会理事会关于"国际减轻自然灾害十年"的报告，决定从1990年至1999年开展"国际减轻自然灾害十年"活动，规定每年10月的第二个星期三为"国际减少自然灾害日"（international day for natural disaster reduction），并借此在全球倡导减少自然灾害的文化，包括灾害防止、减轻和备战。

世界卫生组织（WHO）对灾难的定义是："任何能引起设施破坏、经济严重损失、人员伤亡、健康状况及卫生服务条件恶化的事件，当其破坏力超过了发生地区所能承受的限度、不得不向该地区以外的地区寻求援助时，就可称其为灾难。"不同灾难的定义都包括了两个共同的要素：灾难必须是自然或人为的破坏性事件，具有突发性的特点；其规模和强度超出发生地的自救或承受能力，缺少其中之一都不称为灾难。

我国是一个自然灾害频发的国家，从2003年的SARS到2008年南方的冻雨、"5·12"汶川地震，2010年青海玉树地震，以及泥石流和甲型H1N1流感、禽流感等，均给我国人民生命财产安全和社会经济发展带来了极大危害。学习灾难紧急医疗救援的策略、防范措施和方法等，完善和发展我国的灾难医学对我国防灾减灾，以及灾难救治方面均有重要意义。

二、灾难的分类

按照大多数国家的分类方法，灾难分为两大类：即自然灾难和人为破坏性事件。我国将灾难分为四大类：自然灾难、事故灾难、公共卫生事件、社会安全事件，有些国家将灾难的分类更加具体化。

1. 自然灾难 自然灾难是人类依赖的自然界中所发生的异常现象，自然灾难对人类社会所造成的危害往往是触目惊心的。它们之中既有地震、火山爆发、泥石流、海啸、台风、洪水、暴风雪等突发性灾难，也有地面沉降、土地沙漠化、干旱、海岸线变化等在较长时间中才能逐渐显现的渐变性灾难，还有臭氧层变化、水体污染、水土流失、酸雨等人类活动导致的环境灾难。

2004年12月26日印度洋大地震（震中位于印尼苏门答腊以北的海底），当地地震局测量

NOTE

到的强度为 6.8 级，中国大陆、中国香港及美国测量到的强度则为里氏 8.5 至 8.7 级，其后中国香港天文台和美国全国地震情报中心分别修正强度为 8.9 和 9.0 级。这是自 1964 年阿拉斯加耶稣受难日地震以来最强的地震，也是 1900 年以来强度第四的地震。这次地震及其引发的大海啸对东南亚及南亚地区造成了巨大伤亡，远至波斯湾的阿曼、非洲东岸的索马里及毛里求斯、留尼旺等岛国。印度有大约一万人死亡、斯里兰卡有超过四万人遇难，而印度尼西亚的总死亡人数可能多达二十万人，伤者可能达三万人之多。2005 年 8 月 25 日，"卡特里娜"飓风袭击美国，造成 1200 多人丧生，成为 1928 年以来对美国影响最严重的飓风。

2. 事故灾难　事故灾难主要有：航空事故、交通与铁路事故、海难事故、火灾或爆炸、放射性事故、溃坝、环境灾难、严重的水及土壤或空气污染、群体性食物中毒、公共设施故障等。

2001 年，全世界共发生有人员死亡的空难事故 33 起，共死亡 778 人。其中定期航班 5 起，死亡 540 人；包机等非定期航班 6 起，死亡 82 人；支线航班 13 起，死亡 126 人；非客运飞机 9 起，死亡 30 人。2001 年是 1992～2001 年空难事故次数最少的一年，其空难死亡人数只比 1999 年的死亡人数 730 人多 48 人，比这 10 年中安全情况最差的 1996 年（死亡 1840 人）减少了一半多。1986 年 4 月 26 日发生在乌克兰苏维埃共和国境内的切尔诺贝利核电站事故，该电站第 4 发电机组爆炸，核反应堆全部炸毁，大量放射性物质泄漏，成为核电时代以来最大的事故。导致事故后前 3 个月内有 31 人死亡，之后 15 年内有 6 万～8 万人死亡，13.4 万人遭受各种程度的辐射疾病折磨，方圆 30 公里地区的 11.5 万多民众被迫疏散。

3. 公共卫生事件　包括传染病疫情、群体性不明原因疾病、食品安全和职业危害、动物疫情，以及其他严重影响公众健康和生命安全的事件。非典时期（2003 年），为了抢救生命，激素类药物曾被大量用于非典紧急治疗，大量激素的应用导致全国出现 5000 多例非典后遗症病例，这部分人都有股骨头坏死、肺部病变等多种后遗症及继发的心理障碍。

4. 社会安全事件　人为灾难主要有：恐怖袭击、社会暴乱、难民潮、劫持人质、纵火、暗杀等。2001 年 9 月 11 日，四架美国国内民航航班几乎被同时劫持，位于纽约曼哈顿的世界贸易中心的两幢 110 层的摩天大楼（双子塔）在遭到飞机撞击后相继倒塌，此次恐怖主义袭击中共有 2998 人遇难，其中有 411 名救援人员在此事件中殉职。

三、灾难救援的特点和急救原则

1. 灾难救援医学的主要特点

（1）灾难救援医学是一项系统工程　灾难救援医学是一门需要由政府主导发展、全社会参与的实践性强的新兴交叉综合性学科，以灾难学、临床医学、预防医学、护理学、心理学为基础，涉及社会学、管理学、工程学、通讯、运输、建筑和消防等多门学科。

（2）灾难救援医学不同于传统的急救医学　灾难救援医学内涵较急救医学更为广泛，包括灾难伤员搜救、分类及救治，伤员转运，移动医院的建立和运作，灾区医院重建和灾区防疫等内容。

（3）灾难医学救援需要依靠强有力的组织体系和多部门协作　重大灾难具有突发性、群体性、复杂性等特点，应在当地政府统一领导下开展灾难医学救援工作，依托强有力的灾难应对指挥体系和应急救援网络，动员一切可以借助的应对资源，共同实施救援任务。

（4）短时间内需要大量医护人员和医疗资源进入灾区 灾后出现的大量伤员导致医疗需求急剧增加，同时，灾区卫生机构和卫生设施遭到损失和破坏，不同程度地丧失救援能力，需要大量的医护人员和医疗资源进入灾区参与灾难应急救援。

（5）卫生防疫是灾难医学的重要部分 为防止灾后疫病流行，防疫工作已成为灾难救援的重要组成部分，贯穿于灾难医学救援的全过程。

（6）心理救援是灾难医学不可缺少的重要部分 灾难救护中不仅要救治伤员的身体创伤，还需关注伤员的心理健康；不仅要关注伤员的心理问题，也要关注救护人员的心理健康。

2. 灾难现场急救的原则

（1）分级救治 又叫阶梯治疗，将伤病员的整个救治过程按照时间、轻重缓急的顺序分三个阶段组织实施，即现场抢救（遵循现场急救原则）、后送伤员（遵循安全转运原则）和专科医院院内救护（遵循快速救治原则）。

（2）分期救治 灾难的发生、发展一般有明显的阶段性特点，如地震救援一般分为特急期、紧急期和重建期。特急期一般为3天，重点是现场搜救、大批量伤员的紧急救治和早期治疗，处置的重点是颅脑和胸腹部损伤救治，手术最多的是清创和抗休克治疗；紧急期救治的重点则转移到手术清创、控制感染、生命支持和各科Ⅱ期手术等专科治疗；重建期是在患者经各种紧急处理后生命体征平稳，在此基础上进行各类重建性手术。

（3）分类救治 灾难发生后，伤病员数量大、救治力量有限，需要妥善处理重伤病员和轻伤病员之间的矛盾，必须通过检伤分类，区分病员的轻重缓急，确定救治和后送的优先顺序，才能合理利用各种救援力量，提高急救效率和质量。

（4）时效救治 灾难急救中，强调病员在最佳时间内获得最佳的治疗效果，如地震伤员的最佳黄金时间是震后72小时，氰化物中毒最佳救治时间是中毒后的10分钟以内，救治时间延迟，抢救的成功率将大大降低。

（5）治送结合 在病员到达专科医院之前，所有的救治措施都是为了维持伤员生命体征的平稳，为后续治疗奠定基础，在运送过程中保持不间断的治疗，是医疗和转运密切结合的过程。

第二节　灾难现场的急救

灾难现场急救是灾难救援中各级救治机构的主要急救手段，急救人员应正确掌握急救技术，根据现场环境和条件灵活运用，以最大程度降低死亡率、伤残率，为后续治疗争取时间。

一、救护原则

（一）自救互救

1. 紧急呼救。

2. 先救命后治伤，先重伤后轻伤。

3. 先抢后救，抢中有救，尽快脱离事故现场。

4. 先分类再后送。

5. 医护人员以救为主，其他人员以抢为主。

6. 消除伤员的精神创伤。

7. 必要的创伤救护。

8. 注意自身防护。

9. 保护事故现场。

（二）现场伤情、伤员分类和设立救护区标志

1. Ⅰ类伤救护区插红色彩旗显示。

2. Ⅱ类伤救护区插黄色彩旗显示。

3. Ⅲ类伤救护区插绿色彩旗显示。

4. 0类伤救护区插黑色彩旗显示。

伤情检测分类标志：①红色代表危重伤病员；②黄色代表中度伤病员；③绿色代表轻度伤病员；④黑色代表已死亡者。

（三）伤员转送

1. 后送途中没有生命危险者。

2. 手术后伤情已经稳定者。

3. 应当实施的医疗处置已全部做完者。

4. 伤病情有变化已经处置者。

5. 骨折已固定牢靠者。

6. 下列情况之一者暂缓后送：

（1）休克未纠正，血流动力学不稳定者。

（2）颅脑伤疑有颅内高压、有可能发生脑疝者。

（3）颈髓损伤有呼吸功能障碍者。

（4）胸、腹部术后伤情不稳定，随时有生命危险者。

（5）被转运人或家属依从性差。

（6）转运人和设备缺乏相应的急救能力、应变能力及处理能力等情况。

（四）复合伤伤员救护原则

1. 准确判断伤情。

2. 迅速而安全地使伤员离开现场。

3. 心跳和呼吸骤停时，立即进行心肺复苏术。

4. 对连枷胸患者，立即予以加压包扎。

二、基本生命支持

灾难现场基本生命支持的首要措施是保持危重伤员呼吸道通畅，对其呼吸、循环功能进行支持。

1. 保持呼吸道通畅　颌面、颅脑、颈椎和胸部受伤者应特别注意气道阻塞的因素，一旦发生气道阻塞，可于数分钟之内因窒息导致呼吸与心搏骤停，因此保持气道通畅和防止误吸是创伤后患者救治的首要措施。如口腔、颌面部损伤时，气道的危险因素包括血凝块、泥土、碎骨块等异物吸入呼吸道；颅底骨折导致血管损伤出血而快速阻塞呼吸道；脑疝直接影响呼吸功

能，颈椎损伤固定颈椎时必须优先考虑气道通畅。

2. 呼吸功能支持 有呼吸功能障碍的伤员应尽快寻找原因予以排除，并给予吸氧；无自主呼吸的应立即进行人工呼吸；开放性气胸的伤员应密闭包扎伤口；出现进行性呼吸困难、气管偏移、广泛皮下气肿等考虑张力性气胸时，应立即穿刺抽气减压。

3. 循环功能支持 灾难救援过程中，除上述措施之外，还包括积极进行控制出血，如有胸腹腔出血可能的伤员，需紧急送到有条件进行紧急手术止血的医院进行救治。

三、高级生命支持

灾难现场根据出血量的多少，在控制出血后进行充分、足量、完善的液体复苏，必要时建立 2~3 个静脉通道，快速输注等渗盐水、平衡液 1500~2000mL，然后补充适量的血浆或进行成分输血，并监测心率、血压、尿量等。成人尿量超过 30~50mL/h 说明液体复苏充分，如果低血容量不能纠正，应考虑仍存在大出血，或评价是否存在心脏压塞、张力性气胸或心源性休克。

四、内脏损伤的判断

颅脑损伤后要严密观察神志、瞳孔大小和肢体活动；胸部伤后要严密观察有无心包或胸腔内积血，有条件时可行胸腔穿刺以明确诊断及伤情严重程度；腹部钝性伤后要注意有无腹部移动性浊音、反跳痛等，有条件时可行腹腔穿刺以明确诊断及病情轻重程度。

第三节 常见灾难

一、交通事故

交通事故作为现代文明社会的"孪生兄弟"，随着现代交通工具的高速发展而越来越多。中国每年因交通事故死亡的人数均超过 10 万人，居世界第一，每 5 分钟就有一人丧生车轮，每 1 分钟都会有一人因为交通事故而伤残，每年因交通事故所造成的经济损失达数百亿元。每年 11 月 15 日被定为"世界道路交通事故受害者纪念日"，以动员全社会的力量来共同关注道路交通安全，加入道路交通安全宣传教育的行列。

（一）灾情特点

1. 发生率、致残率、死亡率高 交通事故的发生与日常生活密切相关，因速度快、致伤暴力大，交通事故多造成重大人员伤亡，国外的交通事故致死率大大低于我国，如日本的致死率为 0.9%，美国的致死率为 1.3%，我国的致死率平均为 27.3%。

2. 随机性、突发性 交通事故的发生受多种因素的影响，如车流量、车速、车况、路况等都是随时变化的，这些因素往往属于单纯的随机事件，且驾驶员从感知危险到事故发生，经历的时间非常短暂，给人的感觉只有一刹那，因而交通事故的发生具有随机性和突发性。

（二）伤情特征

1. 多种伤情并见，复合伤、多发伤发生率高 交通事故可见多种类型，如直接撞击伤、轮胎碾压伤、玻璃切割伤、跌落伤、车辆起火爆炸引起的烧伤、爆炸伤等，因撞车、紧急刹车造成的颈椎、颈髓挥鞭样损伤，或方向盘撞击胸腹部导致的下胸部、上腹部脏器损伤及安全带造成的肋骨、肋软骨骨折亦常见。

2. 损伤机制复查 同一伤员可同时发生多种损伤，同一类损伤中可能出现在多个部位或系统；闭合性损伤与开放性损伤可同时并存，很多伤情症状和体征相互掩盖，及时、准确、完整地诊断和治疗的难度较大。

（三）救治原则

1. 现场控制和自身防护 急救人员应具备自我保护意识，采取有效措施避免自身和其他人员受到伤害，危险因素包括：车辆、危险物质、爆炸、火灾、伤员的血液和体液等。各有关人员在统一指挥下设置必要的警戒线和提醒标志，控制和隔离群众，保证现场秩序。

2. 伤员分拣抢救 在查明事故状况、消除危险的同时，专人负责伤员分拣，根据简要的病史和体检做出初步判断；之后立即进行伤员现场抢救，如止血、包扎、骨折临时固定、通畅气道、人工心肺复苏等。

3. 现场救援人员之间的协调 在事故现场，参与救援的警察、消防、医疗和其他人员各司其职、相互协调。医务人员应该使用最快的方法来抢救伤员，人力不足时，请部分消防人员参与急救和转运工作。

二、火灾

当今，火灾是世界各国人民所面临的一个共同的灾难性问题。俗话说："水火无情。""贼偷一半，火烧全光。"近几年来，我国每年发生火灾约 4 万起，死亡 2000 多人，致伤 3000 ~ 4000 人，每年火灾造成的直接财产损失达 10 多亿元，尤其是造成几十人、几百人死亡的特大恶性火灾时有发生，给国家和人民群众的生命财产造成了巨大的损失。火灾给人类带来的灾难是巨大的。火灾夺取人们的宝贵生命，将财产顷刻间化为灰烬，使居民无家可归，无法生产、生活，影响社会稳定；如烧毁古建筑、历史文物，将造成无法弥补的损失。

（一）灾情特点

1. 温度高、烟雾浓、蔓延快 火灾发生后，在热对流、辐射和直接传导作用下，迅速蔓延扩大，高温烟气可以水平、垂直传播，高层建筑更是具有烟道效应，给逃生和灭火带来极大的困难。

2. 人员伤亡严重 火灾燃烧要消耗大量的氧气，使空气中的氧浓度显著下降，人长时间在这种低氧的环境中，就会造成呼吸障碍、失去理智、痉挛、脸色发青，甚至窒息死亡。建筑物内当火灾燃烧旺盛时，还会产生大量的二氧化碳，当人员接触 10% ~ 20% 浓度的二氧化碳后，会引起头晕、昏迷、呼吸困难，甚至神经中枢系统出现麻痹，使人失去知觉，导致死亡。另外，还会产生一些对人体有较强刺激作用的气体，让人无法看清方向，本来很熟悉的环境也会变得无法辨认其疏散路线和出口。人在烟雾环境中能正确判断方向，脱离险境的能见度最低为 5m，当人的视野降到 3m 以下，逃离现场就非常困难。人在烟雾中，心理极不稳定，会产生恐惧感，以致惊慌失措，给组织疏散灭火行动造成很大困难。同时，烟气有遮光作用，对疏散和救援活动会造成很大的障碍。燃烧时产生的高温烟雾，也是造成人员伤亡的主要原因之一。高温不仅可能使人体心率加快、大量出汗、很快出现疲劳和脱水现象，而且会把人烧伤烧死。

（二）伤情特征

1. 直接伤害

（1）火焰烧伤　火焰表面温度可高达800℃以上，远远高于人体耐受的极限65℃，烧伤有火焰伤、高温辐射伤、高温烟雾伤、高温烫伤等类型。

（2）热焰灼伤　当人吸入高温烟气后，火灾中的高温烟雾微粒灼伤呼吸道，导致组织水肿、气管阻塞，造成窒息。

2. 间接伤害

（1）浓烟窒息　火灾生成大量的烟气，单位烟气中含有的固体微粒和液滴的数量越多，烟气的浓度越大，烟气温度与火源的距离正相关，烟气进入呼吸道后，高温微粒附着在气管和支气管上，造成组织水肿、阻塞，肺泡壁受损，最终导致呼吸衰竭、缺氧窒息。

（2）烟雾中毒　现代建筑和装修材料中的高分子化合物燃烧后能产生大量的有毒微粒烟气，如 HCN、NO_2、NO、CO、SO_2、H_2S 等，这些有毒物质能迅速使人昏迷，并强烈刺激人的呼吸中枢，影响肺部功能，致人中毒死亡。

（三）救治原则

1. 脱离热源　一旦被火焰烧伤，应迅速脱去着火的衣服，如果一时难以去除，则应立即卧倒翻滚灭火。不要用手扑打火焰，否则可能会使手部遭受深度烧伤，有时反而会使火焰烧得更旺。如果被热液、开水烫伤，应立即脱去浸湿的衣服，若来不及脱衣服，可用冷水冲洗，给湿热衣服降温，否则衣服上的余热将继续作用于创面，使之加深。避免呼叫，防止吸入高热气流或烟雾造成吸入性伤害。

2. 开放气道　检查呼吸道是否通畅，及时清除口腔异物，吸氧。对吸入性损伤呼吸困难者，据情况进行气管插管或切开。

3. 冷疗　流动的洁净冷水可以起到降温、止痛和减轻局部肿胀、清除局部毒性物质的效果。冷疗开始的时间越早越好，持续时间最好达到20～30分钟，直至创面不感疼痛或疼痛显著减轻为止。适用于中、小面积Ⅰ度～Ⅱ度烧伤；如果烧烫伤面积比较大，用冷水可能会加重全身反应。

4. 创面水泡的处理　伤处的衣服如需脱掉应先剪开或撕破，不宜剥脱，以免二次损伤。对于未溃破的水泡，一般采取放液的方法以保持水泡皮肤的完整性，使其紧贴创面，有利于创面的修复。对深Ⅱ度烧伤的水泡，则无论感染与否，均应去除腐皮以避免感染。创面已经感染的，去除创面的分泌物，采用1/1000的新洁尔灭冲洗干净后，采用湿敷疗法或中药加压包扎。早期给创面涂抹牙膏、紫药水等"土方"是不科学的，不但会增加创面感染机会，而且不利于烧伤深度的判断观察。

5. 补液　严重伤员应尽快建立静脉通道，快速有效地补液，预防和纠正休克。未建立静脉通道者可口服糖盐水，但不能在短时间内喝大量白开水或饮料，可能会引起肺水肿或脑水肿等并发症。

6. 镇静、镇痛　对烧伤疼痛难以忍受者，要鼓励和安抚患者，使其情绪稳定。可酌情应用地西泮或哌替啶肌肉注射，或口服止痛药物；合并呼吸衰竭或脑外伤者及小儿，禁用哌替啶和吗啡，可改用苯巴比妥或异丙嗪，以免抑制呼吸。

7. 中毒急救　火灾有害物质吸入后可使人员中毒，甚至导致死亡。应迅速将伤员转移到

NOTE

通风处，吸氧或呼吸新鲜空气。

三、矿难

矿难是在采矿过程中发生的事故，伤亡的危险性极大。常见的矿难有：瓦斯爆炸、煤尘爆炸、透水事故、矿井失火、顶板塌方等。

（一）灾情特点

1. 砸伤 井下作业面的塌方，煤块、渣块、冒顶等高处坠物，导致多部位损伤，如脊柱四肢骨折、颅脑损伤、胸腹及内脏损伤等。

2. 烧伤 煤矿瓦斯爆炸产生的瞬间温度可达 1850℃ ~ 2650℃，压力可达初压的 9 倍以上，且附近的气体以每秒数百米以上的速度向外冲击，造成严重的烧伤，甚至烧焦而亡。

3. 窒息中毒 爆炸后氧浓度降低，生成大量的 CO_2、CO，有窒息和中毒危险。

4. 溺水身亡 透水事故时，人员躲避不及被水冲走，导致溺水身亡。

5. 爆炸身亡 开山放炮、井下处理哑炮突然爆炸，造成多处开放性损伤，引起内脏损伤出血。瓦斯与空气混合，在高温下急剧氧化，并产生冲击波，是煤矿中的严重灾害。

（二）伤情特征

矿难伤发生率高、死亡率高、致残率高。以井下矿工为主，主要有骨折、颅脑损伤、内脏伤、软组织伤、烧伤、窒息、中毒、溺水等类型。

（三）救援原则

《全国煤矿创伤急救工作规范》强调组织领导、解脱急救、转运等各环节的有机结合。增强自救互救意识和技能是矿难救援的基础，救援中如何尽早开始医疗救援，是影响救援成功的关键；煤矿救护队员的急救技能训练，是提高矿难现场救援水平的重要措施。

发生矿区火灾或爆炸时，最重要的是及时采取灭火措施，及时报告，及时撤离人员。井下遇险人员应由在场的负责人或有经验的老工人带领，有组织有秩序地选择避灾路线，迎着新鲜风流撤离危险区。位于风侧人员应戴上自救器或用湿毛巾捂住口鼻，朝新鲜风流方向撤离。险区人员无法撤离时，应迅速进入预先筑好或临时构筑的避难室，等待救援。

四、地震

地震是地球内部长期积累的能量突然释放的一种运动形式，地震常常造成严重人员伤亡，能引起火灾、水灾、有毒气体泄漏、瘟疫及核泄漏，还可能造成海啸、滑坡、崩塌、地裂缝等次生灾害。

（一）灾情特点

1. 突发性强 地震灾害是瞬时突发性的社会灾害，一次地震往往在十几秒、几十秒内便可造成大量的房屋倒塌、人员伤亡，这是其他自然灾害难以相比的。事前有时没有明显的预兆，以至来不及逃避，而造成大规模的灾难。

2. 破坏性大 地震波到达地面以后造成大面积的房屋和工程设施的破坏，若发生在人口稠密、经济发达的地区，往往可能造成大量的人员伤亡和巨大的经济损失。

3. 影响面广 地震由于突发性强、伤亡惨重、经济损失巨大，它所造成的社会影响也比其他自然灾害更为广泛、强烈，往往会产生一系列的连锁反应，对一个地区甚至一个国家的社会生活和经济活动、心理承受能力造成巨大的冲击。

4. 防御难度大　与洪水、干旱和台风等气象灾害相比，地震的预测要困难得多，同时建筑物抗震性能的提高需要大量资金的投入，要减轻地震灾害需要各方面协调与配合，需要全社会做长期艰苦细致的工作，因此地震灾害的预防比起其他一些灾害要困难一些。

5. 产生次生灾害　地震不仅产生严重的直接灾害，而且不可避免地要产生次生灾害。一般情况下，次生或间接灾害是直接经济损害的两倍，在次生灾害中不是单一的火灾、水灾、泥石流等等，还有滑坡、瘟疫等，这些都属于次生灾害。

6. 持续时间长　主震之后的余震往往持续很长一段时间，虽然没有主震大，但是这些余震也会有不同程度的发生，这样影响时间就比较长。另外，地震造成了房屋倒塌，接下来要进行重建，在这之前还要对建筑物进行鉴别，或者是将来重建的时候要不要进行一些规划，规划到什么程度等等这些问题，所以重建周期比较长。

7. 地域性分布和周期性　地震往往发生在断层活动最强烈的地质构造带，呈现一定的地域性分布特征；另外，地震在同一地点或地区要相隔几十年或者上百年，或更长的时间才能重复地发生，地震灾害对同一地区来讲具有准周期性，在某处发生过强烈地震的地方，在未来几百年或者一定的周期内还可以再重复发生，这是目前对地震认识的水平。

（二）伤情特征

地震导致的伤情多种多样，常常较为复杂和严重，伤情与地震发生的环境条件、季节、时间有密切关系。地震中的急诊包括窒息、机械性因素引起的多部位损伤、出血和创伤性休克。

地震造成的各种直接伤害中，骨折发生率最高，脊柱骨折占骨折伤的25%以上，瘫痪伤员占10%左右。颅脑伤的死亡率最高，颌面部伤常造成严重的功能障碍，也可因血块或损伤组织堵塞呼吸道导致窒息死亡。四肢骨折的伤员多合并血管、神经损伤，警惕早期发生挤压综合征的危险。骨盆骨折的伤员常伴有膀胱和性器官损伤。腹部伤发生率相对较低，但因内脏出血导致的早期死亡率较高。

由于伤员多为重物砸伤，因此休克和感染是早期地震伤员死亡的主要原因之一。在外界环境较为恶劣及医疗设施不完善、救治不及时的情况下，破伤风杆菌和气性坏疽杆菌对伤口威胁较大，早期救治阶段应做好清创和特异性免疫球蛋白注射工作。

（三）救治原则

1. 先挖后救，挖救结合，尽快使伤员脱离危险环境。

2. 先救命，后治伤，先抢救危重伤员，后治轻伤员，先易后难。

3. 熟练应用现场急救技术，保持伤员生命体征平稳，对开放性创面给予包扎，骨折予以固定。

4. 运送伤员要用硬质担架并固定在担架上，尤其是疑似脊柱骨折的伤员。

5. 转运和现场急救相结合，转运途中医务人员应密切观察伤员的生命体征和伤情变化，进行及时必要的急救处理。

（四）地震现场救护

1. 保持呼吸道畅通　对于窒息和呼吸道梗阻的伤员，抢救前应迅速对头面部、颈部、胸部、脊柱等重点部位进行系统检查，了解脉搏、心率、呼吸等体征，针对埋压阻塞、肋骨骨折、气血胸等不同病因进行急救，以维持呼吸道畅通。

2. 开放性创伤、外出血者应首先止血，抬高患肢。较为有效的方法有指压法、敷料加压止血法、止血带止血法，止血过程中应间隔一定的时间放松，以预防末端肢体坏死。

3. 不同部位的骨折、关节损伤或大面积软组织损伤伤员，按不同要求进行临时固定，所用固定材料就地取材，如树枝、木板等。对于挤压伤应设法解除重压，对创面进行及时清洁消毒，用干净纱布包扎创面。

4. 救出伤员后及时检查伤情，并立即做出相应处理

5. 降低创伤性休克伤员的死亡率。建筑物砸伤常造成大范围软组织损伤、大血管损伤、骨折、内脏损伤等，出血较多，容易发生创伤性休克。及时进行通风、保暖，保持衣领、腰带宽松，口服适量糖盐水，及妥善的包扎止血等措施，便于减轻休克。

6. 危重伤员暂缓后送　①呼吸道梗阻，有严重呼吸困难者；②胸部多发肋骨骨折伴有大量气血胸者，或张力性气胸胸腔内压力尚未解除者，或开放性气胸胸口未闭者；③活动性大出血的伤员，或经现场止血仍未完全控制者；④休克未纠正或转送途中有可能发生休克者；⑤颅脑损伤深昏迷，或因颅内血肿、脑水肿等颅内压增高，有脑疝危险者；⑥颈椎损伤高位截瘫，未经固定处理，途中伤情可能恶化者；⑦四肢骨折未经固定，或固定后肢体远端血循环差的。

7. 身处危险环境积极自救　①设法避开身体上方不结实的倒塌物、悬挂物或其他危险物；②搬开身边可搬动的碎砖瓦等杂物，扩大活动空间；③不要随便动用室内设施，包括电源、水源，不要使用明火；④不要乱叫，保持体力和节约氧气，用敲击声求救；⑤闻到煤气及有毒异味或灰尘太大时，用湿衣物捂住口鼻；⑥保护和节约应用水、食品等。

五、风灾（台风、飓风）

台风，英文叫 typhoon，希腊语、阿拉伯语叫 tufan，发音都和中文特别相似，在阿拉伯语和英语中都是风神的意思。台风和飓风都是产生于热带洋面上的一种强烈气旋，发生地点不同，叫法不同，在北太平洋西部、国际日期变更线以西，包括南中国海和东中国海称作台风，也就是说在菲律宾、中国、日本一带叫台风；而在大西洋或北太平洋东部的热带气旋则称飓风，也就是说在美国一带称飓风；如果在南半球，就叫作旋风。

关于"台风"的来历，有两类说法。第一类是"转音说"，包括三种：一是由广东话"大风"演变而来；二是由闽南话"风台"演变而来；三是荷兰人占领台湾期间，根据希腊史诗《神权史》中的人物泰丰（Typhoon）而命名。第二类是"源地说"，也就是根据台风的来源地赋予其名称，由于台湾位于太平洋和南海大部分台风北上的路径要冲，很多台风是穿过台湾海峡进入大陆的。"台风"是音译词，英文中 typhoon 是根据广东话"toi fong"音译至英文，就成为 typhoon 一词了。

（一）灾情特点

1. 季节性　台风一般发生在夏秋之间，最早发生在五月初，最迟发生在十一月。

2. 台风中心登陆地点很难准确预报　台风的风向时有变化，常出人预料，台风中心登陆地点往往与预报相左。

3. 旋转性　其登陆时的风向一般先北后南。

4. 损毁性　对不坚固的建筑物、架空的各种线路、树木、海上船只，海上网箱养鱼、海边农作物等破坏性很大，同时易造成大量人员伤亡。

5. 常伴有大暴雨、大海潮、大海啸 在台风经过的地区，可能产生150mm～300mm降雨，少数台风能直接或间接产生1000mm以上的特大暴雨。沿岸海水产生增水现象明显，江苏省沿海最大增水可达3m。

6. 两面性 台风巨大的能量流动驱散热带地区的热量到高纬度地区，使寒带地区的热量得到补偿，使地球保持着热平衡，否则热带地区气候越来越炎热，而寒带地区越来越寒冷，自然地球上温带也就不复存在；台风还可带来丰沛的淡水；当台风吹袭翻江倒海时，江海底部的营养物质被卷上来，鱼饵增多，吸引鱼群在水面附近聚集，增加捕鱼产量。

（二）伤情特征

台风袭击时，建筑物、电线杆、车辆、人畜均可被卷走，直接引起人员砸伤、压伤、失踪等，常见脊柱脊髓损伤、多发骨折、挤压综合征、多发脏器损伤、颅脑外伤、电击伤；伴随暴雨还可引起溺水伤亡等。

（三）救治原则

1. 现场救援

（1）遵循原则：①现场安全原则，②抢救生命原则，③检伤分类原则。

（2）救治要点：参照本章第二节"灾难现场的急救"。

2. 卫生防疫 台风常伴有洪涝水灾、环境严重污染、生产生活设施的破坏，具体情况类似地震、洪水。灾后要注意环境卫生，加强对粪便垃圾管理，喷洒消毒剂，做好水质检验，防止食物中毒，预防胃肠道传染性疾病流行；建立疫情报告制度，组织卫生人员深入灾区开展巡回医疗，及早发现传染病病人，及早隔离治疗。

六、海啸

海啸是由于突然的海底变形或水体扰动产生的强烈海水波动，主要类型有海底地震引起的地震海啸、火山爆发引起的火山海啸、海底滑坡引起的滑坡海啸和大气压引起的海啸，甚至海底核爆炸、小行星溅落大洋都有可能引发。海啸波长很大，可以传播几千公里而能量损失很小，如果海啸到达岸边，高达数十米的"水墙"就会冲上陆地，对生命和建筑物造成严重威胁。全球的海啸发生区大致与地震带一致，有记载的破坏性海啸大约有260次，平均六七年发生一次。发生在环太平洋地区的地震海啸就占了约80%。

（一）灾情特点

海啸具有突发性强、波及范围广、速度快、破坏力大的特点，地震海啸发生在水下5000m时，海啸移动速度可接近喷气式飞机的速度，海啸高度达到20m以上时，钢筋水泥建筑物也会被摧毁，对人员造成严重伤亡。海啸发生后最直接的伤害就是海水淹溺，其次是建筑物倒塌引起的骨折和挤压伤，环境破坏导致多种传染病流行，此外灾民和伤员还遭受巨大的精神创伤。

（二）伤情特征

1. 淹溺 与淡水淹溺相比，海水淹溺呼吸系统症状表现严重，低氧血症和酸中毒是主要病理生理变化，引起血液、组织液高渗、血流动力学变化，继而导致肺水肿、肺泡－毛细血管膜广泛损伤而发生呼吸窘迫综合征，急性呼吸衰竭是导致海水淹溺者死亡的主要原因。

2. 挤压综合征 海啸中建筑物倒塌发生砸压伤，可引起肌肉部位的挤压综合征，常合并颅骨、脊柱四肢、骨盆等部位骨折及广泛的软组织损伤。大出血、休克和呼吸循环功能衰竭是导致死亡的主要原因。

3. 传染病流行　2004年12月26日，环印度洋地区遭受罕见的海啸袭击。联合国、世界卫生组织及国际人道主义救援机构明确了海啸后的五大挑战：饮用水匮乏、卫生状况差、食物紧缺、缺少临时住所以及流行病的传播，表示如不立即采取有效的防疫措施，接踵而至的各种流行病可能使最终的遇难人数翻番。

海啸过后，痢疾等消化道疾病是要首先预防和注意的疾病，威胁主要来自不干净的饮用水和食品。急性呼吸性传染病是另一种容易流行的疾病，海啸后的潮湿环境非常适合蚊蝇滋生，蚊子通常携带疟疾和登革热病毒，威胁生命安全。大批遇难者的遗体及动物尸体腐烂会加速疫病传播。

（三）救治原则

1. 对个体先抢后救、对群体分类救治　现场救援先救命后治伤，有生命危险的就地抢救，病情稳定后送至后方医院。大批伤员按照检伤分类原则进行救治，使有限的医疗资源得到最大限度地发挥，提高救援效率。

2. 灾后卫生防疫　海啸发生后，最重要的是抓紧时间提供干净的水、食品，以及卫生的住所和必要的医疗服务。在此基础上，做好疫情监测和报告，及时为灾民注射疫苗（如登革热、疟疾等传染病）。同时，要迅速收集、处理遇难者遗体和动物尸体，以免给病菌提供生长的温床。民居、街道、建筑物以及其他蚊蝇容易滋生的场所，也应该进行清洁消毒，避免疫病加快流行。

七、洪水、泥石流

洪水是暴雨、急剧融冰化雪、风暴潮等自然因素引起的江河湖泊水量迅速增加，或者水位迅猛上涨的一种自然现象，是自然灾害。洪灾则是指一个流域内因集中大暴雨或长时间降雨，汇入河道的径流量超过其泄洪能力，而漫溢两岸或造成堤坝决口导致泛滥的灾害。

泥石流是指在山区或者其他沟谷深壑等地形险峻的地区，由暴雨、冰雪融化等水源激发的、含有大量泥沙石块的、介于挟沙水流和滑坡之间的土、水、气混合流。泥石流暴发突然、来势凶猛，兼有崩塌、滑坡和洪水破坏的双重作用，其危害程度比单一的崩塌、滑坡和洪水的危害更为广泛和严重。发生泥石流常常会冲毁公路铁路等交通设施，甚至村镇等，造成巨大经济损失。我国有泥石流沟1万多条，其中大多数分布在西藏、四川、云南、甘肃，多是雨水泥石流；青藏高原则多是冰雪泥石流。

（一）灾情特点

1. 洪灾　暴雨洪水的特点主要决定于暴雨，除暴雨的成因类型外，还有暴雨中心落点、暴雨中心移动与否、移动路径、暴雨的面积分布和时程分配特点；同时也受流域下垫面条件的约束。我国的洪涝灾害具有范围广、发生频繁、突发性强、损失大的特点。人员可能被洪水卷走而淹溺死亡，其次是机械创伤，常伴有中暑、蚊虫叮咬等，水源污染后继发呼吸道感染、胃肠炎及虫媒性疾病，易形成各种传染病的流行。

2. 泥石流　泥石流大多伴随山区洪水而发生，全过程一般只有几个小时，短的只有几分钟。影响泥石流强度的因素较多，如泥石流容量、流速、流量等，其中泥石流流量对泥石流成灾程度的影响最为主要。泥石流的主要危害是冲毁城镇、工厂、矿山、乡村，破坏房屋及其他工程设施，造成人畜伤亡，破坏农作物、林木及耕地。此外，泥石流可直接埋没铁路、公路，摧毁路基、桥涵等设施，淤塞河道，致使交通中断。

（二）伤情特征

洪灾、泥石流除毁坏村庄、农田、水利、建筑物等外，同时对人员易造成溺水、窒息、外伤、掩埋、毒蛇咬伤、蚊虫叮咬等。

（三）救治原则

具体的救援应针对洪灾、泥石流对人员造成的不同伤害采取相应的救护措施。

八、恐怖袭击

恐怖袭击是极端分子人为制造的，针对但不仅限于平民及民用设施的，不符合国际道义的攻击方式，如纵火、刺杀、汽车炸弹、绑架、生物和化学武器、自杀性炸弹等。恐怖袭击从20世纪90年代以来，有在全球范围内迅速蔓延的严峻趋势。

（一）灾情特点

恐怖性爆炸伤的特点是程度重、范围广泛且有方向性，兼有高温、钝器或锐器损伤的特点。位于爆炸中心和其附近的人，常肢体离断并被抛掷很远，烧伤也严重，常被烧焦；稍离爆炸中心远一点的人，则烧伤程度不一定很重，其特点是损伤分布于朝向爆炸中心的身体一侧，损伤类型主要是由炸裂爆炸物外壳、爆炸击碎的介质作用于人体所形成的各种创口，创口周围常有烧伤，并伴严重的骨质和内脏损伤；离爆炸中心再远一点的人，受的主要是冲击波损伤，其特点是外轻内重，体表常仅见波浪状形状的挫伤和表皮剥脱，体内见多发性内脏破裂、出血和骨折等，重者也可见挫裂创伤和撕脱伤，甚至体腔破裂。冲击波还可使人体抛掷很远，落地时再形成坠落伤。

（二）救治原则

1. 爆炸伤多为突发事件，伤亡人数众多。交通、公安、消防、救援、医疗急救等各部门密切合作，维持现场的秩序，紧急调配大量的急救资源，组成应急机构，统一指挥。

2. 现场急救原则　先救命、后治伤，先救重伤、后救轻伤，先救有救治希望的。有效地利用急救资源，尽快将重伤员送往医院进行手术、输血等确定性的治疗。

3. 烧伤的现场急救，采取降温、保护创面等措施，请专科医师处理。

4. 爆炸伤伤口要尽量保存皮损、肢体，包括离断的肢体，为后期修复、愈合打下基础，最大限度地避免伤残和减轻伤残。

NOTE

主要参考书目

1. 吴在德，吴肇汉．外科学．第 7 版．北京：人民卫生出版社，2008.

2. 童培建．创伤急救学．北京：人民卫生出版社，2012.

3. 李卫国，赵文．外科学导教·导学·导考．第 2 版．西安：西北工业大学出版社，2012.

4. 陈孝平，王建平．外科学．第 8 版．北京：人民卫生出版社，2013.

5. 张延龄，吴肇汉．实用外科学．第 3 版．北京：人民卫生出版社，2012.

6. 陈灏珠，林果为，王吉耀．实用内科学．第 14 版．北京：人民卫生出版社，2013.